中医师承学堂

本书获"新中国成立 60 周年全国中医药科普图书著作奖一等奖"

小说中医
——一部表述中医药文化的小说

张大明 著

U0346462

中国中医药出版社
·北京·

图书在版编目（CIP）数据

小说中医 / 张大明著. —北京：中国中医药出版社，2014.2（2019.7重印）
（中医师承学堂）
ISBN 978-7-5132-1545-9

Ⅰ.①小… Ⅱ.①张… Ⅲ.①章回小说—中国—当代
Ⅳ.① I 247.4

中国版本图书馆CIP数据核字（2013）第144539号

中国中医药出版社出版
北京经济技术开发区科创十三街31号院二区8号楼
邮政编码 100176
传真 010 64405750
三河市同力彩印有限公司印刷
各地新华书店经销
＊
开本710×1000 1/16 印张16.5 字数245千字
2014年2月第1版 2019年7月第2次印刷
书号 ISBN 978-7-5132-1545-9
＊
定价55.00元
网址 www.cptcm.com

再版说明

作为中国中医药出版社《中医师承学堂》品牌丛书，在早期曾推出"中医新课堂"系列：《小说中医》（张大明著）、《小说中医续集》（张大明著）、《中医师承实录》（余国俊著）、《我的中医之路》（余国俊著）、《我的脉学探索》（金伟著），曾引发了全国中医师承类图书的新风尚，被读者们赞誉为"还原老中医'手把手'传教实况"。

应广大读者要求，该系列图书由作者们根据读者反馈，进行修订再版。

作为《中医师承学堂》品牌丛书的策划编辑，我们的愿力：

能够将中国当代最优秀临床家的学术体系，如李士懋教授的"平脉辨证体系"、冯世纶教授的"六经八纲方证体系"、熊继柏教授的"四大经典融会贯通体系"等，通过图书传递给每个中医临床者、学习者、研究者。

能够联合全国各地中医临床专家，将"谨守病机"的具体细节、方证药证的使用指征，融合为以"实用有效"为宗旨的"临床家辨证指南"，让天下医者能够共享、互利。

建立中医师承的"试验田"、"创新园"，贯通中医师承"教育、实践、评价、论坛、出版"全程环节，策划、操作、出版"全国中医师承示范项目"系列，让每位读者通过图书，走进临床家亲自执教的"没有围墙的大学"。

《中医师承学堂》是为中医读者奉上的"一盏心灯"。

我们期待着："一灯燃百千灯，冥者皆明，明明无尽。"

学术合作与投稿邮箱：liuguantao@vip.sina.com(48 小时回复)

刘观涛

出版者的话

三年期满，皆能行道救人

——我们为什么推出《中医师承学堂》丛书？

刘观涛

学医难，学中医尤难！成为名中医更是难上加难——元代名医王好古写的中医书名曰《此事难知》。

而一旦通晓医理，便能化难为易，一通百通，诚如清代名医陈修园写的中医书《医学实在易》。

在"难知"与"实在易"之间，乃是一条荆棘丛生的坎坷之路。我们推出的《中医师承学堂》丛书，则要为你在这条充满艰辛的路程上披荆斩棘，铺路搭桥，让你从此走上康庄大道，健步如飞，迅速从初涉医林者成长为临床大夫。

中医迅速成才之捷径——让名医"手把手"地带教临床

被誉为"中国近代医学第一人"的张锡纯，是一位富有革新与首创精神的杰出医家，他曾经这样自豪地总结自己的教学效果："三年期满，皆能行道救人。"而当时中医学校的教学，则是"取《内经》、《难经》、《伤寒》、《金匮》诸书为讲义"。张锡纯认为"如此以教学生，取径太远，非阐十年之功于此等书，不能卒业；即能卒业者，果能得心应手乎？"张氏教学三年与学校的教学十年，皆能行道救人与不能卒业——差别大矣！

何以如斯！关键在于教学方法。实践已经证明，中医师承式教育不仅仅是"学院式教育"不可或缺的补充与完善，而且自成体系，独具特色与优势，后者根本无法取代前者！

我的师爷、北京"四大名医"孔伯华先生，曾创办"北京国医学院"，担任院长。孔老常亲自带学生实习，对学生循循善诱，提倡独立思考。每遇疑难病证，孔老便及时提示，或诊余展开讨论，鼓励提出不同看法，畅所欲言，热烈辩论，然后作出总结，以指点迷津。办学十五年，先后毕业学生七百余人，多成为中医界的骨干，周恩来总理曾当面评价："孔老不高谈空理，务求实干。"

张大明先生师从于我国名老中医张海岑研究员，得其所传，医文俱佳。他的《小说中医》是本套丛书中别具一格的著作。该书采用传统章回体小说的形式来表述中医，既源于真实的带教过程，又进行了艺术加工，使得全书既具有难得的趣味性、可读性，而又不失严谨性，使读者在轻松的气氛中学医悟巧，避免了单调枯燥。是医学与文学融合得较为成功的力作。

特别要指出的是，作者并没有拘泥于临床技巧这一层次，而是时常借此将读者带到中医之道的大境界，通过中西医学及中西方文化的比较，引导读者从较高的层次俯瞰两大医学体系，开阔了读者的视野，可使读者从东西方文化差异的角度，更为深刻地理解中医学的文化底蕴、中医学的思维方法、中医学特色之所在，这些都有助于从根本上、从本质上理解中医临床思路，意识到中国传统文化这只无形的手对中医临床的统摄指导作用。

为让广大的中医学习者及爱好者接受师承式教育，我们特将师承教育的每个环节"高度保真"到《中医师承学堂》丛书之中。这套丛书的鲜明特色是：中医临床名家对每个案例进行"精细入微、苦口婆心、知无不言、言无不尽"的全方位讲解，如同师傅"手把手"地教诲入室弟子——不是"事后诸葛亮"式的医案解说，而是"全面还原"诊断治疗的真实过程、细节、思考及犹疑、失误、反复！

编写说明

"小说中医"，有两层意思，一是以小说形式表现中医；二是与"大而全"相对，小说者，小小说之也，意即书中所说仅为博大精深中医药文化之一部分，说我力所能及，能以小说形式表现的那一小部分，犹如海边拾贝，林中摘叶，管中窥豹而已。

在目前全球化的汹汹浪潮之中，中医药文化在中国正成为现代社会文化之汪洋大海中一孤岛，急需普及——此即为我写此小说之动机。

青鹤同学思维活跃，言谈机敏，曾跟我毕业实习。此期间我们经常结合病例，就中医学有旨趣的问题开展讨论，积累了小说的素材。书中有多处张老师与青禾的对话，即是我们的实际谈话而略加润色。

我上大学时的老师，河南中医学院的张鸣钟教授，知我有写此小说之意，即大力鼓励，每回草成，即予审阅，并提出中肯意见。

此小说原在互联网上的"中国中医药论坛"发表，得到"医文书画"版主杏林墨客（胡春福）先生的热情支持，胡先生还为本书题写了书名。

中国中医药出版社的刘观涛先生有着可贵的职业敏感，看到了拙作即与我联系，表达出版之意，给我以莫大的鼓舞。

对于帮助过我的师友，我表示衷心的感谢！

我个人水平有限，为更多展示中医学术，书中采用了同行的医案，借鉴了同道的观点，不能一一列举，在此我一并向他们表示感谢，因在某种意义上，他们也是本书的作者，本书可以说是集体智慧的结晶。

张大明

2013 年 5 月 1 日

小说中医——一部表述中医药文化的小说

中医的美

为医之道，尽善尽美
——宋《太平圣惠方》

张大明

中医之学不仅追求真，追求善，同时还追求美的完满。中医学的美是医道中超越了真，超越了善的最高层次，是为医之道的至境峰巅。你若醉心于中医学中，常会感到美的震憾，美的感染。

中医的理论是美的。

中医理论和谐、对称、雅致，同时也不缺乏新奇与简练。她其大无外，其小无内，具备万物，横绝太空，内涵丰厚，意蕴深远。她美的风格是深沉隽永，雄浑苍健，朦胧奥玄。欣赏她的美，如遥观滚滚长河，苍苍群山，红日浴雾，白云舒卷。

中医的语言是美的。

中医语言深受中国古典文学熏染，言而有文，神韵盎然。在论医析理之际，不忘给人以美的传感。中医语言有着诗的韵律，诗的形象，诗的凝练。如金石掷地，珠落玉盘。令人不禁而诵，留芳齿颊，百读不厌。你或许会醉心于《内经》文风的汪洋宏肆，典雅绚烂，如神龙行空，繁星灿灿。你或许会惊叹于《伤寒》文风之"犹矿出金，如铅出银"，严峻沉郁，朴实洗练。那方歌节奏的匀齐严整，针赋文句的双双对称，医话词语的耐人寻味，医论评议的犀利思辨，都可给你心的愉悦，美的体验。

中医的药物是美的。

中医的药物出于自然，来自天然。巨龙细虫，飞禽海鲜，春华秋实，斗兽鸣蝉，丹石黄土，悬瀑流泉，都可入药，争显不凡。于是中药就有着五谷的清香，硕果的美鲜，鲜花的芬芳，蜂蜜的甘甜。红白黄蓝，色彩灿然，寒热温凉，五味俱全。中药性格各异，各怀绝技，各有才干。

或如少女，温柔甘甜，温煦滋润，安抚五脏；或如将军，粗犷强悍，峻攻猛逐，去病除患；或如先锋，率引群药，直达病所，一马当先；或如国老，调和诸药，协调关系，共对病顽。它们若组成方剂，将又会如虎生翼，力量顿添。

中医的方剂是美的。

好的方剂是医生智慧的结晶，是中医理论美的体现。医生面对群药，选贤任能，精心调遣。使方中药物，动静互制，刚柔为用，升降互济，寒热相安，七情和合，相辅相成，君臣佐使，次第井然，药证合拍，细密谨严，如五音谱写成悦耳乐章，犹七彩调染为动人画面。用之祛病疗疾，疗效卓然。

中医的技艺是美的。

中医的诊疗过程与其说是技术操作，毋宁说是艺术创作。中医诊疗过程观察周全，灵活善变。医生思彻天地，心游八极，个人之学识经验，性格灵感并参与其间。似是随心所欲，而实则终不逾距，为医理所涵。这为医生独特风格的充分展现，提供了广阔的画面。历代成熟的大医家，多形成了独具的风格，在诊疗过程中鲜明地展现："扁鹊医如秦鉴烛物，妍媸不隐，又如弈秋遇敌，著著可法，观者不能察其神机；仓公医如轮扁斫轮，得心应手，自不能以巧思语人；许叔微医如顾恺写神，神气有余，特不出形似之外，可摸而不可及；张公度医专法仲景，如简斋赋诗，并有少陵气韵……"这是中华美学与中国医学的融会贯通，是技术操作与艺术创作的璧合珠联。

中医的传说是美的。

几乎所有的神医名药，都有美丽的传说流传。中医的传说奇妙动人，瑰丽浪漫。真善美战胜假恶丑，是贯穿始终的主线。思邈伏虎，杏林春暖，六神丸的来历，益母草的发现……至今仍可陶冶人们的情操，启迪人们的思想，坚定人们的信念，激励人们去追求真，追求美，追求善。

题辞

小说回目

第一回　　·001·
说老师言学生人物亮相
论规矩谈技艺何为关键

第二回　　·009·
观方药测病情丝丝入扣
治疾病如写真样样相似

第三回　　·017·
妙改方巧改方改如不改
重开方又开方开犹未开

第四回　　·031·
辨痰浊论瘀血总归脂浊
化痰浊逐瘀血终是祛脂

第五回　·041·
迷藏象论脏器脏藏有异
言藏神谈脏形藏脏不同

第六回　·057·
观影像参数值延伸四诊
通概念溶新知巧为辨证

第七回　·079·
说难学道封闭中医学术
论药性惜粗疏中药理论

第八回　·093·
用热药不远热妙在巧用
知实质巧运用以犯为能

第九回　·105·
空调病阴暑症贪凉饮冷
大青龙温散法作雨龙升

第十回　·111·
究西药论特性洋为中用
精选药获佳效重在辨证

第十一回　·125·
评易经论医经医易同源
学易经读医经医易有别

小说中医——一部表述中医药文化的小说

第十二回　·143·
重功能重感受中医特色
重形态重指标西医守则

第十三回　·159·
论剂型有多种丸散膏丹
据病机巧运用阴阳倒颠

第十四回　·185·
喜怒忧思悲恐辨证求因
风寒暑湿燥火因发知受

第十五回　·203·
药方上多地名道地分明
灭病魔用强兵克敌制胜

第十六回　·215·
议八纲谈脉象评脉论证
言太医话雪芹议红说曹

第十七回　·233·
或合理或合实经典学习
或原意或释意经典研究

小
说
回
目

第一回

说老师言学生人物亮相
论规矩谈技艺何为关键

　　跟师学习历来是学习中医临床最重要的、不可取代的方式。而中医学术又有保守性、封闭性，难以授受。那么如何突破保守性与封闭性？跟师学习的要点是什么？中医临床的特色又是什么？本回有两位贯穿全书的人物出场，对这些问题现身说法。欲知如何跟师效果最好，请看本回分解——

　　实习生青禾一早就来到省中医研究院的名医堂前，兴奋中又略带紧张，今天她就要开始跟师实习了。昨天在医政科听说，自己要跟的这位张老师，年轻时在原来的医院就有"小神仙"的雅号，后来参加全省中医选拔考试，力拔头筹，于是调到省中医学院，从事医疗与教学，去年退休，被聘到这里的名医堂。那时拿到介绍信她就去挂号处，找到名医介绍栏中张老师的照片，仔细观察。

　　张老师细目长眉，笔挺鼻梁下的人中深而细，双唇虽薄而棱角分明，头发一丝不乱，额头上皱纹也整齐得如同精心描画的一般。

　　青禾这时回想张老师的容貌，只觉得颜面淡化而线条清晰，这些线条弯曲而不柔弱，挺拔而不僵硬，有条不紊地描画出他那睿智儒雅的面庞。

若给他画像，最适合的形式当推中国画里的线描。那素描中的明暗，或国画里的渲染，已属多余。

她正想着，不觉张老师已走近，她马上迎上去："您是张老师吧，医政科安排我跟您实习。"说着递上介绍信。张老师边接信边说："好，好，你来吧。"

诊室窗明几净，一尘不染，朝阳射人，满室生辉。

青禾想，看来卫生是不必打扫了，那就先给老师沏茶吧。她扫见茶几上有个宝蓝色宜兴小茶壶，一旁还有个竹筒茶叶盒，就倒了些茶叶，将壶冲满水后端过来。张老师接过茶壶说："谢谢。"

这时已有病人拿着病历本进来，师生二人马上接诊。

张老师问病，察舌，诊脉，开方；青禾跟着察舌，诊脉，记录，抄方。

这样，到了接近中午时，登记本上已有了十多个病人的姓名，室外已无病人候诊了。

张老师这时才腾出了感觉来品茶，随着淡绿色的碧螺春徐徐咽下，觉得香沁五脏，神清气爽。他边品茶边品味这位新来的女弟子。

只见青禾生着白晰的脸，黑亮的眼，红润的唇，透射着健美与机敏。她那白而润泽的面色，可作为《素问·脉要精微论》中"白欲如鹅羽，不欲如盐"最佳的、最直观的注解。张老师想，以后再讲这段经文，可以青禾作为教学模特。

"你有什么感想呀？通过这半天的实习。"张老师边喝茶边问。

青禾略一思忖，答道："老师的思路有时跟得上，有时跟不上。"

"哦，"张老师用杯盖掠着浮在茶水上的茶叶，"说说看。"

"咱中医临床分理、法、方、药。在理法的阶段，我觉得似乎还勉强跟得上——可到了方药阶段——尤其是药的阶段，好像总跟不上。心中设想的方药，总跟老师实际开出的有不小的差距。"青禾低头翻着笔记本说，"例如这个病例……"

"方药选择涉及到规范的问题。"张老师徐徐地说。

"规范？"青禾抬起头，"您是说——"

"如果以规范与否作为标准，来划分中医与西医，那么中医的治疗可以归入不规范的一类。"张老师看着青禾疑惑的目光，又接着说："不过不够规范并不等同于不科学、不优秀，不意味着落后。"

青禾虽然稍有释然，但疑惑却有增无减："中医是门科学技术，难道还能不规范？"

"如果按技术与艺术划分，我宁可将中医划入艺术。古人早已有言：医诚艺也。"

听到这，青禾更感新奇，不自觉地深吸一口气，身体前倾。

"中医治病有多处与艺术相似或相同，如思维方式重在灵感思维、直觉思维、形象思维、发散思维；治疗决策技巧偏于个体化、技艺化、非物化、非规范化；开出的药方如艺术作品，有鲜明的流派或个人风格等——这些对于规范的西医是不可想象的。"

"还有鲜明的风格？"青禾对风格的第一反应就是宋词的豪放与婉约。

"当然有。"张老师说，"如经方派处方沉郁严峻，时方派处方轻灵活泼——当然，如果没有一定的中医修养对此是体会不深的。"

"那么老师，"青禾眼光一闪，"我愿把前者比作司马太史公文，后者比作公安派独抒性灵的小品。"

"此比恰当，"张老师不由得赞许青禾的悟性，"看来你有一定的文学修养。"

青禾有点不好意思："是有点喜欢文学——不过听人说，这是青春病——我好像也未能免俗。"

"这俗不能免，尤其对学中医的。俗话说：'文理不通，难作医工。'而且在观察人、描写人方面，文学与医学相通。《红楼梦》所言'世事洞明皆学问，人情练达即文章'的境界，是作家和医家都应该达到的——好，话还回到中医治病上——你刚才说，方药阶段好像跟不上，是吧？"

"是。"

"在治法阶段，可以说还是近似规范的，只要辨证一样，并没有太多的可选择余地，不同的医者多可推得近似或相同的治法。例如数个中医同辨某病人的证为'肝郁脾虚'，那就可能同样推得'疏肝扶脾'的治法。"

"是呀，好几次我设想的治法和您的都几乎一样。"青禾插言。

"分歧、不规范、个人风格就在于选方遣药阶段。"张老师接着道：

"常见的是，虽然属于同一治法，但是并不意味着必然用某一方药。"——张老师略作停顿——"或者必然不用同一方药。"

"那为什么呢？"青禾感到惊奇，急于听原因。

"原因之一是可供选择的项目远比西药丰富。在每个治法之下都可能有相当数量的待选方药。如假定确立治法为'疏肝扶脾'，那么你说如何来选方遣药？"

青禾背书似地说："疏肝的方剂有柴胡疏肝散、逍遥散、小柴胡汤、四逆散等；扶脾的方子有四君子汤、六君子汤、理中丸、参苓白术散、归脾丸等。疏肝的药有柴胡、白芍、当归、香附、青皮、佛手等；健脾的药有白术、人参、茯苓、薏苡仁、苍术、扁豆……"

"暂停，"张老师打断青禾的罗列，"就这些元素进行排列组合，就足以变化无穷了。多首疏肝方剂与扶脾方剂中选用哪些来组合，众味疏肝药及扶脾药中遣用哪几味，何药为主，何药为辅，何药为佐，用量如何变化等，这都是有待选择而难以规范的问题。再加上每方必须参考的因人、因地、因时制宜，可选项目就更多。而对于西医来说，一旦诊断明确，可供选择的项目相对有限。"

"至少是没有方这个选项，就是药也相对较少。"青禾补充道。

"对。其次是决定如何选择的因素大有区别。西医主要是靠逻辑与规范选择，具有针对性与替补性。如微生物感染，就用抗生素治疗；缺铁性贫血，就补充铁质；房室膈缺损，则手术修补。方法简明而直接，几乎是两点对应，一旦诊断确定，在治疗上并无更多的方法可供选择。针对某病某型，可见成千上万的医生开一模一样的处方。其方法共性强而个性弱。而且随着基础研究的进展，西医治疗方法还将日趋规范化，甚至物化，医生个体的知识经验作用逐渐淡化。美国的Shortliffe等设计了一个诊疗体系，将西医治疗决策程序化、物化，排除了医生个体思维、经验的参与，达到了逻辑化规范化。结果开出的处方比专家还要略胜一筹，得到了医疗界的普遍认可。"

"我听说国内也设计了中医专家的诊疗程序呀，不也是要将中医专家们的诊疗决策规范化吗？"

"可你见推广了吗？"张老师反问。

"只是听说，没见推广。"青禾承认。

"这批程序还没能得到中医界普遍的认可。就是专家们本人对它的处方结果也不能赞同，难以认可，并不认为它可以超过或者代替自己。"

"那这是不是反映出，中医的逻辑与规范相对于西医较弱？"青禾努力跟随老师的思路。

"弱到了难以淡化个人因素的程度。"张老师说。

"那么个人因素岂不是可以充分地、自由地表现了？"

"在某种意义上可以这样说。"张老师答道："在同一治则规范的范围内，每个中医都有自己的选择取向，其间虽有逻辑思维进行规范，使之不出治则的范围，但灵感思维、直觉思维、形象思维、发散思维的参与，医者个人的年资、心态、师承、经验、性格的影响，必然导致一人一方，百人百方，千人千方。"

"医生的性格也能导致处方的差别？"青禾在本子上写下"性格"两字。

"不但能，而且几乎是必然的，难以避免的。"张老师肯定地回答，"古代医家早观察到孟浪者多遣虎狼之药，谨慎者喜用轻淡之品——当然，这是两种极端的情况，多数医者处于二者之间，没这么典型。"张老师喝口茶，接着说："所以，抽象的治法难以规定具体的方药。常见的是治法有限而方药无穷。"

青禾两眼一亮："我对此又有一比：犹如语法与语句，语法有限而语句无穷。"

"此比更妙！"张老师道："让我接着你这个创意引申——正如语法只能使句子不错，而不能保证句子生动精彩，只可有消极修辞之明白，而不能达到积极修辞之文采一样，学好治法，背熟药味，也未必能开出效方——尽管开出的方子合乎治法。治法常见，而效方罕见。常见的是在同一治法规定下，方子各个不同，疗效参差不齐。可见治法只能示人以规矩，而不能教人以巧。"

"那么什么是巧呢？"青禾想，"千里来龙，到此结穴"，可能结穴正在此时，必须细心听，认真记。

"治法治则可以说都是规矩，而巧主要在于由治法到方药的阶段。相对而言，规矩易学而巧难达到，然只有在此阶段达到了巧的程度，才可以开出效方。所以说中医治疗的关键在于从治法到方药的阶段，如果在这个阶段能够达到知常达变，其变高超的境界，可谓之巧。学巧才是实习的主要目的。"

"那么如何才能学到巧呢？"青禾觉得这才是今天最想知道的问题。

"这巧不容易从书本上——哪怕是经典著作中——得到。从书上多可学到规矩，而不易学到巧。有些中医硕士、博士无暇临床，主要精力放在啃书本、写论文、做实验、看老鼠上，结果毕业以后，其临床能力还不如早上临床的本科生，所谓'熟读王叔和，不如临证多'即是此意。"

"我前几天从报纸上就看到有些老中医抱怨他们不会看病证，只会看耗子，虽然小白鼠点头，而病人未必首肯，甚至说他们是中医的掘墓人，要反思中医高等教育。"青禾从对高学历者的贬低中感到一丝快意——因她今年考研未果。

"历史上温病学家吴鞠通，通过'进与病谋，退与心谋'，体会感悟，摸索出了治疗温病之巧——这是直接从临床实践中得巧，虽然切实，然而效低。而且并非人人都有吴鞠通的'心谋'，吴鞠通的经历，而能达到吴鞠通的成就。所以跟师就成为学巧的重要途径，与此相应，师带徒方式一直是中医教育的主流。"

"那我学了几年中医，今天到老师这里才算是归入了主流。"青禾颇有认祖归宗之感。

"可你们实习的时间太短。"张老师不无遗憾。

"那我就更要请教老师如何才能尽快地学到巧。"青禾满眼都是期望，想自己赶研超博亦未必无望。

这就要看你的悟性高不高。选方遣药中许多的巧，是难以用文字语言表达的——虽然我的表达能力还可以，但也常常力不从心。你们只能在跟师过程中反复体会、精心领悟，通过相当长时间的潜移默化方能学到。要多比较在同一治法下，老师的方药与自己所选所遣差别何在，结合病例思考为何有此差别，如此反复体会。"

听到这里，青禾又翻看自己抄的方子。

张老师看在眼里，说："方子虽然要抄，但重点不在此。有些实习生，只对老师的某些效方感兴趣，抄了不少，这是学不得法。因为效方只是巧的结果，而非巧的本身，从中可以体会巧，至于体会到体会不到，学到多少，要看个人的悟性高不高，只记方子不行。我跟我老师实习时，开始也像拾宝一样，忙着往自己本子上抄方，后来不等老师说，自己就不抄了。"

"哟，老师也有这经历呀，"青禾笑道："那您为什么不抄了？"

"抄了些天，发现老师用方遣药中规中矩，多是经方或是《方剂学》教材上的方子，并无新奇之处。用药也绝无'原配蟋蟀一对'、'经霜三年甘蔗'之类炫奇之药，也多是《中药学》课本中的常用药。总之，都平平常常，普普通通，哪里都找得到、见得到，又何必抄。但是这平常方、寻常药，经他手一用，如同点石成金，疗效明显。这说明老师貌似守拙，不图新奇，而其实有大巧存焉。正如古语所言的'大道低回、大味必淡、大巧似拙'。一方一药之类的小聪明、小技巧好学，而这善于用方的大巧非多年体会不能学会。而那些小聪明、小技巧常常只是针对一时一病一症之需，而大巧大智才可济一生一世之用。所以学生要向老师学习的，应是这用方遣药之巧，而不是某方之组成，某几味药之加减。如其不然，难免如医家孙思邈所说的'学方三年，便谓天下无病不治；用方三年，方知天下无方可用。'"

"为什么又是学习又是实践的，却还落得如此结果呢？"青禾疑惑，心想自己以后可别如此。

"无非一是虽然知用方而不善辨证，二是守死方不知变通，持方以撞病，三是虽知须变而不达变通之巧，或许弄巧成拙，愈变愈糟。三居其一，岂有疗效。难免叹无方可用。"

青禾两眼又一闪亮："老师，我这儿又有个比喻。"

"青禾真是妙喻连珠呀。"张老师放下茶杯。

"效方是鱼，巧才是渔。"

"对！与其得一鱼之食，何如得善渔之事。《伤寒论》、《金匮要略》

之所以不当作方书检方，而作为教材、作为经典反复学习研究，无非是不满足于书中百余方剂，而欲求得仲景选药组方之巧罢了。"

当、当、当……墙壁上的电子钟响了，二人抬头一看，分针时针重合，正压在 12 上。

张老师站起身，边脱白大褂边说："青禾，咱们正点下班。这个问题你还得在实习中慢慢消化体会，我遇机会也要讲。"

第二回

观方药测病情丝丝入扣
治疾病如写真样样相似

　　画家可以运用色彩为人物画像，而医家能够遣用药物为疾病画像，并且画有画格，医有医风，二者相通。此回中通过画像与治病相比，说明中医治病的特色，与西医的区别。欲知中医如何用处方对疾病画像，中医大家治病有何风格，请看此回分解——

　　今天青禾在研究室整理病例，通过这一段时间的实习，对张老师所说的巧又有所领悟。

　　"姑娘，张大夫今天上班了吗？"青禾抬头，见一个四十多岁的瘦高男人，提黑色大提包，晃着长发站在门口。

　　"张老师开会去了，可能一会儿回来。"青禾回答。

　　"那——"来人犹豫着，"我在这等他会儿？"

　　"您请进来坐吧。"青禾指指沙发。

　　他进来坐下，细长的手指不住地敲着沙发扶手，节奏虽急促而不紊乱，好像是一首什么进行曲的旋律。头也随着晃动，长发跟着摆动。

　　晃了一会儿，他站起身，摸出一张处方递过来，说："我是张大夫的朋友，姓胡，在省画院工作，这是我上月出去写生前张大夫开的方子，你能不能给我抄一下？"

青禾接过处方："那么说您是画家了，我对画家素来敬佩。"

胡画家连摆手道："我只是胡写乱画，不切实际。张大夫治病救人，才值得敬佩。"

青禾将处方看了一遍，说："我以前也很想当画家，兼当书法家，一直是学校美术组的成员，也下了不少的功夫，可是没能如愿。现在虽然学了中医，却发现也能实现画家梦。你如果感兴趣，我想凭着这张药方为你的病画画像。"

"我不说病情，你也不号脉，只看着药方说我的病？"胡画家颇感惊奇。

"也不一定能说对，"青禾微笑，"我试着说，错了你纠正。"

胡画家觉得青禾的唇型颇有个性，便说："好，如果你说得对，我就给你画张速写。"

"你主要的病证是腹泻。生气、精神紧张或受凉时容易发生。腹泻前肠鸣腹痛，泻后就不痛了。可能近来早晨一起来就要腹泻。你有点容易激动，心烦失眠，还有消化不良。可能也化验过大便，或作过别的检查，但是都没有问题。"青禾看着药方，一口气说完。

"哟，你神了呀！姑娘。"胡画家听着，不自觉站了起来，惊奇浮上脸，发于眼，等青禾一说完，便脱口而出，"说得都对！说得都对！"

"什么都对呀，看你激动的。"随着话音，张老师进来了。

胡画家说了刚才的事，末了叹道："真是'师高徒不矮'，'强将手下无弱兵'呀。"

青禾微窘，说："这主要是张老师'画'病'画'得像，你这病情和处方上的用药都对应着呢，我只不过是以方测证，照本宣科。"

"就这也不简单。"胡画家说。

"青禾，"张老师指指画家，"你可以比较详细地给画家先生批讲批讲。他虽然主攻中国画，对医道也颇感兴趣。另外呢，我也听听你是如何以方测证，这算是你实习中的一次随机小测验吧。"

"如果这是考试测验的话，我已经作弊了。"青禾诡秘地一笑。

"作弊？"胡画家一楞，微晃的头也戛然而停。

"因为我并没有老老实实地仅仅从处方来推测。虽然没有诊脉，但咱见面了说话了，这就等于进行了望诊和闻诊。我是结合由此得到的信息，与处方互相印证，来勾画你的病情。"

"既然见了病人，这也势必难免，"张老师释然，"不过这也表明你能将学到的东西及时恰当地运用，那你不妨也结合望诊和闻诊来说。"

"好！"青禾拿出作毕业答辩的劲头，"老师这个方子是痛泻要方与四神丸加减化裁。方中加了固肠止泻的诃子、乌梅，理气止痛的元胡，所以我推测主要是腹痛泄泻，兼有五更泻。西医与此对应的有肠易激综合征，由于本病属功能性疾病，所以我推测大便化验正常。虽然这是功能性病变，但久泻伤正，阳气渐衰，所以我推测五更泻是后来出现的。肠易激综合征多因精神压力而发病，常常伴随失眠、焦虑、抑郁、易激动等，我注意他时有叹息嗳气，坐下后手指不停地敲沙发扶手，头还常不自觉地微微晃动，又看到方中有疏肝的柴胡、佛手，所以推测他属于敏感，好激动的一类人，艺术家正是本病的高发人群。何况搞艺术的人一般比较敏感，有点神经质。这类人容易肝气不舒，所以我说他容易激动，心烦失眠，方中的炒枣仁也印证了这一点。方中有焦三仙，结合画家形体消瘦，所以推测消化不良。"

张老师边听边喝茶。胡画家边听边晃头。

"最后我还得补充一点，我的推测过程参考了西医对此病的认识，也属于作弊——不过这也正如老师刚才所说：这也势必难免——因忘东西有时比记东西还难。"

张老师微笑地点点头："你给自己打多少分呢？"

"勉强及格。"青禾似乎早有准备。

"姑娘不必对自己这么苛刻。"胡画家手指敲敲沙发。

"我必须排除作弊的因素。"青禾坚持。

"好了，好了，青禾，"张老师笑笑，"我看你这是文章的反衬法。不说参考而偏说作弊，潜意识里是为了要强调你观察得仔细，和对西医的了解，对吧？"青禾朦胧的潜意识被张老师点明，粉面泛红，正如《素问·脉要精微论》所描写的那样——"赤欲如白裹朱"。

张老师转向胡画家："写生回来了？看来你的病没有多大变化呀。"

"是呀，"画家伸出手腕，"在外面熬汤药太麻烦了，这都有半个多月没吃药了。"

张老师详察了舌脉，又问了病情，对青禾说："病不变，方亦不变，原方照抄。"

青禾抄过，张老师签字，递给胡画家。

画家收起处方，拿过大提包，取出一个墨绿皮面速写本："我刚才与姑娘口头签约，如果她病说的对，就给她画张速写——我这就履行条约。"

他选了一个位置站定，对青禾凝神看了一会，就下笔了。

三人这时都不说话，只听得炭笔与白纸的磨擦声忽高忽低，忽疾忽徐，忽停忽作，约半小时，画家长出一口气："好了。"说着将本子靠墙壁竖在茶几上，后退几步，将长发向后一甩，眯着眼看，忽又上前，改动几笔。

张老师起身看了看："行，抓到了青禾机敏的特点，可以套用'某某神情跃然纸上'这句俗话。你对她形象的画像和她给你疾病的画像，可当莎剧之名——《一报还一报》。"

青禾看看这幅速写，觉得口唇处刻意为之，好像自己家里那幅涂深色口红的黑白照片。

"老师，我以前学过国画，觉得写真与治病还有几分相通呢。"青禾边看边说。

"这古人早就有言在先，"张老师点点案上的《医部全录》，说："元代的沧州翁，在《诸医论》中评论宋代名医许叔微的医术'如顾恺写神，神气有余，特不出于形似之外。'此言颇有见地。"

胡画家听得画圣之画艺可比作名医之医术，来了兴致："张大夫，我来说写真，你们说治病，看二者有多少相通之处。"

青禾更是兴奋，拿笔的手都有些颤抖："我得把二位老师今天的妙论记下来，整理成论文。"

张老师对青禾说："你是医、画两栖人物，而我们是水岸两隔，有不懂之处，还得请你沟通、'翻译'。另外，如果说得不对，你可以执中。""老师取笑弟子了。"青禾自谦道，"我医不足以愈病，画不能够赋形，两样都松，一事无成。"

"好好，但愿等会儿你评论我们也像这样苛刻。"张老师转向画家："请你先说吧。"

"写真要先观察对象的轮廓，仔细了解五官特点。更要抓到被表现对象的神，画起来就可以一以贯之。"

"中医诊病先要诊出患什么病。"张老师说。

"这相当于看出对象的大致轮廓。"青禾插话。

"对，不仅如此，"张老师接着说，"还要了解同一疾病在不同人身上的具体表现，因'邪之阴阳，随人身之阴阳而变也'。每个人体质、年龄等情况不尽相同，症状病机往往彼此差异，通过望闻问切四诊，同中求异，探究病机，辨出属于什么证——这证可能相当于你们所说的神。"

"画家完成观察后，要根据对象的形神运笔，行笔或钩或皴，用墨或枯或润，赋彩或点或染，或浓或淡，不苟减亦不妄添，'应物象形，随类赋彩'，不但力求外形逼真，更以追求神似作为最高境界，即画论中说的'气韵生动'。"胡画家说起绘画，有点激动，长发随他头的晃动不停地摇摆。

张老师的风格则与画家迥异，如《灵枢·阴阳二十五人》所述之阴阳和平之人，雍容谦和，侃侃而谈："中医开方也如同为疾病画像。古人云：'方者仿也，仿疾而立方。'与画论'应物象形，随类赋彩'，或许属于不同行业的相同要求，或是同一要求的不同表达方式。所以中医开方与写真类似，总是精心选方遣药，其法或清或下或温或汗，其药或峻或缓或轻或重，其方或大或小或奇或偶，力求方药熨帖，恰合病情。不仅要兼顾各个症状，更要切合病机。那些不重病机，跟着症状跑，头痛医头，脚痛医脚的方子，属于有药而无方。"

"这些药方好比有形无神的画了？"胡画家问。

"对。只有那些配伍精当，切合病机的处方，欣赏起来，才会感到奕奕有神，体会到其中的结构美、协调美、韵律美。在这里，美的尺度对于二者同样是适用的。"

"听了你这高论，我似对画论，对中医的理解又深了一些。"胡画家刚说完，好像忽然又想起什么，接着又说："那西医好像不存在这问题吧，开方可没你们这么麻烦。我家老太太、老爷子虽然都是高血压，我都看出来了，一个有痰，一个上火，但是西医给二人开的都是什么呶，吲达帕——对，寿比山片，连吃法都一样。"

"这方面，中医与西医迥异其趣。"

青禾刚才一阵狂记，刚要停下却又听张老师谈到中西医差异，忙又奋笔疾书。

"西医常是根据群体统计认识疾病，诊疗疾病。统计的结果常是去异求同，抹去了特殊与偶然，注重的是共性与常态。所以百人一方，或者万人一方，对于西医也是正常的，甚至是必需的。而中医详究穷辨各人特殊反应，并据此处方，结果必然是一人一方，万人万方，人与人异，方与方殊。"

"可以不可以这样说，"胡画家道，"如果用画像比，西医等于统一给一类人画一个像，千人一面；而中医是为一个一个人分别画像，一人一样。"

"所以你就能凭处方勾画我的病情——尽管难免作了点弊。"胡画家笑着接上。

"站在个体的立场上看，西医这个统计学的运用是有弊端的。"张老师说，"尽管能够从共性上，从总体上把握规律，然而这是以牺牲个性、漠视特征为代价的。以部分个体的统计平均值，应用于近于无限的、千差万别的个体，千变万化的病情，必然有其局限性，而在诊断上难免出现假阴性、假阳性。例如在一些正常与异常的临界线上，对某个个体可能属于正常，可在另一个体，却可能已经病得不轻。这种统计方法，适用于彼此个性差别不大的，均一性较高的简单个体，所谓千篇一律者；而不太适用于复杂个体——而人是最复杂的个体，均一性最低。"

"就是嘛，"青禾也补充，"就说附子的用量吧，如果按照药典用量，或许对这个人还没显示出治疗作用，而在另一个人却早已发生了毒副作用——原因在于这两个个体的体质有别，前者阴寒偏盛，后者阳热突出。"

张老师接着青禾的话说："所以中医运用附子，既要参考一般用量，更要了解病人的体质与疾病性质。于是可见到各家医案上附子的用量差别极大，少则三克五克，轻轻一拨，即可见效；多则竟达百克，惊心动魄，方能收功。总之，既要从总体上把握规律，又要充分重视个体的差异，才能充分了解个体的情况，而有针对性地处理——因你所面对的病人总是具体的。由此意义上说，中医与西医可成互补之势，共同为人类健康造福。"

胡画家也说："其实我们画人像也是追求一般与个体的统一，共性与个性的统一。首先是人，然后才是这个具体的人。首先是人脸，然后才是青禾的脸，然后才是富有青禾个性的五官。"胡画家说着拿过那张速写，与青禾对照细看。

青禾像是被强光射着，不自觉有点闪避，钢笔也停在纸上，墨水向旁边洇开。青禾看到，心中一动，说："画家先生，我看运墨于纸和用药于人有点相像，同样的墨，画到不同的纸上效果就不一样，好像同一剂量的药，用到不同的人身上，疗效也不一致。"

"是呀！"胡画家一拍沙发，"我当初学中国画时穷，买不起好纸，临摹名家的画总是达不到那个水墨淋漓磅礴的效果。这国画家掌握各种纸性，和中医们了解病人个性，二者有些相通。"

"通过中西医对比，可以看出：中医是更倾向于非标准化的个体医学，而西医是更倾向于标准化的群体医学——不过必须注意，这里所说的中西医差别，为了使你有鲜明的印象，是极而言之，有夸张的成分。事实上西医一直都有个体化用药，中医也引入了统计学处理。"张老师总结道。

"因为中国画与中医都是非标准化的，所以医家的处方犹如画家的作品，常常随个人的学派、性格等差别，而表现出鲜明的个人或学派风格。"青禾想起第一天与张老师的谈话。

"处方还有个人风格？这越说医画越相通了。"胡画家感到惊奇，长发晃到眼前，忙又掠开。

"当然了，"青禾说，"风格可不只是艺术作品的专利。"

"在这方面中医和画家最为相似，两者都强调提高个人技艺、个人修养，不依附于机器或仪器，难以标准化，不得不彼此差别，不得不形成风格，犹如指纹，想摆脱都摆脱不掉。"张老师补充。

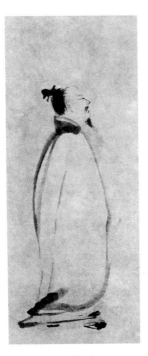

《李白行吟图》

"我这有个集子，"胡画家说着，从提包里拿出一本精装的《历代中国画选·人物画分册》递给青禾，"你看看这册子名家名画的风格，是不是与名医名方的风格对应。"

青禾看看自录，翻到宋代梁楷的《李白行吟图》，对张老师说："这画的风格大概与仲景经方类似吧。"

张老师见此画用笔劲利放纵，线条质朴简练，所绘李白形虽简略，而神气特足，将诗仙豪爽、傲岸的气概表现得淋漓尽致。点头说："不错，仲景经方，用药虽简，未必兼顾各症，但配伍精当，切合病机，抓到问题的关键，药少而效宏——堪比此画。"

"与这种大写意风格相对的是当代王叔晖的画风，这是她的代表作《西厢记》，工整细致，刻画入微，一丝不苟。"说着，青禾翻到其中的"听琴"那面。

张老师看后说："这一派的画近似于时方派，处方用药绵密细腻，轻灵纤巧——可见中医诊治疾病与其说是技术，不如说是艺术；与其说是技术操作，毋宁说是艺术创作。古人'医诚艺也'之言，不余欺也。"

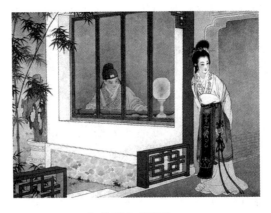

《西厢记·听琴》

第三回

妙改方巧改方改如不改
重开方又开方开犹未开

与治疗急性病的重在逐机善变相对，治疗慢性病重在定力与持重，需要守方，而守方需要技巧。本回张老师结合病例，向青禾谈了如何培养定力的方法，及如何守方的技巧。欲知是何方法，何技巧，请看本回分解——

青禾将处方抄完递给张老师，看着桌上的病历排摆的次序，正要喊下一个患者，忽见眼前伸过来一只手，放下一本病历。青禾立即被这手吸引住了，这只手如同自己临摹过的仕女画上的手，活脱脱就像照着那画长就的。青禾不由顺着手臂看上去，却见一头青丝飘动——这人已转身向门外走去。青禾又向下瞧，依次扫见粉颈、削肩、柳腰——这身材也像是按着仕女画拓印的。见她走到门外的候诊椅上坐下，细眉微蹙，神情抑郁，落落寡合，颇有几分病态美。

又过了一会儿，几个复诊病人处理完，轮到了她诊病。

在张老师为她诊脉时，青禾大致看了她的病历，名字叫凌宇，28岁，患的是肺结核，对抗结核药不敏感，属于原发耐药者。已经复诊了十多次。

"张大夫，"凌宇等张老师诊完了脉，说："我可是您老的追随者，您在学院医院时我就追随您,您来到名医堂,我又紧迫着登堂入室——您看,除了您的影子,谁还比我忠实。"

"病跟你不舍,你追我不放,"张老师笑笑,"看什么时候咱们能将那个'忠实'追随你的病甩掉,让它望你莫及。"

"现在应该是已经把病甩得更远些了吧——我感觉比原来强多了,腹泻也轻了,痰吐得也少了,也能吃点了——您总是精心地给我调方。"

"那我就再针对病情给你调调方——好,看看舌苔。"

舌苔薄白稍腻,舌质偏淡。

张老师又问了问病情,就开了方,递给青禾,让抄在病历上。

青禾边抄,边与前次的处方对照,虽然似乎觉得有些蹊跷,但未及细想。抄完递给凌宇,她接过药方、病历,道声谢,边看边出去了。

小说中医——一部表述中医药文化的小说

- -

下午,在研究室。

"张老师,"青禾想到上午的事,说:"上午那个叫凌宇的,复诊十多次调来换去,还是不离参苓白术散,我看可以服成药,彼此省事。"

"对于别人或许可以服成药。而对于她,就得吃汤药,还得次次调方。"

"噢,为什么?"青禾心想,这人出众,事也出格。

"她是农学院凌教授的独女,在外地工作,前些时得了肺结核,在当地治疗效果不理想,这才回来治病。凌教授领她来,我看了在外地治疗的病历,西医倒是常规化治疗,没什么可挑剔的。由于吃西药耐药,于是又吃中药。可是那位中医只知一味地清热滋阴,一个百合固金汤,一直吃了一月多,也不变方更药,结果转成脾虚湿盛,肺气也更虚了。"

"这大夫虽知方而不达变,只属中下之工也。"青禾评判道。

"凌教授说他这女儿,自小即孤僻善感,体弱多病,敏感多疑,有几分病态美,同事们都戏称她是小黛玉。没想到说得她当起真来,以黛玉自比,一会儿自哀自怜,一阵儿又孤芳自赏。《红楼梦》她看了无数遍,版本也越看越专业,现在研究的是影印的脂砚斋批本。说到此,凌教授连连叹气,说版本越看越专业，他不反对，可这人也越来越相象，现在把肺病也学到身上了。"

"她这是生理、心理、病理全方位的复制。"青禾说，"不过病理上病像证不像，虽然都是肺痨，黛玉阴虚火旺，当吐黄痰红痰；凌宇脾虚湿盛，该吐白痰稀痰。"

"凌教授特别叮嘱，给她看病要充分考虑她的心理。她本来生性多疑，心细如发，病了之后，这种疑心随病情更加滋长，总是怀疑医生敷衍她。前一个医生的原方照抄，又加重了她的这种心理。以至于前些时凌教授介绍她找我来看病之前，她追问要给她看病的这个张大夫，是'论病细穷源'的张太医？还是闹出人命的胡庸医？是御医王济仁？还是铃医毕知庵？凌教授为了让她来看病，只得开玩笑说我是'论病细穷源'的张太医，是受曹雪芹派遣，特地从《红楼梦》中出来给她看病的。在现实生活中，酷似《红楼梦》上人物的，也就是你和张大夫两个人了。来了之后，我也只好冒充张太医，诊脉后摹仿张太医为她'论病细穷源'，说：'看尊小姐这脉息，左寸细，左关细弦，右寸细而无力，右关濡而无神。病原为阴虚之证，有低热，口干，咯吐黄痰之症。后因服滋阴药过甚，伤及脾胃，脾虚湿盛，而脉见濡象，这应着食少、腹泻、乏力、吐白痰之症。右寸应肺，肺原为阴虚，阴血虚少不能充盈于脉道，故见脉细，经服药后阴虚虽缓解，但因脾虚食少，肺脏失于水谷充养，致肺气虚损。肺主皮毛，体表不固，可能时时自汗，汗出之后，气随汗泄，更加乏力，不能鼓动血液，故脉又无力。左寸细，是脾胃不健，不能生血以养心，心血不足，血不养心，可能睡眠欠佳。左寸细弦者，肝疏泄不利也，应着小姐郁郁寡欢，多思多虑。'她听后，引用《红楼梦》上秦可卿贴身婆子的话，说：'何尝不是这样呢，真正先生说的如神，倒不用我们告诉了。'又问我如何施治，我说适用'培土生金'之法，她又让我解释这治法。"

"老师，您先喝茶，让我借这机会复习复习培土生金之法。"青禾将茶杯递过去，"人体脏腑之间互相影响，治疗上可以利用这种关系。按五行生克关系，脾属土，肺属金，脾为肺之母，肺为脾之子。肺气虚损，就可能影响脾脏，而导致脾肺两虚，出现食少泻泄等症。治疗上可按'虚则补其母'的原则进行治疗。通过健脾，使脾健运，增食止泻，于是肺也得到水谷充养，咳嗽吐痰等肺系症状也会减轻。这种通过补脾而治肺的方法，称为'培土生金'。"

"嗯。"张老师放下茶杯，"由于她这心态，医生开方时，她总是紧盯着医生的笔尖。看看她的眼神，你会感觉拿笔的手都承受着她眼光的压力。"

青禾想，当时自己是与她一同看张老师的笔尖，没留心看她的神情，下次为她抄方时得感受感受她这眼光的压力，究竟达到多少毫米汞柱，相当于若干 kPa。

"所以老师每次都给她调方，还亲自开方。"

"虽然一方面调方照顾了她的心态，但是另一方面还要守得住咱的效方，才有利于治疗。"

"那这两难的事如何处理呢？"青禾虽然似乎悟出了什么，但尚朦胧，所以还是想听老师如何说。

"那就得改药不改方，换药不换意，调方不调法，更方不更义——也就是说调换药物后的处方，药物虽然可能未必一致，但仍能体现原方的立法意图——此即所谓'医者意也'，药虽频频变更，但其药其方，仍是以此意统之，以一意贯之，仍可称为某某方。"

"如果是针对凌宇这个具体病例，就是还要体现出培土生金之意。"青禾领悟。

"对，这样才能达到调方与守方的统一。"

"那么具体怎么调方呢？"

"既然换药不改方，那么所换进之药就得与调出之药相近、相似、相仿、近似、类似——就参苓白术散来说，可以用橘红换陈皮，砂仁改蔻仁。"

"上午老师是以苍术易白术，薏仁替芡实——当时我就觉得蹊跷，似乎没有必要调这方，调了近于不调，现在我明白了。"

张老师道："就这样，隔上几付再调回来，让她觉得次次都调了方。"

"这就像写诗词作对联，为了避免重复，就在同义词、近义词中选词。写作要掌握词汇，开方要熟悉药性，才能运用裕如，游刃有余——哎，刚才老师说'可能未必一致'，我怎么觉得应该是'必然不一致'，既然调换了药，与原方如何一致？"

"这就是调换药名而不改药味以达一致的方法。"张老师说，"现在提倡处方药名规范化，虽然利大于弊，但利中毕竟有弊。要不然，就可以拿药物不常用的别名，来替代原用的药名，如以'儿草根'代替山药，用'山连'取代白术，拿'赛佳香'替换砂仁等。"

"那这个方法更好了——不过药房的调剂人员也得配合，要是他们也不明白是什么药，让病人回来问大夫，岂不是弄巧成拙，穿帮露底。"

"是呀，为提高疗效，各个环节的人员都要提高业务水平。"张老师说，"《中国中医药报》上有篇名为《两张药方》的小小说，写徒弟开方虽然好，而病家将信将疑，于是老师就用药物别名将徒弟开的方又抄一遍，消除了病家的顾虑。病家愈后前来致谢，老师才道出真相。"

"那这位老师是表面改而实质未改，药名调而药物不调，可谓不调之调，尽得其妙。"

"其实刚才所说调呀、改呀、换呀、更名呀、代替呀，方法虽多，其本质无非是万变不离其法，百调不改其意，达到治疗慢性病有方有守的目的。"

"哎，老师，"青禾心中一动，"我忽然觉得这样似乎有戏弄愚弄病人之嫌。"

张老师想想说："单单从方法层次上说，似乎有此种嫌疑。但从目的上说，是行善而非行骗；从方法上说，也是艺术而非骗术。与病人的最终目的是一致的。例如动手术，病人必然要求医生用麻醉剂'愚弄'自己的感觉神经，别使自己对疼痛知道得那么清楚，感受得那么真切，最好一概无知。"

"按老师的推论，这种调方的方法，算是一种精神或文字的'麻醉剂'吧，与戏弄愚弄有本质区别。"

张老师一笑："要说戏弄愚弄，清廷太医糊弄满清皇帝贵族，才是戏弄愚弄。"

"糊弄皇帝可是欺君之罪，太医的胆子也够大了。"

"这也是被逼出来的无奈之举。"张老师说，"给皇帝贵族看病，就像考试一样，数位太医虽一同诊病，但分别开方，不准交头接耳，互相通气。如果开的方大致相近，则还罢了；如果相差得多，可能就有麻烦，或许要脑袋搬家。"

"那这太医们还不'如临深渊，如履薄冰'，战战兢兢。"青禾道。

"老师曾说过，这中医是非标准化医学，对同一病人开不同的方是难免的事呀，这不是要命嘛。"

"所以这太医们开出的方，或许就是给自己填写死刑判决书。无奈之余，为了自保，只得作弊。"

"如何作弊呢？"

"太医如何作弊且放下不说，先说你们学生在考试时如何作弊，如何互通信息——排除递纸条之类的方式——我可是知道一二的哟。"张老师笑着看着青禾。

"那主要是选择题，主要靠眉目传情。闭右眼是 A，闭左眼是 B，闭双眼是 C，撇嘴是 D，"青禾说着，口眼配合，一阵忙活。"难道太医们也使此招？"

"有内务府的人跟着'监考'，老是挤眉弄眼的，有失太医风度，岂不招疑。搞不好要被办个大不敬的罪。"

"既然能混上太医，那必然有高招，或许我们学生也能借鉴，古为今用。"

"据传是众位太医公推出一位年高术高者，看他手指拈纽扣的动作开方。"

"手拈纽扣做沉思状，当然比挤眉弄眼隐蔽，不致引起怀疑。"青禾低头看看自己上衣的拉链，"不过由于拉链等替代物的冲击，现在纽扣正在逐渐丧失在服装上的阵地——此法不太好借鉴。"

"大致是以上衣纽扣分脏腑，"张老师拈扣比划着，"第一个纽扣是心，第二个是肝……依次类推；右手拈纽扣为补，左手拈纽扣为泻。右手拈第一个纽扣，即是用补心之法，左手拈第二个纽扣，表示用泻肝之法……余可类推。大概用第几个指头拈，也有讲究。"

"我推测，他们可能还有协定处方，"青禾说，"老师曾说过，抽象的治法难定具体的方药，不协定一下补肾用什么方，补脾选哪几味药，可能难以统一。"

"这也有可能，不过据传他们多用太医吴谦等人编的《御纂医宗金鉴》上的方，因这是皇上钦定的，不能反驳。"

"这岂不是作茧自缚。"青禾红唇一抿。

"作茧自缚的还在后面，"张老师说，"还规定复诊时，不能用原方，但又不能多改。"

"那这是逼着太医们有守有变。但如此刻板，如果遇上不必变、须全变的情况，岂不误事。"

张老师说："作茧自缚的结局常是自吞苦果。"

"看来如果外行非要领导内行，那逼得内行只得愚弄外行。"青禾说。

"由于两方的知识结构、专业信息的不对称，内行愚弄外行比较容易。所以说医生与教师类似，都是良心活儿。要格外讲究职业道德，自觉自律。"

听到这青禾问："我好像听说五几年有关于内行领导外行的争论，是怎么回事？"

"当时有些知识分子，不满意被工农出身的大老粗干部瞎指挥，于是提出外行不能领导内行。而当时的领导人为了维护自己的部下，针锋相对，说'外行领导内行是个规律'，并举例说，他本人不会打山炮，开飞机，照样指挥三军得胜。"

"那他举这种例子是偷换概念，"青禾说，"将指挥内行的概念改换成能够具体操作大炮、飞机的人员。其实指挥炮兵与空军的内行，是了解这两个兵种的战略战术作用的人员，而未必非要是会熟练操作保养大炮与飞机的人员。正像一个军舰指挥员，未必能够精通舰上数百个岗位的工作。"

"当时有些大老粗干部，是粗得连他领导的工作是个什么性质，什么特点都不知道的。例如，有一个领导作家协会的干部，对作家进行军事化管理，让作家们早晨列队，正步走到各自的房间，立正站在门口，由他喊'向左转，进屋'的口令后，进屋写小说。"

青禾笑得肚子都痛："这跟赶母鸡进窝下蛋有什么区别！"

这时电话响了，张老师接听后说，凌教授介绍他同系的周教授来看看病，马上就到。

放下电话，张老师端杯喝茶，青禾也不作声，像是在细细反刍刚才的谈话。

果然，周教授如同司马的兵，来得挺快，说到就到。

门开处，周教授匆匆走进来，青禾注意到他下半截裤腿似乎有些异样。

坐下后，张老师对周教授说："赶得挺急呀，歇歇气再诊脉。先说说有啥毛病。"

"有啥毛病？"周教授浓眉一皱，马上又舒展，"我这还真是'毛病'——坚决执行毛主席指示得的病。史无前例的'文革'时，伟大领袖毛主席发指示：'农学院办在城里面，真是活见鬼，一律搬到农村去。'他这革命伟人一张巨口，一挥巨手，全院千把口子一窝端，被遣送到了农村。我这助教也没法助教了，只能助农务农，随着农民一块种稻子。当时我对革命事业虔诚得很，总是痛恨自己出身剥削阶级家庭，原本先天不足，只得后天补偿。为了彻底改造思想，与剥削阶级彻底划清界线，我比当地的农民干得还欢，整天泡在水田里，累了就睡田边的窝棚里。"

青禾边听边看边想：涉水着凉，居住卑湿，湿邪入侵，阳气受损，大概是腿部遭寒湿之邪。这周教授的裤腿，从裤褶的形态走向看，不是纵向而是横向。若用白描来画，曹衣出水，吴衣当风的描法，断不适用，因这不是飘逸那一路。用现代陕西画派某画家的稍嫌笨拙的描法倒是很适合。他的腿……

还不等青禾推出结果，周教授就自揭谜底，拉起了裤腿："你看看，我这小腿长年从里向外冒凉气，遇寒气冷气还出冷汗——这就是在那时改造思想的收获，思想还没改造好呢，肉体却被改造坏了——搞点东西包包还好些。"

这使得青禾超出希望的失望——因她自以为马上就要推出与之相似的结果。

接着两人又诊了舌与脉——舌质暗淡，舌苔薄白；脉沉细兼涩。

小说中医——一部表述中医药文化的小说

"青禾，从中医角度看，周教授这病的因果关系十分明确，辨证相对简单，你先辨辨看看。"

青禾点头："周教授是涉水过久，加之久居湿地，以致寒湿之邪侵入肌腠。寒湿均为阴邪，二者都容易伤损阳气，阳气受损，不能温煦肌肤，所以怕冷、冒凉气；气虚不能固摄汗液，所以出冷汗。寒性凝滞，湿性黏腻，可能还使血脉不畅。舌象、脉象也支持这一辨证。"

张老师点头道："嗯，基本可以。我看可以用温经散寒，化湿通脉之法。用炮附子 20g，桂枝 10g，温经通阳；秦艽 12g，威灵仙 10g，祛除寒湿；以赤芍 15g，丹参 20g，水蛭 10g，活血通脉；加白芍 15g 和血；再开川牛膝 15g，引诸药下行——附子注明另包。"

张老师转对周教授说："您先吃六付吧。你这病时间长了，积重难返，没个十付八付的，怕不会好。"

"别说十付八付，就是十八付、八十付，我都能对付。"周教授说，"我这个人有点子愚忠，我常常想，我不是争当领袖的料而是甘当群众的人，我的愿望就是找个好领袖，坚决拥护。当年对于文化大革命的错误路线，我都能发自内心的坚决执行，以至于得病，何况对您正确的治疗方案呢。"

"正确不正确，还得看疗效。"张老师叮嘱，"您吃完药就来复诊，有什么情况及时来电话。"

青禾想到周教授前面的话，说："这'文革'中史无前例的稀罕事还真多，'吾生也晚'，没能躬逢其盛，真还是有点遗憾。要是按那种农学院就得办在农村的逻辑，外语学院就得办在外国，石油大学应该办在油田，军事院校必须办在战场，海洋大学就得漂在'海上'而不能赖在'上海'，那天文系也只能在'和平号'空间站上开课了。"

"这空间上还好挪，可时间上如何移？"张老师问，"历史系总不能办在古代吧？咱这学传统医学的，难道要在唐宋元明清这些传统社会上课？"

"顾名思义，我看有两所大学最符合这种逻辑——北京大学办在北京，师范大学办在师范。"青禾说。

周教授说："当时举国上下都被狂热的革命思潮裹挟，难得有正常的思维，冷静地进行思考。现在想想实在是荒谬，才'真是活见鬼'。那农学院当初开办时，你老人家为何不指示直接办在农村，为啥过了十多年才醒过来神儿？这道理、这逻辑怕没必要想十几年才想通吧？来回搬家挪窝，岂不是穷折腾，折腾穷。"

张老师道："这种逻辑将农业大学混同于农业大队，不明白大学首要是教学机构，选址要有利于完成教学任务。作为一个大学，总要选信息密集，交通便利，设施完善，人才集中之地办——只有城市才能达到这要求，当时农村的环境，并不利于教学。"

"还教什么学呀，当时教授都打倒了，学生也罢课了，教学就瘫痪了。"周教授说，"对，教学上还有点事，我就告辞了。多谢多谢。"

"这药方里有一味附子，已经注明另包了，煎药时，将这另包的附子用水先煎一小时，再将其他药放进去煎。"张老师交代。

周教授看看方点点头，匆匆去了。过了二十多天，周教授第三次来复诊，青禾从裤褶推断，他仍旧裹着腿。

与前两次复诊一样，舌脉症状并没有什么明显变化，于是仍是原方照用照抄照拿照煎照服。周教授倒没有说什么就走了。张老师也好像对此已在意料之中，泰然自若。而青禾却有些沉不住气，但又不好直接问张老师这方为何还不起效，于是就旁敲侧击："周教授还真是忠心可鉴，不像那个凌宇疑心重重。"

"所以对凌宇，取效也须更方；而对周教授，不效亦不必更方——不过我看你信心有点动摇，是不是？"

青禾的想法被老师看透，白脸上透出红晕，索性直言："西方有句话：'别乱改叫座的剧本。'凌宇服方有效，可谓'剧本叫座'，可以似改而不改，改方不改法。可给周教授的这'剧本'，'演'了这么长时间，好像还没有'叫座'哩。"

"虽然还没'叫座'，但是也没听人'叫倒好'呀。"

"'叫倒好'？"青禾一时不解。

"对，你忽略了一个重要的细节。"张老师用食指点点她。

"细节？而且还是重要的？"青禾脑子一阵急转，心想自己学过美术，对形象敏感，对衣褶的走向都那么留心，是忽略了什么细节呢？

"这方子温阳通脉，附子为君，大辛大热，但周教授服了近三十付却毫无上火之状——这情况你注意到没有？"

青禾恍然大悟。旋而想自己为何总习惯于美术式的观察而不能摆脱，不是注意凌宇的手形，就是注意教授的裤褶，虽然这也有助于观察病人，但与张老师的观察取向，所注意的细节相比，简直有隔行之嫌，注意了皮毛末节，放过了重要信息。

正想着，听张老师又说："你考虑考虑，这情况说明什么？能不能成为守方的理由。"

"这说明，"青禾感谢老师给自己一个将功补过的机会，"周教授的阴寒之气太甚，大辛大热的药虽然服了不少，但有寒寒当之，所以并不上火。他阳气亏欠太甚，虽然服了近三十付药，但也未能将这亏空填平，所以尚无疗效。我想治疗方向并不错——'没叫倒好'已反证了这一点——如果守方再服，而不功亏一篑，填平了亏空，其功必然凸见，终而大功告成。"

青禾停了停，接着说："老师这个'剧本'，观众还没看到妙处。如果看到妙处，叫好声一定此伏彼起。也像说相声，垫话说过了，现在正是不声不响地向包袱里装东西的阶段，还不到抖包袱的火候。"

"嗯。"张老师赞同，"我估计，再有个十付八付就可能见点效了。"

周教授来四诊时，一进门青禾就发现他的裤褶与前几次不同，裤腿随着脚步轻快地飘动，真是吴衣当风之状。

"周教授，你的病轻多了吧？"青禾迫不及待地问。

"是呀，'精诚所至，金石为开。'我的愚忠这次没有用错对象。"周教授面带喜色，"毛主席说了，除了沙漠，任何有人群的地方都有左、中、右。这家里也不例外。我老伴可没我这么坚定，前几天给我煎药都有点不耐烦了，说一张方子总取总煎总吃总也不见效，还不调调药方，换换大夫。这见了效，她才又积极起来。"

"你家里有左中右，这屋里同样也有左中右。"青禾说，"在见效的前夕，相当于黎明前的黑暗，我也动摇了，还是张老师指出了亮点。"

"既然剧本叫座了，那更没有理由乱改了，我看还得用此方收功——

青禾，再抄六付。"

"效不更方，不效亦不更方，"周教授走后，青禾问道："按这些元素排列组合，那还应该有'效亦更方'，'不效更方'，两项，临床上应该如何掌握呢？"

"更方，古代医家又称为转方、接方，是承前诊而再诊时的对策。"张老师字斟句酌地说："更不更方，如何更方，更到何种程度，决定于病机的变化情况，与前次诊断治疗的正确与否。古代医家所言的'证随机转，方随证变'，即是此意。"

"那么不效更方，大概多因前次诊断治疗有失有误，只得改弦更张，另起炉灶。"青禾按着老师的意思推测。

"嗯。效亦更方，是病机已变，理应治随机转，方随证变，切不可胶柱鼓瑟，不知变通。"张老师想了想，举例道："例如《柳选四家医案》中有张仲华的一则医案，首次接诊时因患者湿痰食滞等实邪困结于内，脉沉而实，所以采用温通攻下的治法，选用大黄、枳实、附子、厚朴等药。服药后患者大便畅通，实邪已去，病机由实邪困结转为邪去正虚，脉象亦由沉实转为虚细，所以治疗方法应相应转变，改为养胃和中之法，遣用北沙参、白扁豆、金钗石斛、橘白之类。"

"那效不更方，相对的多见于慢性病。我看古代医家的医案，常见'方已见效，宜击鼓再进，再服若干付'之类的话，有乘胜追击的意思——您看古代医家将效不更方喻为'击鼓再进'，多么形象生动，真可谓有声有色，似乎咚咚鼓声可闻，胜利之喜可感。"青禾说。

"以军事比喻，这情景大概相当于敌方虽败，然未消灭，有卷土重来之虞。所以要像徐大椿在《用药如用兵》文中所言，'病方衰，必穷其所之，更益精锐，所以捣其穴。'而跳出这一喻体，回到本体来说，之所以效不更方，是因虽然见效，症状减轻，但减不足言，病机并无根本的转变，证型相应亦无大的改变，所以仍需因法守方，按原治疗方向，以求量的积累。"

"那不效亦不更方呢？"青禾问，"两者似乎相近，都是原治疗方向不变，继而等待量的积累。"

"不效亦不更方虽然与效不更方相近，但更需要定力——因尚无疗效支持。"张老师将"定力"说得格外重。

"那这坚守固守长守'无效之方'的定力从何而来呢？"青禾又问，"我觉得这好像是在很远的地方向着一个目标前进，效不更方相当于走了一段路，已经望见目标，所以信心不致动摇，因方向已不会搞错，所余下的只是路程的缩短，也就是类似疗效的积累，而不必更换方向。而不效亦不更方，好像是走了一段路程仍然遥望不到目标，不免产生方向上的怀疑，选项上的困惑，信心上的动摇。"

"这定力大概只能来自于对病证病机的掌握，对疾病发展趋向的了解，对自己辨证的自信，对方药功能的信任。如果做到了这四点，那么就像有了望到目标的望远镜，指明方向的指南针。对疗效的等待就是合理而踏实的企盼，而非守株待兔式的侥幸与偶然。反之，如果不能做到这几点，那就可能胸无定见，莫衷一是，左摇右摆，忽补忽泻，朝热暮寒。"

"唉，"青禾感叹，"这治疗的起效如果都像您们'文革'中学毛选那样立竿见影，或者古书所言的'如汤沃雪'，如'桴鼓之应'该多好——周教授的病没见效的那些天，尤其是后几天——我饱受困扰与折磨。"

张老师道："事物发展方式丰富多彩，虽有突变，亦有渐变；治疗有速效，也有缓效。当前中医以治慢性病为主，所面对的更多的是渐变缓效。所以你对于渐变这一过程，应该有更为深刻的理解。不妨看看——哦，对于你这文学爱好者来说，应该是温习温习——丰子恺的散文《渐》。"

"老师这一提，我想起来了，丰子恺在《渐》中说：'渐的作用，就是用每一步相差极微极缓的方法来隐蔽时间的过去，与事物变迁的痕迹，使人误以为恒久不变，这是造物主骗人的一大诡计。'在周教授这个病例上，我是中计被骗，以至于饱受困扰。"青禾笑道。

"'渐'以时间为容器，"张老师一字一板地说，"将事物的变化不厌其烦地加以细分详解，然后将这些变化的碎屑细末不动声色地分散到多个时间单位中，拉长了抻长了事物变化所需的时间，事物的变化被稀释淡化虚化，以至于若有若无，所以仅看少数几个时间单位内的变化，并不能觉察其变。"

"噢"。青禾有所悟，觉得张老师对渐的分析深刻而细致，可谓精辟。

"作为一个中医，首先要做到对疾病病机的掌握，对疾病发展趋向的了解，对自己辨证的自信，对方药功能的信任，其次还要对渐变有所思想准备，明了即使治疗方法正确，慢性病的起效与痊愈也如同抽丝剥茧，是一个渐变，缓进，潜移默化，渐入佳境的缓慢过程。如周教授的病，是感受寒湿之邪，而湿邪之性黏腻，在诸多邪气中最难速除，而又年久时远，根深蒂固，起效必然缓慢。"

青禾问："对于'渐'，应该如何对付呢？"

"其一，它将起效时间抻长，咱也将观察期限延长。不以一时两刻，三付五付药判疗效、定正误，将疗效放在较长的时间单位里观察。其二，它细分，咱详察。练就见微知著的功夫，敏锐地发现细微之处，明察于秋毫之末。"

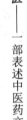

第四回

辨痰浊论瘀血总归脂浊
化痰浊逐瘀血终是祛脂

　　多余的血脂是当代中医所面对的新病邪，只有确定了多余血脂的中医病因属性，方能以中医方法对其作针对性的施治。这一回师生将血脂这一西医概念，运用中医病因理论进行分析，在一定的程度上达到了中西互通，欲知如何分析，如何施治，请看本回分解——

　　诊室里，青禾正在为一个患者抄方——

　　党参15g、制南星10g、制半夏10g、枳实10g、泽泻10g、橘红10g、茯苓15g、石菖蒲10g、炙甘草6g。

　　30付，制水丸，每次6g，每天2次。

　　青禾方抄完了，而疑惑更重了。等这个患者挪着肥胖的身躯出去取药，青禾忙问："张老师，都是高脂血症，为什么对前一个病人活血化瘀，而这个病人的处方却是一派祛痰化浊的药，这血脂究竟是瘀血呢，还是痰浊呢？"

　　"我也正在考虑这问题。"张老师也有同感，"你可以把近几年中医治疗高脂血症的资料收集一下，到时咱们共同研究。"

　　这以后的几天，青禾有空就在研究院的信息网络中心查找资料。

她将近年医学学术期刊上报道的中医药治疗高血脂文章都下载下来，之后又将各类文件转为纯文本文件，再集中黏贴成一个文件。利用 Word 的查找功能，查取其中专门治疗高血脂的组方，将其用药全部列出，进行分类，并用 Excel 统计药物出现的频次，排出频次高低，作成表格图形。

这天下午，青禾提着笔记本电脑敲响了张老师研究室的门。

"是青禾吧，进来，进来。"

青禾进屋就忙着插接电源、启动电脑、打开文件。

张老师看了看说："新买的电脑？"

"是，"青禾说着打开了一个文件，"买电脑原来只是设想正在观望，您布置的这个任务，促使这设想变成了现实。"

张老师将热水冲进茶壶，盖上盖，说："资料查到了？"

青禾用鼠标边点边说："我查的是 2000 年到最近的医学学术期刊上的中医药治疗高脂血症的组方。这些组方都是专病专方，不包括辨证分型方，共 55 首。除作者自拟方外，还用了古代方，有抵当丸、泽泻汤、柴胡加龙骨牡蛎汤、七味白术散、栝蒌薤白半夏汤合失笑散、茵陈五苓散、涤痰汤、参苓白术散等。"

"嗯"，张老师点点头，"那么这些方的用药频次呢？"

青禾打开名为"治疗高脂血症用药研究"的文件，说："用药频次较高，37 次到 10 次的药，依次为：山楂、泽泻、丹参、何首乌、决明子、水蛭、大黄、茯苓、川芎、半夏、黄芪、白术。这些药大致可分为六类，一为活血药，二为利水药，三为攻下药，四为理气药，五为益气药，六为祛痰药。"

"那么以药测证，高脂血症的症状大概以瘀血和痰浊为多，或许还兼有脾气虚证。"

青禾对此早有准备，用鼠标点开另一个文件，说："我这也作了症状统计，高脂血症的临床表现可分为以下四类：一是痰浊，二是瘀血，三是无症状，四是其他，如脾气虚等。我也作了饼形图。"

张老师看了看液晶屏幕上的图表："收集资料和整理资料的工作还可以——但是你的疑问是不是迎刃而解了？"

"不但没有——反而更加困惑了。"青禾坦言，"有症状的或许还能算到痰浊瘀血或其他那里，可无症状的那部分谁来接收？该着落在哪呢？"

"我虽然通过你的工作，更全面地了解了中医治疗此病的现状，但也不能确切地回答你的问题。"张老师若有所思，缓缓地说："看来只是了解现状并不足以解决问题。以前总对那条语录深信不疑，现在想想大有疑问。"

"又是您们文革中背熟的语录？"

"是呀，这语录我早已经溶化在血液里、刻印在脑子里，现在要落实在口头上——

'你对那个问题不能解决吗？那么，你就去调查那问题的历史和现状吧，你把那个问题的历史和现状完完全全调查清楚了，你就有了解决那个问题的办法了。'"

"这，这好像没有什么疑问呀，知方能行嘛！不然不成盲目的了？"青禾对老师的大有疑问小有疑问。

"首先问题与问题不一样，不可一概而论，至少可分为三类：有些问题的解决，并不必要非将'历史与现状完完全全调查清楚'不可，可能只是一个时机问题，时间问题；而另一些问题，即使将'历史与现状完完全全调查清楚'，也未必能解决得了，如欲'万寿无疆'的问题；还有一些问题，虽然将'历史与现状完完全全调查清楚'，有助于问题的解决，或者'你就有了解决那个问题的办法了'，但现实中能不能达到这一理想的程度？或许有一天能达到，但是现实问题还等及等不及？例如战争吧……"

"打仗要求'知己知彼'，才能'百战百胜'，这与语录是一个意思呀——语录只不过是现代语言版嘛。"青禾禁不住插话。

"这'知己知彼'同样是理想化色彩太浓太重。"张老师说，"自古以来，谁的胜率有这么高，能百战百胜？'胜败乃兵家常事'，倒真是常事。诸葛孔明曾经称赞曹操用兵，仿佛孙吴。确实，曹操剿黄巾、讨董卓、除袁术、擒吕布、灭袁绍、定刘表、征乌桓、收张绣、破马超，固一世之雄也。

但亦免不了赤壁遇周郎,华容逢关羽;割须弃袍于潼关,夺船避箭于渭水;也有濮阳攻吕布之时,宛城战张绣之日。为什么此必然而彼偶然?其中做不到'完完全全'地知己知彼,应该是一重要原因。因为自古'兵不厌诈',作战双方对于自己的作战意图、兵力部署、运动方向等,总要尽量掩盖,迷惑对方,以增大对方'知彼'的难度。所以在军事上,常常难以将'历史与现状完完全全调查清楚'。而战场形势却是瞬息万变的,时不我待,要求指挥者果断决策,不然就可能贻误战机,所以常常等不及将'历史与现状完完全全调查清楚'后再作决策,只能根据现有的并不完全清楚的信息,加上直觉经验与推测来指挥。现代人工智能研究表明,在不可能或不必要确切理解大量繁杂的信息时,运用模糊信息解决问题,有着比运用精确信息更好的效果。"

"这就像急诊,也不可能等医学科学将这病人的'历史与现状完完全全调查清楚'了,再进行抢救,还得依靠经验等因素。不过,对语录的作者也不能责备求全,当时现代人工智能还没有发展嘛。"青禾说,"另外,对于另一些病,如不治之症,病史及诊断已是完完全全清楚,但是这并不意味着就有相应有效的治疗措施。属于您说的第二类问题。"

"战场的情况有时也与此类似,有时即使'完完全全'地了解了战场态势,但是自己已经兵寡将亡,弹尽粮绝,走投无路,同样是只能束手无策,只得束手就擒,只有坐以待毙——如乌江边的霸王,碰碑前之杨业。此情此景,大概最合适最合理,不得不如此的解决办法就是——"

张老师含笑看着青禾,端起茶杯示意青禾作答。

"只好自刎碰碑,自寻短见。"青禾说完也笑了。

"所以只是了解清楚情况并不足以解决问题,"张老师边喝茶边说,"否则情报处长就可以代替司令员来指挥了。重要的是还要对了解到的情况进行正确的、深入的思维加工。"

"确实是这样。"青禾也想到一个佐证:"我常看推理小说,书中的其他人物,如福尔摩斯系列探案中的华生医生,虽然与福尔摩斯同时获得同样情况,但华生与多数读者一样,缺乏福尔摩斯那样的思维加工能力,只能等到最后由福尔摩斯述说案情,才知道凶手为何人——从这事例也可证明，情报的获得并不能代替思维的加工。"

"再有，"张老师说，"跟师实习更是这样，师生同对病人，同样获取信息，对于疾病的诊断——尤其是辨证——总难统一，这也说明了一致的信息获得，未必有一致的思维加工结果。这说明你们学生要跟老师学的，不仅是如何获取信息，更重要的是如何对这信息进行思维加工。"

"揣摸老师的加工思路，看来也是要向老师学的大巧之一。"青禾联想到前些天关于学巧的谈话，有所悟。

张老师指指屏幕："你搞的整理统计虽然也属于思维加工，但深度不够，说是信息加工可能更为恰当，只有在研究思路上有新突破，才有可能使问题解决。"

"那么突破点在哪呢？"青禾问。

张老师起身踱步，边踱边说："从概念的来源分析，这血脂的高低是现代医学有了血液化验技术后的概念，相对于中医，是老革命遇到了新问题。而瘀血与痰浊则是中医原有的概念，以旧套新，以彼就此，已属勉强，至于还要严丝合缝，自圆其说，似为非分之想。所以这血脂不可能老老实实就范于瘀血或者痰浊之类。如果要从中医观点认识血脂，还要另辟蹊径，不能拘泥于瘀血或痰浊等。"

"对呀，如果只是拘泥于瘀血与痰浊，至少对于无症可辨的高血脂病就难以解释。"青禾看着饼形图中占28％的那一块浅灰色。

"反过来说，即使有明显的瘀血或痰浊征象，也不能确诊为高血脂病，确诊仍须化验报告。"

"这就是说，瘀血与痰浊对于高血脂来说，也并不是具有特异性。"青禾紧跟老师的思路。

张老师停下来，说："对于高血脂诊断具有特异性的指标，应是血脂化验结果——这是高血脂的共性。而有瘀血、痰浊、气虚等症状，或无症状等，都是高血脂在不同个体身上的不同表现。反过来说，在高血脂的范围内，抽取瘀血、痰浊、气虚、无症状患者的共性，也是血脂高于正常值。"

"中医能不能相应也在此基础上抽取一共性，来涵盖瘀血、痰浊、气虚与无症状等不同情况？"

辨痰浊论瘀血总归脂浊
化痰浊逐瘀血终是祛脂
第四回

"那就不能在中医传统的病因学概念圈子里转来转去，中医病因学也得革新，与时俱进。要有这种精神——"张老师说着，倒了一杯茶，将茶壶放下，敲敲壶身上刻的两行字。

　　青禾虽然早知这两行字是什么，但还是又看了看——

　　"删繁就简三秋树，标新立异二月花。"

　　"所谓删繁就简，就是刚才所说的抽取共性，跳出瘀血、痰浊之类繁的层次。完成了这一步，就要标新立异，用新的病因概念来概括。这新概念既要参考现代医学认识，与之互通——因高脂血症毕竟是现代医学概念；又要符合传统中医理论——因我们毕竟是在研究中医对高血脂病的认识与治疗。"

　　"不过——"青禾欲言又止，她看了看张老师询问的目光，还是说出了后面的话："这两面兼顾的事，搞好固然皆大欢喜，但如果反过来，可能中医、西医两面都不讨好。"

　　"你的担心并不多余，失败的事已有先例，而且不乏先例——"张老师顿了一顿，接着说："但与之对应，也不乏两面都认可的、成功的先例。"

　　"那我们就力求使这成功的先例再多一例。"青禾充满希望地说。

　　"这血脂原为人体所必需，超出了一定量，才成为高血脂病，总体是因物质多余而成病。根据中医理论，身体中物质，适中则为正为常，缺少则为虚为亏，多余则为实为邪为浊。《素问》所言要'除之'的'客者'，须'攻之'的'留者'，欲'行之'的'逸者'，想'散之'的'结者'，正是对实邪留滞体内而言。如水液对于机体，亏乏失润为燥为枯，正常滋润为津为液，多余泛滥则为水饮、为湿浊、为痰浊。而血中之脂质，为水谷食物中厚浊富有营养之部分所转化，适当则为身体所必需，过多则为邪为害。其留滞多余者，犹如水液聚为痰浊，故可名之为'脂浊'。"张老师顺着自己的思路，沉浸在理论推理中，一气说完。

　　青禾敛息屏气地一直听着，生怕漏掉一个字，老师说完，她才深吸一口气："老师这个定义下得恰当，既源于中医理论，又结合了现代医学的认识，简而不繁，点中要害，涵盖面广，无症状的也可包括在内——只要化验显示血脂高于正常。"青禾看那饼形图，好像原来几个对比鲜明的色块正渐趋于淡化，将要被一种颜色覆盖。

"所谓无症状，是针对传统的望闻问切的盲区而言。"张老师道，"中医的诊断学也要发展，不必限于四诊。什么叫做中医的诊断？绝不能理解成由传统望闻问切四诊得来的就是，反之就不是。所谓中医诊断，应该是运用中医的理论工具，以中医思维方式，加工搜集来的信息，所得出的对疾病的判断——而不管这信息是传统四诊得来，还是利用现代检验仪器得来。现代医学诊断技术的发展，可看作是对传统四诊的延伸，所以如果能充分利用现代医学提供的信息，以中医思维进行加工，可能会更深入、更及时、更准确地诊断疾病。"

"我觉得要达到这目的，或许要在中医理论上有所突破，有所创新，使其能够解释现代医学检查提供的信息，二者达到某种程度的互通——老师刚才提出的'脂浊'论可算是一例。"

张老师用茶杯盖掠了掠浮在水面的茶叶，说："病因的问题明确之后，治疗的困惑或许会不成为困惑。"

"是的，老师，采用什么方法治疗已成了顺理成章的事。"青禾说，"我感觉好像咱们是驾船驶过长江三峡，已经是历经曲折跌宕，急流险滩，刚刚冲出西陵峡，现在前面已是'江平两岸阔'。下面的治疗问题如同驾船顺流而下，无障无碍，正如李白所言，'轻舟已过万重山'。"

"那你不妨说说，我看看你驾驶这船如何顺流而下。"张老师向后靠靠，换了个比较舒服的姿势，好像是教练要观察驾驶员如何开船。

"中医治疗讲究理法方药，法从理来，方自法出。刚才老师已经指明血脂属于脂浊，是因物质有余而为害的实证。《素问》所言'客者除之，结者散之，留者攻之，逸者行之'，正是对此类病邪提出的治法。总体上要采取'实者泻之'的治则——此为法从理来。"

"嗯，"张老师点点头，"不过还似乎抽象了点，单看'实则泻之'，未必能看出是治高脂血症。"

青禾进一步说："刚才所言'实者泻之'只是抽象的治则，属较高层次，这治则还要落实到具体的治疗方法上，以解决如何泻，泻什么实邪的问题。例如辨证为瘀血，就可以选择以活血化瘀的方法来泻脂浊；若辨证为痰浊，也可以通过祛痰化浊之法来祛除脂浊。"

"那么如何用方剂与药物来体现你的治法呢？"

"由于高血脂病对于传统中医是新的概念，并没有与之对应的现成的方子，所以方药可以合为一步，而未必先选方后遣药，也可以反过来，先选药，后组方。"青禾看看张老师，见张老师没有反对的意思，就又接着说："我想可以采用岳美中教授提倡的专病专药与辨证论治相结合的方法，选择有祛除脂浊功能的专药，与针对证型的治证药物结合组方，组成病证兼顾，中西结合的方剂——老师刚才说过：这高脂血症毕竟是现代医学概念，所以我觉得不适宜，也不可能用所谓纯中医的看法与治法。"

"是的，"张老师觉青禾所言颇有章法，渐入佳境，于是也说："高脂血症的诊断与疗效标准是现代医学的化验指标，单靠症状并不足为凭，何况还有无症状者。只有结合化验报告及现代药理研究成果，才能更具有针对性用药，避免辨证施治的盲目性，不至于失之于空泛。"

青禾闻言，点开一个名为"祛脂药现代药理研究的文件"，边看边说："我查的资料也支持老师的观点。尽管用活血化瘀药与祛痰化浊法治疗相应证型的高脂血症有效，但并不是所有的，或大部分的活血化瘀药与祛痰化浊药都可以降血脂。那些有效方剂的主要药物，经现代药理研究，发现其有降血脂作用。例如泽泻是祛浊方中的高频次药，现代药理研究发现其有抑制脂质合成的作用，半夏、薤白、茵陈也有消脂作用。尚未发现别的一些祛痰化浊药也有此作用。如果用纯中医观点，单纯以治法选药，就难以避免盲目性，未必能选到泽泻这样能降血脂的药物，或许难免将其他虽然符合治法，但没有降血脂作用的药物选进来。这就如老师所言，难免失之于泛。"

张老师点点头："那你的具体组方思路是什么呢？"

"对于那些无明显的可辨症状，因化验结果异常而就诊的病人，可将他们大致分为两类，一类是偏于年轻壮实者，一类是偏于年高虚弱者。对于前者，在已知有降脂功能的药物中选择偏于攻下者组方；对于后者，则在已知降脂药中多选属于补益者组方；介于两者之间者，则针对具体情况，调整补与泻的比例，或泻多补少，或少泻多补，或补泻相当，灵活组方。"

"嗯，有点意思，继续展开。"张老师边喝茶边示意。

"对于有症状可辨的病人，也应该尽量在已证实有降脂作用的中药范围里选相应药物，如瘀血明显则选活血药物中具有降脂作用的丹参、水蛭、山楂等为主组方；痰湿突出则选祛痰药中具有降脂作用的泽泻、半夏、薤白、茵陈之类为主组方；其他如脾气虚突出，则选黄芪、白术为主组方；肝郁则选柴胡、川芎等为主组方。"

"好，这样可以在一定程度上避免选药的盲目性——不过如果只是如此，好像还欠点什么吧？"张老师问。

"当然，具体组方时，还必须根据中医治疗学、方剂学理论，进行君臣佐使的配伍，使配伍更合于中医理论，标本兼顾，以促进脂浊排泄，提高疗效。如中医认为'气为血帅'，'气行则血行'，治疗瘀血明显之高脂血症，可先选取有抑制脂质合成功能的丹参、赤芍、郁金等活血化瘀，作为主药。再选有同样功能的川芎，可促进脂质排泄之柴胡等药理气行气，气血兼顾，以助血行，充当臣药或使药。祛瘀之剂若服用的时间较长，则易于伤损正气，或原来就兼正气虚弱，那就又应该选用补益之品，使其消瘀祛脂而不伤正，作为佐药。最后——"青禾顿了一下，又接着说："当然还要重视三因制宜，因人、因时、因地修正治法，加减药物。"

"噢，这已是最后了？"张老师放下茶杯问。

青禾又低头看看电脑上的文件，想想刚才的话，虽还没发现有什么疏漏，但又觉得老师并非凭空发问，抬头迟疑地说："算是最后吧。"

"那么都用了什么剂型呢？你查查看。"

"哟，这倒没太注意，"青禾马上翻页查找，一会，青禾汇报："汤剂丸剂次之，还有胶囊和其他剂型。"

"那么疗程你统计过没有？"张老师紧接着问。

"统计了，大概是两个月。"青禾说着连忙点开一个文件，看自己记得还不错。

"你能不能坚持喝两个多月的汤药？"张老师又接着问。

"我？"青禾眨眨眼，有点不好意思，"我没喝过这么长时间，不过想象中我好像不太情愿。"

"孔夫子云：'己所不欲，勿施于人。'咱们业内人员都难以坚持，何况别人。当然，汤剂有其优势，但缺点也突出，由于煎制、携带、服用、口感等种种因素，汤剂往往不容易被患者接受，尤其是长期服用，依从性必然差。而高脂血症是一慢性病，其聚也渐，其消也缓，需要守方长服才能起效。'汤者荡也'，浊邪黏腻，难以速去，脂浊也不例外，或许更为典型，所以脂浊不可能由汤剂一荡或两荡而消，汤剂的这个长处无从发挥。而且高脂血症病情相对稳定，常常无症可辨，方药并不需要频频加减变化，汤剂随症加减变化灵活的优势又无用武之地。相反，'丸者缓也'，丸剂缓攻渐消的优势比较明显，所以治疗高脂血症的药物剂型不宜以汤剂为主。应该让病人先服用几付汤剂，如果没有不良反应，下一步就应该考虑制成丸剂或其他易服的剂型，这样可以提高病人的依从性，以增强疗效，巩固疗效。"

　　青禾接着说："如能在制剂时，提取有效降脂成分，缩小药物体积，减少服用次数，那就更为理想了，病人的依从性又会提高。"

　　"对"，张老师起身将余茶倒进兰花花盆，说："就把你这话作为暂时的'最后'吧。有问题以后还可以再探讨。"

小说中医——一部表述中医药文化的小说

第五回

迷藏象论脏器脏藏有异
言藏神谈脏形藏脏不同

中医的藏象与西医的脏腑同中有异，异中有同，这情况往往使外行，甚至使中医业内人士对中医藏象的实质也搞不清楚。这一回由王清任引起话题，解读了藏象的实质，追溯了如何从脏腑转化为藏象的过程，探讨了《内经》在其中起了什么作用，回顾了解剖与中医主流学术的关系，并对王清任的《医林改错》作了不恭之论，欲晓详情，请看本回分解——

"张老师，"青禾提着电脑一进研究室的门就说，"咱们这中医知识还得好好普及普及，不然尽出笑话。"

"噢，"张老师抬起头，"因此而出笑话是必然的，但究竟出什么笑话却是随机的。这次又出了什么笑话？"

青禾边放电脑边说："我中学时教历史的夏老师，退休后对中医感点兴趣，常买些中医书看。刚才给我来电话，说他觉得自己是心火上炎，就去作了心电图，结果正常。回去又看看书，又怀疑是肝阳上亢，又去验了肝功能、查了乙肝五项，结果也没事。于是大惑不解，打电话问我，我说中医的心肝与西医的心肝不一样，他追问如何不一样，我在电话中一时也给他解释不清。"

"结果你就想让他来看看，"张老师合上《中医研究杂志》，"也好，让他来吧。"

于是青禾就给夏老师打了电话。

张老师摘下他那无边水晶老花镜，起身在室中踱步，若有所思。

"老师，过去都说'秀才学大夫，快刀切豆腐'，我那夏老师也算是老'秀才'了，学起医来怎么就不像快刀切豆腐呢？"青禾问。

"这话主要是针对当时秀才寡而文盲众的情况而言。"张老师停下来，"由于学医必须读书、写方，秀才相对于文盲无疑具有绝对的优势，两者之差以快刀切豆腐作比，只嫌不足，绝不过分。其次还有当时社会文化环境的因素。"

"老师的意思难道是在古代社会的文化环境中学习中医更便利？那现代社会科技比古代发达多了，怎么会反不利于中医的学习呢？"青禾颇感困惑。

"古代社会大家都沿用传统的思维方式，运用传统的概念。中医所用的阴阳五行等，包容在当时的社会文化中。医学如此，兵家、工匠、卜者、农民、商贾等各行各业也如此。所以在思维方式、概念上并无妨碍。而现代社会，有个文化断代的问题。"

"文化断代？"

"是中国传统文化的断代。"张老师道，"现在社会大家从小学就不再诵读传统文化的四书五经，而是攻读现代文明的声光电化，造成传统文化的断代。现在社会除了中医还在延续传统思维，运用传统概念外，其他行业，以致整个社会的思维方式都基本脱离了传统思维方式。以至中医已经成了思维方式的孤岛，被现代思维的汪洋大海所包围。"

"照老师这么说，现代人如果学好中医还要'渡海上岛'，有个思维方式转变的过程。"

"这个思维方式的转变也不是轻而易举的，可能还在海里扑腾，没能上岸。"

两人正说着，夏老师来了。

张老师观察夏老师类似《内经》所言的火形人，面赤，锐面小头，小手足。心想，经言此类人"少信多虑"，无怪乎一有不舒服，就又是作心电图，又是验肝功能。

寒暄了几句，夏老师掏出化验单和心电图，话锋直奔主题——

"张大夫，您们中医的脏腑把我搞糊涂了，什么'肝在左，行气于右'呀，什么'左肾右命门'呀，还有'脾主运化'呀——都令人费解。害得我又是验肝功能又是作心电图，结果又都没事。唉，你们中医要是多几个重视脏腑解剖的王清任就好了。"

张老师一笑："一个王清任就够乱了，再多几个就乱成一团麻了。"

青禾听得不禁一愣，夏老师也颇感困惑："王清任不是您们中医的革新家吗？这我讲历史课时讲过。您怎么说他——"

"王清任的功过我一会儿要详说。"张老师转向青禾："青禾，泡我的大红袍。我要给夏老师详详细细地批讲批讲这让他糊糊涂涂的五脏六腑。"

青禾泡上茶，又马上打开电脑，准备记录老师的话。经过前时的练习，加之又造了不少的专业词汇，青禾打字的速度基本能跟上语速了。

"中医的心肝脾肺肾这些脏腑，开始时确实是通过解剖认识的。"张老师说着从书架上取下那本郭沫若编的《甲骨文合集》，和另外一本《金文全编》，翻开，招呼夏老师——

"您来看甲骨文和金文的'心'字，不仅描绘了心脏的外形，而且表现出房室间膈这些内部的结构，就像一颗心脏的剖面图。"青禾也忙起身过来看。回想到自己学刻印时，只是觉得心这个字形屈曲有致，具有图案美，没考虑到是表示心脏的解剖结构，现在经张老师一点，发现确实像心的剖面图。而再仔细看看，又觉得这个心字毕竟图案化了，文字化了，表意化了，并不能当作实在的解剖图。青禾正在琢磨，听得张老师又说——

"再如肺，右边的声符为'市'，汉代许慎《说文解字》中解释为'上古衣蔽前而已，市以象之。'可见肺是由于蔽盖心脏而得名。"

"老师，"青禾补充："《素问·痿论》也说'肺者，藏之长也，为心之盖也'，也算是一个佐证吧。"

张老师点点头，又说："再看肝，肝的声符'干'有'器物之本'、'胁'的意义。由此可推知，肝的概念也是通过解剖形成，肝的这个名称，就表示它的部位在胁及在人体中的重要性。"

张老师起身将《甲骨文合集》和《金文全编》放回书架。

"张大夫，这点我知道了，在造字时中医脏腑的概念与现代医学还是基本一致的。我不明白的是，为什么后来却变得面目全非了？"

"应该说是'内容全非'，而'面目依旧'，"张老师矫正夏老师的说法，"面目上依然是心肝脾肺肾这些字，而这些字所指的内涵却变了，解剖得来的知识逐渐退居次要。"

青禾说："老师，可不可以用'旧瓶装新酒'作比？"

"可以，"张老师看了看青禾，对这比喻表示满意，"是利用由解剖得来的脏腑概念及造的字形，作为'瓶子'，来归纳从非解剖方法得来的知识。"

"张大夫"，夏老师扬扬手，"您俩的话我有点听不太明白了，这非解剖得来的知识是什么呢？"

"哟，抱歉抱歉，夏老师，我们说得有些专业化了。来喝杯茶。"

张老师说着给夏老师倒了一杯茶，自己也倒了一杯。

淡淡的茶香在室中浮动着，使人神爽心悦。

"所谓非解剖的知识，是相对于从解剖方式得来的知识而言。这要从《内经》对生命的认识说起。"张老师呷口茶，"《内经》认为生命之本质是气的运动，升、降、出、入是气的主要活动形式，而形体是次要的。例如人死之后，形体虽在，但思维、呼吸、消化、心搏、神经传导等这些生命活动都消失了，中医看来，是气的升降出入停止了，可见有没有气的活动，是生命与死亡的界限。用《内经》上的话说，就是'出入废，则神机化灭；升降息，则气立孤危。'"

"看来中医所说的这个气，还不止是出气吸气的气，不止是氧气与二氧化碳。"夏老师说。

"对，气的内容丰富得很。"张老师接着说，"这气与功能活动、信息传导、精神风貌等都有关系。而要研究气的升降出入，非对活的人体作

小说中医——一部表述中医药文化的小说

044

动态观察不可，死人虽有形体，但没有气的活动，不能作为观察对象——这就导致了中医对脏腑之研究重心的转向，由重形态而转向重功能。与之相应，古代医家研究脏腑的方法也随之发生了深刻的转化。由静态解剖为主，转向以动态观察为主。"

"张大夫，这不进行深入解剖，也能研究内脏？"夏老师不解。

"当然可以。解剖分析固然是了解事物，尤其是了解内脏的有效方法，但却不是唯一的方法，更不是完美无缺的方法。除此之外，还有其他方法。"张老师稍停，接着说："例如两个一模一样的小箱子，里面各装一只猫、一只老鼠，在不能打开箱子的条件下，你有没有方法知道哪个装猫、哪个装鼠呢？"

夏老师略一思忖："我可以掂起箱子晃晃，听听声音，如果箱子较重，撞击声较闷较大，有喵喵声，可判断里面是猫，反之则是鼠。"

"挑西瓜时卖瓜的也不让切开，所以也得采取类似的方法，有经验的人拍拍西瓜，听听声音，也可以判断个大概。"青禾说。

"刚才你俩所说的就不是解剖的方法，"张老师接着说，"元素分析和系统方法是人类认识世界的两种重要方法，解剖属于元素分析的方法，而系统方法另辟蹊径，提供了另一种探究人体内脏的方法，如黑箱方法。"

"黑箱方法？"夏老师听着新鲜。

"黑是黑色的黑，箱是箱子的箱。黑箱是一个比喻，指那些不能打开的，或尚未打开的事物，如西瓜。黑箱方法是对认识对象不采取打开、分解、解剖之类的手段，在保持对象完整性的前提下，根据信息的输入输出来探究事物的方法。刚才所说的晃箱子，拍西瓜，就是输入信息，而西瓜与箱内发出的声音就是输出信息。由于这外部的、输出的信息，与需要了解的事物内部情况有确定性的联系，所以可以通过这些信息来了解事物。"

"老师，那常言的'瓜熟蒂落'，大概表达的就是这种联系吧？"青禾边打字边问，"这外部的'蒂落'与内部的'瓜熟'有确定性的联系，所以可以通过'蒂落'推测'瓜熟'。同样，猫叫与猫也有确定性的关系，所以通过猫叫也可以推断箱子中是不是猫。"

"这种方法不破坏事物的完整，不干扰或少干扰生命活动，在许多方面更优于解剖——尤其是对生物的研究。"张老师补充。

"您这一提，我想起来了，"夏老师拍拍脑门，"似乎以前看过这方面的东西，可是系统方法是现代才发展起来的。在《内经》时代中医就运用到了这种方法？"

"当然《内经》所言比较朴素，与现代系统方法有一定的差距，但基本思路还是一致的。当时《内经》作者对这种方法已有较为深入的认识，认为'有诸内必形诸外'，所以通过'司外揣内'，可达到'以表知里'的目的。数次通过比喻，表达了这一思路。如——

《灵枢·本藏第四十七》说：'视其外应，以知其藏，则知所病矣。'

《素问·阴阳应象大论篇第五》言：以我知彼，以表知里，以观过与不及之理，见微得过，用之不殆。'

《灵枢·外揣第四十五》：'日与月焉，水与镜焉，鼓与响焉。夫日月之明不失其影，水镜之察，不失其形，鼓响之应，不后其声，动摇则应和，尽得其情。……若是则内外相袭，若鼓之应桴，响之应声，影之似形，故远者司外揣内，近者司内揣外。'

《素问·五运行大论篇第六十七》：'形精之动，犹根本与枝叶也，仰观其象，虽远亦可知也。'

《灵枢·胀论第三十五》中所言一段，即近似对黑箱的描述：'藏府之在胸胁腹中，若匣匮之藏禁器也，各有次舍，异名而同处，一域之中，其气各异。'"

青禾这时有些犯难，有些音拿不准该打哪些字，于是只记下了这些经文的篇名，准备等以后再查，不禁叹服老师对《内经》下的工夫。

张老师见夏老师也有些不解，便说："刚才这些经文你也不必深究，只是知道《内经》有这方面认识就行了——我不过是借此机会复习复习经文，以免忘得太快——如果真有兴趣想了解经文，那么理解这句就行了。"张老师说着，拿笔在纸上写。

青禾起身看看，马上坐下，随着青禾十指的起落，屏幕上依次显示出"候之所始，道之所生"八个字。

"候者，征候也，征象也，即表现于外的各类信息；道，规律也，即中医理论。"张老师用笔点着说，"大意是通过了解各种表现于外的征候，可以发现归纳出其内在规律，而形成医学理论。"

夏老师点点头："原来这系统方法也是古已有之。"

"其实如果留心一下，也不难发现现代医学也在多个方面、多种场合运用这种系统方法，并不是动不动就要切开病人的肚子、打开病人的胸腔、钻开病人的脑袋来进行元素分析。"

"真如此医生倒是方便了，但病人未必乐意给他提供这方便。"青禾插言。

"所以能用非损伤性检查，还是要尽量用非损伤性检查，能少损伤，还是要尽量避免多损伤。剖腹探查之类只能是不得已而用之，绝不可滥用。"张老师拿起夏老师的化验单和心电图，"例如这化验肝功能是利用生化方法取得肝输出的生化信息，心电图是利用肌电方法获取心脏输出的心电变化信息。虽然获取信息的方法现代化了，时髦的声光电化与古朴的望闻问切似乎天差地别，但'司外揣内'、'以表知里'的基本思路并无差别。"

张老师将化验单和心电图递给夏老师："要说二者之差，大概是在解剖定位上，现代医学对信息来源的定位相对精确，而古代中医难免模糊——这才是让您糊涂的主要原因。"

那您就详细说说这定位模糊是怎么回事。"夏老师接过两张单子，装好。

"《内经》的作者也进行解剖，有这方面的记录，如'八尺之士，皮肉在此，外可度量切循而得之，其死可解剖而视之，其藏之坚脆，府之大小，谷之多少，脉之长短，血之清浊，气之多劣，十二经之多血少气，与其少血多气，与其皆多血气，与其皆少血气，皆有大数。'如此通过解剖获悉体内脏器大体位置及形状，对脏腑的功能特点也有一定认识，并在此基础上完成了对心肝脾肺肾等脏器命名，确立了脏腑的概念。这点刚才已经说到了。到此为止，与西医学并无区别。而由此向后，就与西医学分道扬镳了。"

青禾说："是不是说，不再运用解剖的方法，转而走系统方法的道路了。"

"说转而以系统方法为主，解剖方法为辅，可能更为确切。"张老师修正青禾的看法，"《内经》并没有放弃解剖嘛——自此以后的知识主要是来自司外揣内式的推测，其次才是解剖直视得来的知识。由于方法的不同，所获得的知识毕竟有区别。司外揣内所推测所观察到的脏腑功能、总结的知识，如'脾主运化'、'心开窍于舌'等，与解剖之脏腑未必能一一对应——或者多不对应——不像那心电图的信息，明确无误是来自心脏——这就是刚才所说的定位不准。"

"噢……"夏老师似有所悟。

"咱们现在是从现代科学的角度来看待这个方法的转变，而当时的古人对这两种方法的区别，并没有明确认识到，所以对方法的转化也是不自觉的，未能明确意识到的，故而对这两种方法得来的知识，也未能加以明确区别，这就必然引出或导致这样一种情况——将那些由司外揣内而得来的知识，也等同于由解剖得来的知识"——张老师将"等同于"三字说得格外重——"将这些知识附着于原来属于解剖概念的脏腑之上，认为属于心者，则归于心；属于肝者，则附于肝……等到此类由非解剖得来的知识附着的多了，大大超过了解剖得来的知识，以单纯的解剖概念解释不通了，则脏腑就转化为了藏象——这是一个源于解剖而又跳出解剖的过程。"

"老师，我想象这个过程是不是这样的，"青禾觉得自己此时有豁然开朗之感，"由于古人被观察手段所限，所观察到的信息，积累的知识，未必那么准确，加之对内脏解剖、功能的确定也还是初步的，张冠李戴势必难免，也就是您所说的定位不准。例如由于人们遇惊容易心慌，于是古人以为心主管神志；又由于还可能吓出冷汗，古人又认为'汗为心液'；还由于神志不清，则语言滞涩，故古人又认为'舌为心之灵苗'——于是原来解剖的心，演化成了藏象的心。这藏象的心，已不是单纯的解剖概念，而只是借用心这一解剖名词，将部分生理病理信息作一归类，是一类输出信息的代称，所以这其中不仅有心的信息，还有大脑及其他部位的信息。在这个过程中，那源于解剖所形成的脏腑概念的实际作用，大概只是给藏象提供了一个知识的依附之处，也就是提供了用以装'新酒'的'酒瓶'，新酒装得多了，原来的旧酒的酒味就被新酒压没了。"青禾还忘不了自己刚才的比喻。

张老师点头："纵观藏象形成史，大概如此。"

夏老师问："这藏象与脏腑究竟有什么区别？"

"所谓'藏象'者，为藏之象也，为偏正词组，主要是象，藏是修饰、限定象的。总之，是隐藏于内的事物——即内脏——表现在外的形象、征象，而非实体脏器。正如明代中医学家张介宾所解释的：'象，形象也，藏居于内，形见于外，故曰藏象。'揣测而得的藏象，与解剖而知的脏腑比较，是脏气，而非脏器；是脏神，而非脏形；是脏象，而非脏体；是活体脏，而非死尸脏；是关系脏，而非本体脏。"

"这点我明白了，"夏老师面有喜色，"用中国古代哲学的体用概念来说，是脏用，而非脏体。象虽然与藏于内部的脏有联系，但是古代医家限于条件，难以判断出与现代解剖所指的哪个内脏有联系，从现代医学观点看是定位不准。"

"以现代系统观点看，"张老师说，"藏象毕竟是由解剖转化而来，故并非纯粹的藏象，而是以藏象为主，并有相当解剖因素参与的结合体。所以既不是纯粹的黑箱，也不属于单纯的白箱，大概可算作偏于黑的灰箱。如果用刚才青禾的比喻解释，原来五脏概念这个'瓶子'中的'旧酒'，即解剖得来的脏腑知识，本来就不多，好比是五色的白酒。而后来的'新酒'，即非解剖得来的藏象内容，好像是红色的葡萄酒。白酒装得少，而红酒装得多，结果酒味基本上是葡萄酒的酒味，酒色也基本上是葡萄酒的红色——虽然比纯的红葡萄酒要浅些淡些。所以从总体上说，这瓶酒是葡萄酒而非白酒。也就是说中医之心肝脾肺肾五脏，基本上是以外揣内的藏象概念，而不是解剖直视的脏腑概念。"

"夏老师，现在我可以对您解释清楚了，"青禾将刚才记录的谈话存盘，"'心火上炎'、'肝阳上亢'是从中医藏象角度作出的诊断，而不是从解剖脏腑方面得出的结论。您从脏腑方面考虑，去作针对脏腑的检查，自然不能得出什么有意义的结果。"

"哈哈，"夏老师大笑，"我这是缘木求鱼，岂有所得。做化验、描

迷象论脏器藏有异
言藏神谈脏形藏脏不同

第五回

心电，看来都是南辕北辙，愈走越远哪。看来这中医知识还要好好普及普及，好多人还不明白这道理，难免像我一样又做化验又描心电。"

"别说你们这些不搞中医的人，中医行内真正明白这道理的人也不是很多。有些中医科研课题就搞类似你那缘木求鱼，南辕北辙的事，动用现代化设备不少，结果颗粒无收。"张老师边说边摇头，"对，还有您提到的那个'中医革新家'王清任，如果他明白这个道理，也不会去搞《医林改错》，在'杀人场上学医道'，以至于越改越错，错上加错。"

"他的错是不是和我一样，将藏象当脏腑？"夏老师问。

"或者是拿脏腑当藏象。"青禾道。

"从逻辑上看，两者是一回事。"张老师挥挥手，"刚才说了，司外揣内之藏象与解剖刀下之脏腑相比，是脏气，而非脏器；是脏神，而非脏形；是脏象，而非脏体；是活体脏，而非死尸脏；是关系脏，而非本体脏；是功能脏，而非形体脏。而王清任之研究，乃是研脏形，究脏器，探脏体，视死脏，求本体，视形体之举。故王清任之脏腑改错且不说其错多错少，即使完全无错，对中医学术亦难有多少有益的实际影响。"听到这，青禾与夏老师眼里同时浮起了疑问，青禾正要开口，却听张老师接着说——

"我说这是有充分事实根据的。青禾，咱们回顾回顾《内经》之后的中医主流学术之重大飞跃，或曰重大发展，或叫里程碑式的进展。如伤寒、温病、金元医家争鸣、明清经典研究等，哪一项、哪一次是由于解剖的进展而促发；又有哪一位、哪一派的医家在争鸣时引述解剖成果以为依据，作为论据？中医学术主流自《内经》以后，与解剖长期形成一种两张皮的状态，你解剖你的，我发展我的。历史上汉代王莽使太医对翟义党王孙庆的解剖、宋代的《欧希范五脏图》、杨介的《存真图》，虽然都有政府支持，影响广泛，可称为国家级、重量级的解剖活动，但并未由此而激起中医主流学术的一丝涟漪。所以中医之道并不必像王清任那样，在'杀人场上学'，在病人床前学才是正道。"

"我也注意到这个现象了，但我更看重老师对这个现象的剖析。"青禾仰脸注视着张老师。

"之所以如此，是因为与司外揣内的藏象方法相应，中医之病因学主

小说中医——一部表述中医药文化的小说

050

要采用审症求因的方法，依据病人身上输出的'症'的信息来推求病因，而不太重视原始病因或因果病因。治疗学采用辨证施治，用藏象理论分析病人的各个信息，判定属于中医的什么证。如夏老师口舌生疮，根据藏象理论的'舌为心之灵苗'来分析，可以判断为'心火上炎'，而用清心泻火的方法取得疗效。中医的药性也不是从药理实验结果得来，而是根据病人服药后反应而确定。例如用黄连后，因心火上炎的口舌生疮被治愈，就可以推测黄连性寒凉，可以清心降火。再如，吃生姜后感到温热，即可以根据这个反应信息，将生姜确定为温热药。选药组方即可以依据于这药性进行。如果是因为受寒而感冒，表现为寒证，就可以喝姜汤驱寒发汗治感冒——以上这几项互为协调，构成以藏象为核心的中医学术主体。"

"老师刚才所说的藏象、病因，辨证、药性、治疗等都没必要依赖脏腑解剖。"青禾言道，"用系统观点看，都类似黑箱方法，并不需要打开黑箱。"

张老师点点头继续说："所以发展中医主流学术时，医家们完全可以——而且事实也是如此，或许只能如此——通过'勤求古训，博采众方'、'思求经旨，以演其所知'、'进与病谋，退与心谋'之类的学习经典，解释经典，临床心悟的途径来完成，并不必然要有解剖的参与。

所以未必像王清任所言，'著书不明脏腑，岂不是痴人说梦；治病不明脏腑，何异于盲子夜行'。"

"我看那王清任身为中医而不明藏象，才是真是'盲子夜行'，其书才是'痴人说梦'。"青禾低着头边打字边说。

夏老师很快地瞟了青禾一眼，对张老师说："您这师徒俩对王清任是不是太苛刻了？他搞搞脏腑解剖，无非是又添一个杨介或王莽，两不相干也就算了，何以徒弟说他'痴人说梦'，老师说'有一个就够乱了'？"

"一是王清任的解剖水平还不及几千年前的《内经》，更不如杨介或王莽，"张老师说着，从书架取下一个文件夹，取出本杂志，看看目录，翻开，递给两人："这是我发表的论文，您看看这段。"

青禾见文章的题目是《对王清任脏腑改错的再思考》，张老师所指的这段写道——

"王清任之脏腑改错有所绘'亲见改正脏腑图'，及所述'医林改错脏腑记叙'、心无血说'等文。下面即按其所述、所绘分别考察其正误——

其所绘较前有进步者计有：肝图中肝叶较前有所减少，更接近于实物；胃之形状更接近于实物；脾改竖为横，亦更接近实物；舌后绘会厌；横膈膜及位置比较正确等。

其所述较前有进步者计有：会厌遮盖喉门，提出改肺六叶为两叶，横膈膜为上下界物；肺之气管逐级分权等。

其所述错误者计有：肝不藏血；心中无血；血管误为行气之府，其中无血；误动脉为气管；胃有三门；笼管出水泌尿；脾之形态；会厌遮左右气门；膈膜低处如池，存血为血府；驳前人呼则肺虚，吸则气满；认为出气、入气、吐痰、吐饮、唾津、流涎与肺毫无干涉；将肋间十一动脉误认为行气、行津液之管，并认为痰饮自此而生等。

其所绘错误者计有：精道、血管、溺孔、精孔互通；气管入心；大肠形态如小肠；血府等。

这其中有以错改错者，即原来错误，王清任之所改亦错，新错替代旧错。如所绘之心与气门、大肠形态如小肠。有以错改正者，即原来正确，而王以错误者改之。如肾不藏精；肝不藏血；心中无血；胃有三门；驳前人呼则肺虚，吸则气满；出气、入气、吐痰、吐饮、唾津、流涎与肺毫无干涉等。

纵观王清任之脏腑改错之所绘所述，是正中有误，误中有正，正误错杂。或同一图中有正有误，或同一文中有误有正，难以猝辨。整体来看误多正少，正误相抵，正不抵误，乏善可陈，总体水平低于《内经》。前人言其'越改越错'、'错中加错'，固有其理，非是妄评。故王清任之所述所绘未必能达到其所言'医林中人，一见此图，胸中雪亮，眼底光明'之目的。与之相反，若言其是欲'以其昏昏，使人昭昭'，更为接近实际感受。"

在两人看杂志时，张老师又倒了杯茶，把玩他那古朴雅致的宜兴泥壶，用指尖拨拨壶身上莲蓬里的活动莲子，发出悦耳醒神的脆响。

等两人看完，张老师放下宜兴壶，接着说："其二是抬举他的人太多，尤其是近代以来，受西医学重视解剖的影响，对王清任的评价逐年看涨，在'文革'的逆流浊浪中，王清任已被尊为'具有法家思想'的，'对我国解剖学和临床医学有重大贡献'的医家。他的活血化瘀诸方对临床确实有贡献，但其解剖却不能承受这一评价。"

青禾说："对王清任的颂扬，是不是表明没弄懂中医藏象理论者还大有人在？"

"可以这样说，"张老师同意，"若中医界依照其鼓噪，全盘接受此等'重大贡献'，那将是一个什么结果呢？"

"我想要导致中医理论的倒退与混乱。"青禾直言。

"甚至灾难。"张老师看着夏老师惊疑的目光，接着说："由于藏象经络的非解剖性，以及以藏象经络为核心已构成自足协调的中医学术系统，所以我说王清任之脏腑解剖且不说其错多错少，即使完全无错，对中医学术亦难有多少有益的实际影响。前面说了，中医学术主体是四者互为协调而构成，若接受其脏腑学说，余三者必然难与之协调，中医学术主体有崩溃之可能。"

听至此，夏老师目光中的惊疑大部消退。张老师再接再厉地说——

"由于同样原因，即使在今天，中医亦难以全盘接受当代西医更为正确的解剖学以代替藏象理论。临床治病时虽然明知其解剖位置，但仍要按中医之藏象概念辨证施治方能取效。如对于木火刑金的支气管扩张咯血，仍要从肝治疗，清泻肝火；对于肺结核之肺气虚亏，仍要从脾治疗，培土生金——治此脏而愈彼脏。"

"按此情况，"青禾说，"老师，要是从中医当时主流学术角度看，王清任之脏腑解剖未免多此一举。"

"此举可能造成思维混乱，从此角度言其'越改越错'、'错中加错'，不是毫无道理，亦非全是冤说。"张老师喝口茶，话锋一转："当然，咱们只是从客观上说有可能出现这种情况。而王清任主观上绝无此意，王清任的用心是好的，尤其他的钻研精神更是可嘉的。"

"既然如此，怎么会有那么多错误呢？"夏老师与青禾同时提出这个问题。

"这个'既然如此'用得欠妥当，用心好与有钻研精神并不能必然导致出成绩，二者之间并非充分条件关系，要出成绩还要有正确的指导思想与方法。王清任欠缺的正是这两条。首先，王清任不理解中医之藏象本质，而以解剖学之观点去衡量，去揣度，去改错，如同圆凿方柄，自然格碍难通，错误纷出。

其次是王清任所观者多'犬食之余'之残尸，虽然王清任自以为'互相参看'可观其全，然而未必，因其并无全图作参考，作对照。其观察对象之残缺可能导致失误。

其三是王清任之方法原始，《内经》之解剖尚知'度量切循'，王莽的太医亦知'以竹筳导其脉，知其始终'，而王清任面对残尸，只是作掩鼻之观，动目而不动手。故其难以深入明了脏腑间关系及管腔走向。"

青禾笑道："那王清任实际搞的是'看剖'，而非解剖。"

"基本上可以这样说。"张老师言道，"最后是王清任不能以动态观点分析所观所见，过分依赖直观所见。如见心中无血即认为'心无血'，见膈膜存血即认为是'血府'；见肺无下窍，即否定'吸则肺满，呼则肺虚'；见肝为实体藏器，即认为'绝不能藏血'"。

"老师，我还想再提问一个'既然如此'——我想这回不会错了。"

"你是要问'既然如此'，"张老师已知道青禾要说什么，"那么为何推崇王清任者大有人在呢？"

"是呀，"夏老师说，"这也是我要问的。"

"我个人看来，其中原因大致有三，一是过多注意了王清任之探索精神，而疏于对其实际探索所得，进行仔细梳理，甄别正误，乐道其善而不忍指摘其误，而且未能考察其对中医之实际影响；二是与王清任同病，对中医学术未能深刻理解，不知藏象与脏腑之别；三是对中医缺乏自信，底气不足，自觉不自觉地以西医标准评价，欲以此佐证中医并非不重视解剖，并非不科学。

所以呢，对王清任之脏腑改错，我认为应该偏于吸取失败之教训，而非借鉴成功之经验；应该深刻反思反省，而非浮泛跟风赞扬。"

张老师说完，端起茶杯喝茶，夏老师与青禾也不再问话，两人好像要静下心来消化张老师话中的精粹。

一会儿，张老师放下茶杯，笑着对夏老师说：

"夏老师，刚才您总说'你们中医'，现在我忽然联想到你们历史课本的某些说法并不妥当，总算轮到我有机会说说'你们历史'。你该不会介意吧？"

"哪能呢，哪能呢，"夏老师也笑了，"您就只当我是历史的代表，我想我有责任、也有资格代'我们历史'受过——谁让我教了一辈子历史，吃了一生历史饭呢。"

"你们历史书上总是讲，中医古代解剖不发达是由于封建礼教的束缚。我看你们历史的板子打错了地方，没有点到问题的实质。在中国封建社会，封建王朝是最提倡礼教的。而《内经》以后，中国历史上为数不多的，有较大影响的解剖活动，却都是由官方，甚至朝廷，甚至皇帝组织医学家进行的，如刚才所说的那几次——可见礼教并不妨碍解剖。

之所以解剖不发达，我看主要原因有两点。"

青禾刚才听得新奇，打字的动作不觉都停了，这时忽听张老师提出两点原因，忙又"嗒、嗒、嗒"一阵狂打。

"一是当时的主流中医学对解剖并无所求。二是在当时的社会技术条件下，解剖并不能深入进展，不论是王莽的太医还是宋朝的杨介，其解剖水平、所深入的层次大致与《内经》相当，并不能给临床提供更多的知识，尚不足以对主流中医发生大的影响。"

张老师停了停，等青禾打完，又说："因为人体这个黑箱，可以说是大自然进化演化的顶端，是极其复杂的，远远不像刚才所说装猫装鼠的箱子那么简单，划开肚皮就能一目了然。而是黑箱套着黑箱，打开一个层次的黑箱，又有下一个层次的黑箱在等着，再打开这层，可能还 有下一层，下下一层，一层接一层，一层又一层，层出不穷。而且每打开下一层次，都需要技术的进步，受制于工具的发展。"

"是呀，"青禾说，"对于某些脏器，如脾、胰、肝等，古人不太可能单纯从大体解剖的形态、从管道的走向上正确推测出这些脏器的功能。"

"所以就出现'脾主运化'，'肝在左，行气于右'的事。"夏老师又提到把自己搞糊涂的内脏。

　　张老师笑笑，接着刚才的话题："而西医之解剖正是由于在近百年，尤其是近几十年，借助了先进技术、工具而加速发展，才达到目前的水平。而在古代西方，由于解剖的不发达，致使临床医学也停滞不前，对疾病几乎是束手无策。而反观我国古代的中医学，却能绕过此解剖难题，另辟蹊径，转而运用司外揣内法来研究人体，不能不说是积极的、明智的。"

　　"老师，我觉得如果在那个时代而有所作为，司外揣内可能是所能采用的较好的方法之一。"

　　"正是这种方法适应了当时的情况，古代中医才能在没有现代仪器与方法的条件下，以司外揣内之类的方法获得了大量的生理病理信息，并与药物结合，积累了丰富的临床经验，应用于临床而获得较好的疗效。即使是在科学高度发展的今天，仍有其独特的、尚不能取代的应用价值，足以弥补现代元素分析方法之不足。所以我们不能不叹服于古代中医学家的智慧，感谢他们给人类留下这样宝贵的遗产。所以，若是以现代脏腑解剖知识来非难中医之藏象，是知今而不通古，知其一不知其二，似深刻而实肤浅，似科学而实无知。"

第六回

观影像参数值延伸四诊
通概念溶新知巧为辨证

　　现在公认中医的临床特色是辨证论治，而什么是"证"，尚众说纷纭。那么如何认识证，并对证辨而治之，在目前新环境下，如何吸收现代医学新知，并将其与中医传统理论融为一体，在守拙与弄巧、守旧与逐新两端保持适当的张力，而达到提高疗效的目的，是急欲解决的重要问题。欲知张老师如何结合病例详述以上问题，请看本回分解——

　　"张老师，22床已经不用导尿管了，好多了！"
　　青禾随张老师一进住院部的四病区，住院医小叶大夫就忙着报告。
　　记得上星期来给22床的病人会诊，老师给开了六付汤药。上午接到病区主任的电话，说22床服药后效果明显，病人家属要求院方再安排一次专家会诊。下午一上班，青禾就跟张老师来了。
　　"那就再看看吧。"张老师前行，青禾随行，小叶大夫夹着病历，领着早就等在这儿的四五个实习生跟在后面，向12号病房走去。
　　快到病房时，小叶大夫抢前几步，打开房门，众人鱼贯而入，在病床前摆了个半圆。

"张教授来会诊了。"小叶大夫对病人，也是对家属说。

"好，好，谢谢，谢谢。"床上躺着的老先生对张老师招招手，然后用肘支着病床，想要坐起来。

"还躺着，就这样，不用坐。"张老师同时手向下按按示意。

张老师察舌诊脉问病情，大家跟着诊脉察舌听病情，小叶大夫记录。

回到医生办公室，大家围坐在长桌旁，小叶大夫忙着给张老师泡茶。青禾看着对面的四五个实习生，居中个头最高的是学校篮球队的边锋，叫贺濮，左边两个女生，一个是同班的杜若，另一是外班的柳依，右旁的两个男生似乎也是本校的，但不知其名。

小叶大夫将茶杯放在张老师面前，又把病历递给张老师，青禾也凑过来看。

张老师看过病历，转脸对小叶大夫说："病情虽然减轻，而病机未有大变，按上次的方，再开六付。用古代医家的话来说，这就是'机不转，法不变，方不更，药不动。'"

小叶大夫拿过病历抄方。

柳依像是受大家委托，站起来说："我们想请老师结合这个病例，讲如何提高辨证水平的问题。"

"那好。讲这个问题我有点兴趣，看来今天还是个机会。"张老师环视大家，"不过我得先问大家一个问题，什么是证？"

柳依还没有坐下，看看左右同学的眼神，像是又受大家委托，答道："我们教诊断的老师说，'证'是对疾病当前本质所作的概括。"

她答完后，就没人再答，好像这已是标准答案，无须增删。张老师也没置可否，她也不便坐下，站在那有些局促。

"没人补充了？"张老师示意柳依坐下，"那我补充几句——

'证'是一个复杂而模糊的概念，从60年代的'证候群'，到后来的'一组特定症状脉舌表示的总和现象'，又到'病理性功能态状态'，到'疾病形成和发展某阶段上体内各种生物活性物质相互作用的综合行为'；从纯中医的认识，到结合西医的认识，又到多学科研究的认识，许多学者从四诊、八纲、脏腑、经络、气血、治则、治法、证候晶体学

小说中医——一部表述中医药文化的小说

058

等角度及生理病理学、分子生物学、细胞学、免疫学、血流动力学、数学、心理学等更深的层次对证实质的客观指标进行了研究。目前有关证的解释已不下几十种，各有一定的道理与依据，至今尚无定论。随着中医学与多学科研究的进展，有愈释愈多，愈释愈奇的趋向。"

"那我们应该以哪个为准呢？"几个实习生几乎同时发问，落后的杜若也连忙跟着说："是呀，以哪个为准？"

"以哪个为准的问题，现在不能下结论，只能等待研究的进展。我想是不是暂时撇开这个问题，针对你们的想法，我讲讲我个人的体会，供你们参考。"

大家表示同意。

"从临床实用的观点看，我体会证首先是一种'表述'。"张老师讲道，"至于疾病的本质究竟是什么，还存在社会的、哲学的、生物的、医学等层次的争论，各有各的看法。即使在医学这个层次，还至少有西医与中医的不同看法，这已经持续了数千年，可能还要持续数千年，难有一劳永逸的定论。要说一经辨证就可以知道疾病的'本质'，而且还能 '概括'出来，怕是过于轻巧。即使概括出来，也可能只是中医所认为的本质，西医难以认可。所以你们老师所言，我不大赞同。而且这一定义过于概括，不好直接用于临床。你们有没有体会？"

大家点头。

"所以我用'表述'一词来代替'概括'。表述者，可详可略，以满足临床需要为目的。那么表述什么呢？表述中医对疾病的认识。这种认识是遵循中医的理论，从中医的角度、中医的视野，来搜集中医感兴趣的疾病信息，以中医的方法分析处理后而得出的。这种表述未必就是本质，只是就事论事，就此时议此时，就此人言此人，就此病说此病，就此症述此症，是追求个性化的表述，没有那么抽象，没有那么高深，没有那么虚玄，只是充当一种中介。"

"一种'中介'？"大家小声重复，似乎不太理解。

张老师见状笑笑说："咱中医有句名言：'见血莫止血，见热莫攻热，见痰休治痰，明得个中趣，方为医中杰。'你们解释解释为什么要这样说？"

小叶大夫略一想，回答："就是说见到出血症，切不可简单地用止血药来止血，而要根据病情辨别是属于哪一类出血，是血热妄行？还是脾不统血？或是瘀血阻络，血不归经？针对不同情况，分别采用清热止血、健脾止血、活血止血等治法，才能收到较好的疗效。"

受小叶大夫启发，大家就"见痰休治痰"纷纷发言：柳依引《临证指南医案·痰》的话："善治者，治其所以生痰之源，则不消痰而痰自无矣"，说明见痰休治痰的理由；贺濮也引朱震亨《丹溪心法》中"善治痰者，不治痰而先治气"之语，加以补充。大家经讨论认为，"见痰休治痰"，意在强调"治病务治其本"，关键是要从根本上消除产生痰浊的原因，不然的话，痰浊可能"随治随生，徒伤其正"。如果是脾虚湿盛而化生痰浊，就要健脾化湿，以绝生痰之源；若是肾虚水泛而成痰浊，则应温肾制水，以消生痰之本。假如是气滞气郁而生痰，那正合"善治痰者，不治痰而先治气"，"气顺则痰消"之语。

并且大家还认为，如果标本兼顾，需要治痰，也应该根据痰邪性质及部位，采用更有针对性的治法，而不能简单从事，不加精选，一味地堆砌治痰药。对于湿痰，宜用陈皮、半夏、苍术等药燥之；治疗燥痰，可遣贝母、天花粉，瓜蒌等品润之；如遇寒痰，应当温之，宜选干姜、细辛、白芥子、桂枝等味；至于痰火，理应清之，选择竹沥、黄芩、桑白皮之辈；若是痰核，法当消之，可用海藻、贝母、夏枯草之类；痰迷心窍者，选用南星、竹沥、菖蒲、远志、郁金之伦，以豁痰开窍；痰阻经络者，择用竹沥、姜汁、橘络、丝瓜络、昆布之俦，以祛痰通络；痰在皮里膜下，最宜姜汁、竹沥以导痰；痰在四肢，可用竹沥以开之；痰在胁下，非白芥子不可治。

张老师喝着茶听大家讨论，听讨论得差不多了，说："所谓'脾不统血'，就是一种对出血性疾病病机的中医表述，以这个表述作为中介，而联系到'健脾止血'这一治法，进一步推导出健脾止血的方剂与药物。同理，'痰阻经络'，也是类似的表述，由此可立'祛痰通络'之法，进而联系到竹沥、姜汁、橘络、丝瓜络，昆布等药。"

"老师，我的理解是，"青禾说，"那些'见血即止血，见热即攻热，见痰即治痰'的中医，之所以不能成为'医中杰'，而只能流为以药应症的'医中俗'、疗效不高的'医中庸'，原因在于这种简单的、直接的、短路式的治疗思路，绕过了、跳过了辨证这个必要的中介。"

张老师接过青禾的话说："辨证这个中介之所以不能轻易跳过绕过，而必须通过经过，在于中医的'理、法、方、药'四者经过数千年的磨合，已成为互为协调、承前启后、环环相扣的成熟的诊疗系统，收纳了丰富的治疗经验。从西医观点看，这个诊疗体系无非是'捆绑'了大量医学经验。之所以西医用'捆绑'一词，表示西医并不认可中医医理的科学性、正确性，只是觉得通过中医的理，可以联系到某病某症当用某方某药，而用西医的理则未必能联系得到，推导得出，所以西医理论尚不能取代中医理论来运用中药，在此意义上看，西医认为中医理论还有存在的价值——而我们中医自然有自己的学术信仰。针对某病某证，你要寻找治疗方药，就要通过治法，而你要确立治法，就得经过辨证，此即所谓'法从证立'。"

"辨证就是理法方药中的理吧？"杜若问。

"对，"张老师答，"是以辨证求得的病变之机理，是从病人诸多症状到中医治疗系统的中介，它前承症状而后启立法，而立法之后的选方，则可以承前顺流而下，依理导出，较为容易，所以常说'用方容易辨证难'。"

"老师这么一讲，我们就明白辨证的意义了——是通过辨证，而确立运用八法中的哪一法。"杜若说。

张老师大不以为然："如果说只是要选八法中的某一法，怕你是枉费了辨证的功夫。"

大家愕然。青禾虽愕然而更欣然，她预感到张老师又要说她感兴趣的内容了。

小叶大夫说："我前几天看各家学说，还见任应秋先生称赞八法'繁简适中，颇有助于临床'呀。"

"不管谁赞美，八法的'丑'也遮不住。"张老师看看小叶大夫，"我的观点正与任老相反，八法的缺陷正在于繁简失度，而且逻辑混乱。如八法中的汗、吐、下、清、消都是具体的祛邪方法，竟占八中之五，而补法却只有一补及一温，仅占八中之二——不免繁简失度。其次，温法相对于补法，只是补法之下的一种具体补法；同样的道理，汗、吐、下等法，也只是攻法下的具体攻邪方法，与补法并不是同一层次的内容，八法之中却将它们并列——此为异类相混，非同层次并列，属逻辑混乱。"

青禾听见对面的实习生小声说："就是呀，咱天天听得顺耳，说得顺嘴，还真没注意到八法还有这么多的毛病。"

"所以呢，对于学术权威，也不能迷信。"张老师又说，"任老还对阴阳学说作了不恰当的论述，导致了至今难以抚平的学术痛苦——这个问题不多说了，大家有兴趣可以看看《中国中医药报》。"

"那如果不是从八法中选，应该如何选择治法呢？"大家问。

张老师说："中医的治则治法体系的内容决非仅限于八法，总体可分为三个层次——

第一层为治疗观，第二层为治疗大法，第三层为具体治法。概括性依次减弱，而愈见其具体化。分而言之，第一层的治疗观，表达中医治病总的观念，即《内经》所言'谨察阴阳所在而调之，以平为期'，此为中医治疗的总目的，在于阴阳平衡；第二层的治疗大法，将'调之'分解为扶正、祛邪、调适三法；第三层的具体治法，是治疗大法的具体化。如祛邪法属于'泻有余'的方法，治疗方向是使邪自内外出，具体方法有破、逐、攻、解、清、祛、通、荡、泻、搜、剔、涤、导、滚、坠、劫、涌、化、透、消、渗、除、决、排、达、散、磨、利、散、驱、吐、下、疏、拔等，所针对的病邪有气、瘀、水、毒、热、湿、便、痰、积、风、浊、虫等。常见治法术语多是由表示治法的述语加表示病邪的宾语构成，如涤痰、渗湿、泻热、磨积、驱虫、疏风、透邪、排脓等。"

讲过了祛邪法，张老师转而讲扶正法："扶正法又称补法，是针对正气不足，物质匮乏的虚证而设。"说到这儿，张老师忽感口干，就端杯喝茶，可喝了两口就见了底，于是将杯口朝向对面的实习生，说道："大家看看，这杯中已是津亏液少，物质匮乏，虚证明显，正需叶大夫用补法增液生津，补虚扶正。"大家闻言大笑，小叶笑着接过茶杯转身去续水。张老师又说："叶大夫，小心别将水添得漫出来，虚证补成实证，水枯津乏变成水湿泛滥。"大家笑声又起。等大家笑声平息，张老师接着说："扶正法是针对正气不足而设，总体意义为补充，扶助，即'补不足'之意。表达此类治法之用语，多是动词或活用作动词的形容词，多涉及使物质自外向内运动之意，大家说说凑凑吧，看有哪些。"说完，接过小叶大夫送过来的茶杯喝茶。

于是大家你语我言，你添他加，由柳依执笔，记下的治法用语有：培、涵、填、益、补、温、滋、暖、扶、生、坚、养、育、强、润、增、壮等，所针对的部位与物质有心、肝、脾、肺、肾、子宫、气、血、津、液、阴、阳、精髓等。两者组合构成的补法用语有：培土、涵木、填精、益气、补血、温阳、温肾、温脾、温胃、滋阴、暖宫、扶正、扶脾、生血、养阴、养胃、养肝、养心、育阴、润肺、壮阳等。

张老师看看，放在一旁，说："这补泻两法相对还比较简单，一进一出而已。至于调适法就比较复杂了，或进或出，或上或下，或动或静。调适法是针对不同的病理状态，不同的病理趋向——也就是后面要讲的病势——而设。具体方法有息、止、纳、截、托、透、固、涩、镇、潜、抑、降、升提、回、敛、宣、开、退、宽、缓、调、舒、活、滑、畅、快、软、定、安等。所针对的病态及病势较多：有物质流散不收的自汗、盗汗、久泻、滑精、失血等；有病势趋下的气陷、气脱、滑精、遗精等；有病势趋内的肺气不宣、肝气郁结、痘疹不透；还有病势趋上的肝阳上亢、呕吐等。可组成息风止痉、固表止汗、宣肺、纳气、托里、透疹、涩精、镇肝潜阳、降气平喘、降逆、升提中气、敛阳、敛肝等治法。如此三个层次结合，逐步细化，构成中医学层次分明，逻辑严密，内容丰富多彩的治法系统，这样才可以与辨证结果相互呼应，互为协调。如果不是这样，辨证时细致入微，到了治法则粗疏简略，仅有八法穷于应付，捉襟见肘，不能确立恰当贴切的治法，岂不使得辨证成果付之东流。"

青禾说："老师，从语法上看，治法用语虽然多，大概都是由表述治法的述语，加上表示病邪、部位、物质的宾语，构成述宾词组。"

"是的。治法要通过药物体现，所以治法同时也可以描述药物的作用，或者相应就是药物的功能。如你要活血，就要选用活血药；你要息风，就得选择息风药。而在这点上，与西医迥异其趣，西医用词简略，一个述词'抗'字几乎可以包揽一切，万用万通，微生物可抗，惊厥可抗，肿瘤可抗，贫血可抗，纤维化还可以抗，某药的毒副作用也能够抗。而咱们中医的治法用语是多么丰富多彩，形象生动，几乎一个宾语就有一个相应的述语搭配，具有专属性、针对性，不能轻易更换。"

青禾插言："这好像汉语中的量词，针对所计量的东西，分别用方、条、只、块、尾、枚、粒等，形象生动。而英语只有几个通用词。"

张老师接着说："例如祛邪法之下的各个术语，虽然各个动词都有逐邪外出的意思，但针对所祛病邪的性质，各有各自合理的或曰约定俗成的述宾搭配，具有针对性，如果述宾搭配不当，就听着不像中医术语，生涩别扭，而且可能不合事理。"

小叶大夫说："是呀，如果不说'解毒'、'拔毒'，说'消毒'；'清热'、'泻热'说'退热'、'解热'，那不成了西药术语了。"

"而且邪也分为有形无形，固体液体胶体。对于无形之热，无形之风，可以'透'，可以'疏'，可以'散'，而对于有形之痰，就得用涤、滚、坠、劫、涌，如果彼此互换，就不合事理了。"青禾补充。

对面的实习生也加入讨论，说对于伏邪，就得搜剔；对于宿食，可以消导；对于虫，适合于驱；对于浊，就得化，就得泄。祛邪法说得差不多了，又转而说扶正法，说土只能培，木只能涵，精只宜填，阳可以温，也可以壮，阴可以滋，还可以育。后来自然又转到调适法，汗宜于敛，肺适于宣，胸可以宽，神须用安，窍只宜滑，坚宜用软，精可以固，也可以涩，肝可以镇，还可以缓……一会儿，调适法也说得差不多了，大家似乎有点难以为继，于是张老师说：

"然治法治则体系这么丰富多彩，那么辨证就不应该只是'概括疾病的本质'，而必须分化细化，才能与丰富的治则治法对应协调，才能当好从症状到治法的中介。我体会，辨证主要有以下内容：明病势，定病位，知病态，揭病邪，别病性，审病情。"

说完这句，张老师端杯喝茶，给大家记录的时间。大家记完，抬起头看着张老师，期待下文。

张老师放下茶杯，一字一板地说："这是因为：不明病势，无以确定调适方向；不定病位，无以选择治疗部位；不知病态，无以定攻补取向；

不揭病邪，无以确立祛邪方法；不别病性，无以抉择药之寒温；不审病情，无以掌握缓急轻重。你将病位、病性、病态、病邪、病势、病情都辨别清楚了，治法即可一呼而出——这就是我说的辨证的中介作用。"

大家又埋头一阵狂记。

看大家记完，张老师接着解释："具体说，病势即是疾病表现出的病理趋向、趋势，和生理的趋势相反、相逆。例如胃气以下降为顺，胃病则可能胃气上逆而为呕吐呃逆。辨病势即是辨别这种病理趋势。病势大概可分为两类，一类是停滞内敛的静态，与生理上流动发散的动态趋势相反；另一类是妄动耗散的动态，又与生理上的收敛储藏的静态相反。前一类如瘀血、积聚，后一类如滑精、自汗。治疗时一般针对疾病的趋势而逆其势，正如《内经》所言：'结者散之，留者攻之，逸者行之，散者收之，抑者散之'。血液瘀滞不行，则活血化瘀；胃气逆而上行，则降逆止呕。病位是发生病变的部位。首先要辨别在表在里，或是在半表半里，如果在里，还要进一步辨别在哪一脏、哪一腑。辨明了病位，有利于选择引经药和归经于这个病位的药。病态是正邪双方的虚实态势。简而言之，物质堆积，官窍闭塞，功能亢进，常为实证，如便秘腹胀高热的阳明腑实证。反之，物质耗散，官窍不约，功能低下，多为虚证，如表虚不固，自汗畏风的肺气虚证。对于实证，当以泻实为主，如对阳明腑实证可以通腑泄热。对肺气虚证则可以益气补肺，固表止汗。病邪是引发疾病的某种原因。辨病邪就是要辨别是什么病邪在作祟，是六淫中的风寒暑湿燥火，或是吴又可所言的疫疠之气，还是病理产物痰饮、瘀血、结石，或是积聚癥瘕，以便针对病邪而祛除。病性是指疾病的寒热属性，是偏于热，还是偏于寒，知道了病性，即可相应地采用温阳、清热等治法。这里的审病情，主要是指审察疾病的情态，即疾病的标本缓急轻重，审清了这些，就可以决定治疗的先后次序，有助于妥善处理疾病的基本矛盾与主要矛盾、主要矛盾与次要矛盾的关系。"

大家正听得入神，嘀嘀嘀——护士站的报警器响了，靠门口的那个男实习生一跃而起，忙将房门关上，将这后半截的报警和以后的全部报警拒之门外。

等这个实习生回到座位上，张老师继续讲——

"在要辨的几项内容中，以辨病位最为重要，最常用的脏腑辨证就是以脏腑为纲进行辨证，六经、三焦、卫气营血辨证，是以病邪传变层次为纲，而这层次同脏腑类似，也是不同的病位。至于如何学习六经、三焦、与卫气营血辨证，大家可以瞧瞧看看《伤寒论》与温病学原著。学习脏腑辨证，我推荐大家看看方药中先生的《辨证论治七讲》，书中对脏腑经络的定位讲得比较详细而实用。他提出从七个方面进行定位。"

"从哪七个方面定位呢？"大家问。

"一是从症状表现的部位特点上定位，二是从脏腑功能的特点定位，三是从脏腑在体征上的特点定位，四是从脏腑与季节气候的联系与影响定位，五是根据病因定位，六是从脏腑与年龄、体型、体质、性别的关系定位，七是从发病时间及治疗经过的特点定位。"

小叶大夫记完抬起头说："张老师，您的分析将我辨证的思路梳理得更清晰了。"

"那你能不能结合这个病例谈谈你辨证施治的思路？"张老师道。

"张老师，"小叶大夫犹豫着，"就是因为我原来辨证治疗的疗效不明显，才请您来会诊，我再说我当初如何辨证如何施治，意义好像不大，还是——"

"叶老师，我们很想听听你辨证的过程，你就讲讲吧！"柳依和杜若也要求。

"那好吧，我就讲讲，不过我这是教训而不是经验。我还是按我原来的思路讲吧，好与张老师思路作个对照。我抛这个砖呢，主要还是想引张老师的玉。"说着，小叶大夫翻开病历本讲起来：

"患者男，76岁，以小便不畅而入院。曾在某医院诊为老年性前列腺肥大。入院后又经B超复查，示前列腺肥大。服药效果不明显，因血压高不适于手术治疗，多次留置导尿管。入院时患者尿液点滴而出，情志抑郁，心烦易怒，脉弦，重按有力，舌苔薄黄。肝主疏泄，在志为怒，有调节一身气机，调节情志的功能，肝气郁结则情志抑郁，心烦易怒，疏泄不利，气机不畅，气化受阻，导致水液排出不利。所以我辨为肝气郁结，气郁化火，气化不利。脉弦有力，舌苔薄黄也支持这一辨证结果。"

小叶大夫翻过一页，继续说："根据辨证结果，立疏肝解郁清火，通利小便的治则。方剂选用沉香散。方中的沉香、陈皮、白芍、当归疏利肝气，石韦、冬葵子、滑石通利小便。加用栀子清泻肝火。"

"同学们议一议，叶大夫的辨证有没有错呢？"张老师环顾大家。

那个埋头紧翻内科教材的男实习生抬起头："我看不出有什么不对，跟内科教材讲的差不多嘛。"其他人也附和，都说看不出有什么错。

青禾觉得像看一篇平淡的文章，虽然无错，但不出色，乏善可陈。

"叶大夫辨证、立法、选方、用药都是中规中矩，本本分分，并无过错。"张老师评价，"不足之处在于未能将辨证深化，没有适当利用现代医学成果，所以疗效平平。"

"利用现代医学成果？"柳依说，"毕业时老师再三叮嘱，要保持中医特色，不要一见炎症就猛用清热药，切忌一听癌症就堆积抗癌药。自己没有学术主见，总是跟着西医观点跑。"

"据我观察，现在中医临床医生，按对待现代医学的态度来分，大概有这么两派：一派是守拙派，或称守旧派；另一派是弄巧派，或曰逐新派。"张老师说。

大家觉得新颖，都来了兴趣，纷纷调整坐姿，排除干扰，等待下文。

"守拙派中老中医居多，他们将西医的各种报告单看后搁置一边，你报告你的，我辨证我的，你有声光电化，我信阴阳虚实，仍按中医传统辨证论治——这些中医属于守旧者。而那些逐新弄巧的中医，专门看现代医学对中药、方剂的研究，好知道哪味药可以降血压，哪味药能够降血糖，何类药能够抗癌症，什么方可以消脂肪。然后看着西医检查单子对号入座，下此类中药——不过我这是极而言之，让大家有个明确的印象，实际上多数医生处于两者之间，而有所偏重。"

"那对号入座，我就属于守拙守旧派的了。"小叶大夫说。

"守拙者并不足以自惭。"张老师一摆手，"因为守拙者或许还可以达到中医对某病的一般疗效水平，而弄巧者可能连前者的水平都难以保持。因他可能只是学点皮毛，西医中医两相误。常见的是虽屡用'降压'药，而血压坚挺；重用'消炎'药，而炎症更重；滥用'降糖'药，而血糖如故；堆积'抗癌'药的结果，只是抗'矮'了病人的正气。"

张老师说到这，意犹未尽，又举例道：

"如某医者见 B 超报告单上报告胆囊壁增厚粗糙，收缩功能差，诊断为胆囊炎。于是对'炎'而消，重用西医认为有消炎作用的蒲公英、金银花、板蓝根、虎杖之辈。而这类药都是中医药中的寒凉药，结果过用寒凉，伤脾害胃，腹痛泄泻，饮食减少，体倦乏力，旧苦未去又增新痛。这种套用西医针对致病因子治疗的思维，来进行中药西用，常是弄巧成拙。"

"那真还不如直接给患者开几片消炎药或降压药，一次若干克，一天服几次，来得爽利而有效。何必挂羊头卖狗肉，以中医之名行西医之实，让病人冤喝大碗苦水而病不去呢。"青禾说。

"后来这一胆囊炎患者又转请一老中医诊治，被辨为中阳不足，脾气亏虚证。'消炎'的药一味不用，投以香砂六君子丸合理中汤加味，温中健脾。服 6 剂而症状消失，不消炎而炎自消，不治胆而胆自安。所以我说守拙者并不必自惭。"

张老师说着又看小叶大夫，小叶大夫含笑点头，说："此例中前某医是因西医思维影响，病位没有定准，病性也没有辨对。一味跟着检查单跑，中药西用，而致误用、无用、有害。"

张老师扬了扬眉，说："但我们这一代中医毕竟生活在这个时代，面对大量检查单上言之凿凿的报告总不能长期不理睬、不参考，看了白看，脱离时代的发展。如果能在守拙的基础上弄巧，恰当地利用西医的研究成果，不是弄巧成拙，而是善于弄巧，弄巧得巧，深化辨证，就可能进一步提高疗效。"

"老师治的这一例老年性前列腺肥大，就是弄巧得巧的典范。"青禾说。

"谈不上典范，勉强算是个没有失败的尝试吧。我就谈谈这尝试的体会。"张老师接过小叶大夫递来的病历，"对于这个病例，叶大夫中规中矩的守拙之所以疗效不理想，是因为传统中医限于条件，未能发现前列腺肥大这一病理变化，导致传统治法在病位、病邪方面针对性不强，有隔靴搔痒之嫌。所以疗效平平应该是历史使然，行业的局限，不能由叶大夫一人承担。大家说是吧？"

大家都点头称是，只有仍在自责的小叶大夫没有点头。

张老师接着说："现在既然通过 B 超知道了这一关键变化，就要考虑如何适当利用这一成果。而如果跳过辨证，直接寻求治疗前列腺肥大的治法方药，怕是找不到的。"

"是呀"，青禾说，"传统中医本来就不知道这一病理变化，自然没有准备相应的治法方药，让弄巧逐新者去挑去用。"

张老师接着道："所以我们就得用中医的观点、中医的理论，对这肥大的前列腺进行中医的研究，确定它属于中医的什么内容。根据中医理论，肥大的前列腺有形可征，固定不移，应该属于中医所言之癥积。所以此病之病邪即为瘕块。瘕积为瘀血痰浊聚集而成，阻塞尿道，而致不通，所以此病之病态为实。与之相应，病势则为病邪聚积不散，滞而不行。至于病性，寒热偏向不明显——原来虽然有点肝郁化火，但经过服用清热药，火的征象已不明显。最后说病情，此病的本在瘕块，标在小便不利，治本即可顾标。"

这时一个护士进来，对小叶大夫说："叶大夫，16 床心慌……"没等她说完，小叶大夫就匆匆跟她出去了。青禾想这病人心慌得没挑时间，小叶大夫又不免要漏听一段了，只能靠看别人的笔记来补偿了。

张老师目送小叶大夫出去，继续说：

"至此，我们已经借助现代医学成果，结合中医理论，辨明了病势，确定了病位，知道了病态，揭示了病邪，明白了病性，审察了病情。综合来看，可以辨为肝郁气滞，瘕积阻窍。这样，西医成果就转化为了中医辨证，就可以依照辨证来确立治法。"

张老师对青禾说："两次会诊你都跟着，这治法你来说吧。"

"好，我试着说说。"青禾掠了掠额前的头发，拿过病历："知道了病态为实，即可以确立攻邪泻实之大法。在此大法下，还要根据具体情况而选择具体的治法。明白了病势为聚积不散，水湿内停，则可立理气消癥，散结通窍利水之法。知道了病位在肝，则可以用疏肝之法。知道了病性的寒热偏向不明显，治疗上则不必过多考虑纠寒与纠热，知道了标本关系，

069

可以治本以治标，消癥以利尿。所以综合考虑，可立疏肝理气解郁，化痰活血消癥利水之法。"

青禾翻过一页病历，接着说："选柴胡、当归疏肝理气，赤芍、丹参、牡蛎、海藻、昆布、海浮石、川贝活血化痰软坚以消癥，癥消积散自然小便畅通。因瘕在下焦，故再选牛膝为使药，引诸药下行，以直达病位，发挥药力。"

青禾合上病历："我想就这个病例，说一点个人体会：这种利用现代医学成果，运用中药的治疗方法，与前面所说的对胆囊炎而'消炎'之类的治疗，有着本质的区别。那种'消炎'，是现代医学概念，想要消的'炎'，是现代医学所指的炎症反应，与中医理论了无干系。所用的大青叶、蒲公英、金银花、板蓝根、虎杖之类，虽源于中药，但却不是按中医的四诊八纲，依四气五味运用，而是按西医的思维方法，以抗生素的概念去应用。其思维是将西医炎症，与中药里可能有抗炎作用的某些药物简单地相联系，生搬硬套。所以我刚才说，与其用含量模糊的中药，倒不如开定量精确的西药。"

这时小叶大夫处理完病人进来，听话音知道病例已经讲完，不免遗憾，于是回到座位上翻看旁边实习生的笔记。

张老师看看小叶大夫，知道她漏听了一段，于是又将话拉到辨证上：

"大家常听说中医药是一个伟大的宝库，确实，中医药体系存储着丰富的治疗经验。而如何打开这一宝库之门？钥匙是什么？对于我们临床中医师，就是辨证。只有通过辨证这把万能钥匙，才能打开经验与方药之门。"

青禾说："对于以传统望闻问切四诊收集信息，进行守拙守旧式的传统辨证，我们似乎还熟悉些。而对于弄巧得巧，逐新得新，巧妙利用现代医学成果，来深化辨证，还生疏得很，老师是不是就这个问题展开讲一讲？"

"可以。如要进行这类辨证，关键是要化异为同。"张老师道。

"化异为同？"大家小声重复着。

"我前面说了，中医药的理法方药四者已构成成熟的系统，而维持这样的系统，和谐协调是其关键，而外来的异物往往不能与原系统协调，所以系统具有排异性。例如一个生物就是一个复杂的系统，俗话说'生就的骨头，长就的肉'，是说其自洽性；'狗肉贴不到狼身上'，是言其排异性。现代医学中的细菌、血糖、血脂、尿酸、前列腺肥大等对于中医药系统来说是异物异质——尽管其似乎'先进'、好像'科学'、自以为'优秀'。"

这时忽然一阵"命运之神在敲门"的音乐响起，贺濮急忙低头按自己的手机，于是那"敲门声"戛然而止。他抬头向张老师抱歉地笑笑。

其他人也都将自己的手机关闭。

张老师接着说："一个事物，如果不能与系统中的其他部分协调，与之融为一体，便难以在系统中发挥作用——尽管其'优秀'。如果不顾协调的原则，将这些'优秀'的异物硬挤进来，取代原系统中所谓'落后'的东西，那么系统中的其他部分必然难与之协调，使系统障碍，甚至于崩溃。"

张老师的目光落在贺濮身上："例如你这个学校篮球队的边锋吧，美国篮球明星约翰逊的腿与你的腿比，无论是优越的功能或是健美的外观，你都断难企及。可他的腿如果要移植到你身上，便有许多难以协调的问题。如他那粗壮的肌腱，能不能附到你相对单薄的骨骼上？他那大口径的血管，厚实的血管壁，能不能和你的血管对接？你的心脏能不能提供充足的血液循环？消化系统能不能养活起这两条腿？这都是问题。再者，你的脑子也不是他的脑子，能不能对这双腿指挥自如？最后，还有免不了的免疫系统的排异反应。"

"与其如此，"贺濮一拍自己的大腿，"我还是消除幻想，安分守己老实守着我这虽不太健美但总算协调的腿吧，别人的腿真是要不得，何况这别人还是洋人兼黑人。"

旁边的男实习生说："如果移植过来你就成了黄人兼黑人的两截人了，色彩上就不协调。"

大家一阵的笑。

青禾说："老师，对于这问题，古代的哲人庄子早就有形象的论述，在《骈拇》篇中说：长者不为有余，短者不为不足。是故凫胫虽短，续之则忧；鹤胫虽长，断之则悲。'而现在跳过辨证的医者，就好像要给中医这只'凫'，硬接西医这只'鹤'的'长胫'，重复这截长续短的忧悲之事。"

"这些现代医学的认识成果相对于中医虽然是异物，但确实优秀，在某些方面对疾病的刻画更准确，反映得更及时，超越了中医的认识，如果能移植利用，或许可以深化认识，提高疗效。那么如何解决'排异反应'的问题呢？"小叶大夫问道。

"不妨学学细菌之类，"张老师说，"我们学过微生物学，知道有一些细菌和蠕虫为了避免人体的排异攻击，将自己表面的化学物质进化得与人类细胞相似，以致我们的免疫系统难以识别它们，还使抗体有时既攻击入侵者又误伤宿主细胞。这种诡计，与间谍潜入敌后所用的伪装相似——链球菌就是这类细菌。"

"老师的意思是要将这些西医的成果进行伪装，包装，换装，更衣，作伪。至少好像是中医概念，以便避免'排异'，就像您将'前列腺肥大'转化为'癥积'一样。"青禾说。

张老师笑道："我说细菌伪装，你就顺着这个意思展开，将西医的成果说成将要打入中医系统内部的间谍。其实并非人家要经过伪装打进来，像细菌似的捣乱。而是我们要请人家进来，提高我们的认识。但为了'入乡随俗'，化异为同，对它们至少要用中医的语言包装，以中医的名称换装，让它好像是——而最好能有中医的内容充填，使它实质是——这样才能与中医融为一体，发挥我们所期待的作用。"

"老师能不能具体讲讲，举些化异为同的例子？"柳依代表大家请求。

"可以。刚才讨论的病例是老年性前列腺肥大，按癥论治。慢性前列腺炎也可以参照这个思路，如组织增生及纤维化，组织中有微血栓形成，可以辨为瘀血内阻，形成瘕块，立活血化瘀，消癥软坚的治法，用水蛭、地龙、土元、三七之类治疗。"

张老师接着又举例道："又如胃镜检查，慢性胃炎中的萎缩性胃炎，如果镜下见胃黏膜苍白无华，按中医理论，可辨为虚证、寒证。如果渗出性胃炎局部粘液稠多而呈滞腻，可辨为湿困脾呆；若是出血性胃炎血管多呈充血状态，可辨为血热妄行。对胃、十二指肠溃疡也可以参照这种辨证方法。"

又举了几个例子后，张老师见大家听得严肃，于是一笑说："其实这说简单也简单，大家时常就在做这工作，只是习焉而不察罢了。如见肺结核，就知道是'肺痨'；对糖尿病病人，按'消渴'分型治疗——这就是根据现代医学与中医学对病种的认识，将这些西医概念直接对转为中医概念，化异为同。"

"老师，"小叶大夫像忽然想到什么，"您提到糖尿病，我想到近来在临床常使我困惑的问题，就是糖尿病、高血脂、痛风、乙型肝炎等病，病人常常是并没有什么明显症状，而是凭着化验单来看病的，从中医角度、中医视野来看，往往是无症可辨，古朴的望闻问切四诊无用武之地。这个问题应该如何解决呢？"

张老师答："你说这个问题，中医界已有讨论，大家称之为'隐证'——这是相对于有症可辨的'显证'而言。显证是'有诸内而显于外'，而隐证是'有诸内未显于外'。虽然未显诸外，但却已经显诸内，体内的生化状态等方面已经有异常变化。对于此，《内经》早有所论，似乎预言到今天的情况，在《素问·至真要大论》中提出'有者求之，无者求之'，这'无者'或许指的就是隐证。求者，索也，寻也，谋也，求证也。对于显于外的'有者'，当然可以通过辨证，求得其属于什么证。对于隐证，也应当搜索寻找其蛛丝马迹，而求得诊治的证据。"

"那现代通过检查手段，可以测知这体内的异常的生化数值等，而使这些蛛丝马迹人工地显诸外，成为证据，是不是在一定程度上达到了《内经》的要求了呢？"青禾问。

小叶大夫说："虽然可使它人工地显诸外，但这是西医的检查，西医的结果，西医的概念呀，离《内经》的要求还有相当的差距，如果不能转化为中医的概念，还是难以确立治法，不能找到方药呀。"

"那只能望单兴叹。"

青禾笑道，大家也一笑。

张老师说："这个问题，是古老的中医自黄帝岐伯君臣问对以来，数千年间未曾遇到的新问题，《内经》虽然提出概括性的原则，但还要我们针对具体的情况解决具体问题，而这是自古未有的新尝试、新探索，必定会有相当大的难度。'老革命遇到新问题'，也像清末北洋大臣李鸿章针对当时时局所言：'实为三千年来一大变局也'。不过咱要效法李大臣，办洋务，制夷人，积极尝试。"

"这位老中堂倒是不抱残守缺，正合'与时俱进'的时代要求。"青禾笑道。

"咱们老中医同样不墨守成规，正在积极尝试。"张老师说，"如潘澄廉老中医针对隐证，作过有益的尝试，他说：'隐性病例的治疗，试以正气存内，邪不可干，邪之所凑，其气必虚，养正邪自除理论，依检验报告提示的资料，以脏腑相关学说为指导，调补气血为主，祛邪为辅，进行探索性治疗。近年来，笔者对乙肝带毒而无症状者，认定为正虚邪恋，据见肝之病，当先实脾的治则，用黄芪、白术益气健脾，当归、茜草活血以护肝，升麻、秦艽解毒祛邪，随症加减，有一定疗效。'"

大家闻所未闻，都聚精会神地听着、记着。

张老师接着说："所以我们也可以顺应时代要求，尝试着将实验室检查结果转化为中医概念术语，以便供中医利用。我想，这个尝试固然有难度，有难处，但正因如此，所以更有挑战性，更有吸引力，也更能引起大家的兴趣，更能激发大家的积极性，成功后的喜悦也更强烈，大家说是不是？"

大家都使劲地点头，没顾得上说"是"。

"如中医的'气'有营养、温煦等作用，据此，水谷精微之气的一部分就相当于西医所言之血糖。血糖升高而见阴虚火旺之象，相当于'气有余便是火'。这样，西医高血糖的概念，可以转化为中医气与火的概念，据此可立滋阴清热之法，来治疗糖尿病之阴虚火旺证。而火盛耗气的理论，又为益气养阴法治疗糖尿病提供了依据。"张老师说。

"那水谷之气中厚浊有营养的一部分，大概相当于血液中脂蛋白、胆固醇、甘油三酯之类的脂质。按中医观点，体内物质，少则为虚为亏，多则为浊为邪，高出正常值的血脂，就是浊邪，可名为'脂浊'，可据此而采用泄浊的治法。"青禾想到前些天关于高血脂的讨论。

张老师接着说："痛风症在间歇期也常是无症可辨的，但尿酸可能

小说中医——一部表述中医药文化的小说

仍高居不下，参照将多余血脂辨为脂浊的例子，亦可以将超出正常值的尿酸辨为浊邪。而根据痛风症的表现，可命为'毒浊'。"

"毒浊？"大家小声重复，声调里含着疑问。

"毒的原意是'厚'，指过分聚集。原来是中性词，表示程度，既可以指好得很，也可指坏得很。《周礼·医师章》说：医师掌医之政令，聚毒药以共（供）医事。'这里的'毒药'，就是指那些某种气味聚集，而显出偏性的药，用来以偏纠偏。后来这毒渐渐演变为专指坏得很，又引出'毒害'的意思。痛风病血中尿酸过高，以致尿酸盐堆积，局部发生肿胀、隆起，不可不谓之过分聚集；由此而导致经络不通，郁而发热，噬骨溃肉，痛不可当，不可不谓之毒害。其尿酸盐聚于关节，积到一定程度，破溃流出，重浊有形。综合几方面，可命之为'毒浊'。"

张老师略一停，又接着说："从中医目前对痛风的治疗情况，也可以支持这一命名。一般来说，痛风急性期解毒化浊为主，慢性期补肾泄浊为主。利湿祛浊类中药，如防己、土茯苓、萆薢、泽泻、薏苡仁、金钱草、车前子、茯苓、赤小豆、木通、滑石等，是治疗痛风病的高频次药。经过治疗，血中尿酸含量随病证减轻而降低。"

青禾说："照老师这个思路，肾病患者血中升高的尿素氮、血肌酐之类，是不是相当于'溺浊'？采用降浊泄浊之法也可以使尿素氮、血肌酐这些数值下降。"

"我看可以。"张老师说，"不过尿素氮、血肌酐这两项升高，常已成为显证。常见的是隐匿型肾炎患者，虽无明显的症状，属于标准的隐证，但尿蛋白却持续阳性。与实证物质集聚多余，功能亢进相反，虚证是物质耗散流失不足，功能低下。这蛋白的流失，应该属于精微物质的失于固摄而流失耗散，而肾主封藏固摄，故可责之于肾的功能低下，失其封藏之职，所以属于虚证，可辨为'肾虚不固，精微不摄'。"

"那就可以针对此证，立补肾固肾之法，用菟丝子、山萸肉、莲子肉、金樱子、芡实等固涩之品。"小叶大夫补充说。

"嗯，可以。"张老师声音略加提高："大家注意，刚才所说的将化验指标转化成中医概念，与前面所言的辨别 B 超、胃镜所见的征象，虽然都是将西医检查结果转化为中医诊断概念，但两者还有层次上的区别。通过 B 超、胃镜等现代检验仪器，看到了原来从体表看不到的形态、色泽等，仍然属于中医传统的辨证，与观面色、望形体并没有什么两样，所观察的层次仍在宏观，只不过深入体内罢了。而将针对实验室检查这些微观结果进行中医辨证，将其转为中医诊断概念，所辨的层次已经深入微观了，与传统的宏观辨证相对，可称为微观辨证。两者可谓中医四诊在体内的宏观延伸，微观延伸，没病找病，没证找证。"

大家都笑了。

"这种方法延伸到疾病后期有重要的意义。"张老师指出，"有些疾病在急性期，外见症状，内见指标，经过治疗症状消失而指标仍高，亦属无症可辨。在这种情况下，并不能以为病已向愈，而治法变更或鸣金收兵，而应根据化验指标的异常，辨为'余邪未清'，沿用原来的治法不动，贾其余勇，以收全功。"

"这方面我有教训。"小叶大夫说，"有个急性肾炎患者，经过治疗，症状消失，处于恢复期，但化验指标仍稍有异常。我认为邪去正虚，就培补脾肾，结果病情反复。请张老师会诊，张老师说这是余邪未清，误用温补，仍以祛邪为主，用清热利湿法。后来症状消失，又根据化验指标，继续用原治法，很快化验指标就正常了。"

张老师说："据我经验，风湿性关节炎急性期常表现为湿热偏盛，用越婢加术汤清热祛湿，一周左右可以热退汗止，关节红肿消除，症状消失。但血沉等指标却未必也能恢复正常，亦说明余邪未清。此时若是急于变方更法，常常体温反跳。应当根据指标来延续治法，守方再服。"

这时随着敲门声，一个戴白帽的脑袋伸进来，说了一声"打饭了"，又缩回去。

张老师看看表说："今天就谈到这吧。我小结一下：辨证论治是中医的精华，其中辨证是关键，只有通过中介这个钥匙，才能打开方药之门，取得治疗之效。若要提高辨证水平，首先要守拙守得扎实，深刻理解虚实阴阳等概念的精神实质，能够明病势，定病位，知病态，揭病邪，别病性，审病情——至少达到中医一般的辨治水平。在此基础上，尝试逐新与弄巧，将西医的检查结果，用中医的思维方式加工思考，逐步消化，化异为同，纳入中医的理法方药系统。这里我强调一点，这是老中医的新尝试，必然会有得有失，但这是时代要求，必经之路，只有不断尝试，才能不断完善，不必责备求全。"

观影像参数值延伸四诊
通概念溶新知巧为辨证

第六回

第七回

说难学道封闭中医学术
论药性惜粗疏中药理论

中医学术的封闭性是公认的，那么这封闭性是如何形成的？本回中张老师提出中药理论的缺陷是造成"可以意会，难以言传"的重要原因，并提出了几个破除封闭的方法，欲知详情，请观本回分解——

过了两个星期，青禾又跟张老师去为老先生会诊，症状基本消失，他已准备出院了。

从病房回来的路上，青禾忽然想到一个问题，说："老师，我同学杜若曾在学院的一附院跟赵老师实习，治过一个病人，那病人五十多岁，患慢性心力衰竭，经输液治疗不但无效，反而更加不适。胸闷心悸，精神疲惫，便溏纳呆，手足发凉，面晦目浮，脉沉无力，舌体胖大，舌苔白腻，水滑欲滴。"

张老师说："青禾，通过这个病人，可见教材上所列举的感受湿邪的各种渠道，如淋雨涉水，居处卑湿，触冒雾露等已经不够了，还要加上一个重要的渠道——输液。"

"是呀，通过输液的渠道，似乎'效率'更高。"青禾将"效率"二字说得格外重。

"这种方式可谓之名符其实的'直中'——直接输入脉道,归于脏腑,心阳被遏。"张老师也将"直中"两字加以强调。

"对呀,赵老师也辨为水湿上泛,心阳被遏,用真武汤加减治疗,去白芍,加红参、泽泻、仙灵脾。服后疗效很好。赵老师加减的其他药味我同学都理解,去除白芍是因病人湿盛便溏,加上红参是益心气,增加泽泻是利水湿。只是最后的这个仙灵脾还不太理解。于是他问老师。"

"他老师只回答三个字:'你悟吧。'是吧?"

"咦,老师,您怎么知道?"青禾惊奇。

"赵老师这个人我了解,腹富口俭,不善表达。学生问他,他常这样答。"

"那跟着他……"青禾后面的话没说出来。

"赵老师这是另一种风格,还保留着中国传统社会带徒的习惯。"张老师知道青禾后面的话想说什么,"总认为徒弟没体会到的,老师给他说明也没用,那不待老师说出,而是徒弟自己看出悟出体会出的技术,才扎实可靠。能跟着赵老师,已经是幸运,因为这赵老师毕竟还让看到了用什么方起了什么效,还有得看。比跟着夸夸其谈的人,能听不能看强多了。"

"那就可能赵老师的老师当时也是这样教赵老师,示而不言,一脉相承。"青禾推测。

"你是不是还记得,我讲过中医与西医相比,是偏于不规范的学科,是一种个体能力技艺化的技术,常有灵感思维、直觉思维参与其间,是有着较大运用差异性的学科。或许赵老师,或许是他的老师,以至于他老师的老师用仙灵脾是凭灵感和直觉用药?所以没有更多的道理可讲。其实中医的医理灵活模糊,如果勉强拉,也不是不能拉上点理,可这理总没有用其他药的理那么充足,或许他们认为与其向学生讲这些自己都未必明白的理,以己昏昏,使人昭昭,倒还不如不讲——这说明赵老师比较谨慎诚朴。"

"老师曾说过,临证之巧主要在于由治法到方药的阶段,而各位老师的这种灵感用药之妙,直觉用药之巧,怕是我辈难学。"

"且慢谈'巧妙'二字。"张老师摆手,"以灵感、直觉用药,突破了用药常规，只能暂且定为尝试用药。这药在众药之中是滥竽充数？还是画龙点睛？结果是妙手回春？还是弄巧成拙？以七情论，与其他药物的相互作用是相反？还是相杀？是相使？还是相畏？或是相恶？相须？都还不能确定，还有待于追踪观察，有待于疗效评判。"

这时两人已走到研究室门口，开门进去后，那熟悉的兰花的清香扑面而来，令人精神为之一爽。

张老师向花盆里浇了些清水，坐下接着刚才的话继续说：

"先从坏的方面说，如果试而乏效，甚至于有别的意外，那么就宣告尝试失败，弄巧成拙。而从理想的方面说，如果尝试得效，屡试屡效，那么不妨将这种用药固定下来，成为经验用药——之所以说是经验用药，是尚无理论支持，还没理论解释，如果有了理论，知其所以然，那就成了常规用药了。"

"我看跟老师学习的关键，或者说非常重要的部分，同时也是最难学的，就是这经验用药，直觉用药——因为常规用药大多在课本上印着。"

张老师道："正由于此，中医学术与现代医学相比，有明显的封闭性，就是说学术经验的传授与接受有相当大的困难。这尤其表现在临床学术的继承上，即使教者极愿意教，学者也极愿意学，也未必能达到学术授受的目的。常是'取法乎上，仅得其中；取法乎中，仅得其下'，打了不少的折扣，虽父子兄弟也难以相传。所以一位老中医的去世，就往往意味着他本人的学术经验随之消失，虽然可能有医案著作传世，可是这些能表诸于语言的东西常常不是精华所在，因精华往往是只可意会，不可言传的。如果可以言传，那么仲景学术当一观即知，不必再由数百位注家耗时数千年从字里行间寻找微言大义了。现代各级政府虽然多次提倡组织继承老中医的学术经验，而真正能继承的又有几个？有几个老中医从内心里承认自己的继承人完全继承了自己的学术？面对同一病人，继承人与导师所开出的方子必然有相当大的差距。"

"那为什么会形成这种封闭性呢？"青禾急切地想知道这原因。

张老师缓缓地说："形成原因有多种，大家正在探讨。如古文字表达的多意性，治疗方法的不规范性，学术经验的个体化、内化，师生两辈人的阅历性格的差异等。我个人体会呢，其中一个不可忽视的原因是中药理论的粗疏。"

"中药理论粗疏？我好像还没有这种感觉。"

"作为一个合格的科学理论，应当具有三种功能：圆满地解释现象，有效地指导实践，准确地预测未来。目前公认的，上得了历版中药教材的中药理论，可称为中药的主流理论，其内容大致为四气五味、归经、升降浮沉、有毒无毒等。如果以科学理论的标准来检验中药主流理论，就可见其明显的粗疏。首先对中药的功能的解释就力所不及，捉襟见肘，常常是虽能解释此药性而难以解释彼药性，说明此功能圆满而说明彼功能勉强。"

"好像未必如此吧？老师的评价是不是有点苛刻？"青禾起身拿过李时珍的《本草纲目》，随意翻开一面，这面写的是草部的辛夷，"老师您看这段对辛夷的刻画：'辛温，走气而入肺，能助胃中清阳上行，所以能温中，治头面目鼻之病。'这对功能的解释作用相当圆满，读后可直接并无困难地接受运用辛夷的经验，并无封闭性呀。"

张老师扫了一眼，将书合上："单看辛夷这味药，或再看上几味，你这种感觉可能还不会变，但如果看得多了，则不免生疑——这药物之中，有相当一部分性味相近甚至相同，而其作用却相去甚远，甚至相反；或者性味相差相异而作用却相近相似——可见单从性味并不能深入地解释药物的作用，或曰准确刻画药物的功能，常常不能令人信服。古代和当今的医药学家已经注意到了这个问题。"

"那他们是如何看待这问题呢？有什么高明之论呢？"

张老师说："清代徐大椿在《用药十论》中曾发慨叹：'药有可解者，有不可解者，如性热能治寒，性燥能治湿，芳香则通气，滋润则生津，此可解者也。同一发散也，桂枝则散太阳之邪，柴胡则散少阳之邪；同一滋阴也，麦冬则滋肺之阴，生地则滋肾之阴。'历史上好像徐大椿对这个问题体会最深，他还观察到'同一热药，而附子之热与干姜之热迥乎不同；同一寒药，而石膏与黄连之寒迥乎不同'，'同一苦寒也，黄芩则燥，天冬则润，芦荟能消，黄柏能补，黄连止泻，大黄下通，柴胡苦寒而升。'使徐大椿困惑的是：'菟丝之去面䵟，亦其一端也，以其辛散耶？则辛散之药甚多，以其滑泽耶？则滑泽之物亦甚多。何以他药皆不能去，而独菟丝能之？'通过此类现象，徐大椿认识到：'凡药性有专长，此在可解不可解之间，亦必试验而后知之。'另一位医家程运来，对此也感叹曰：'意不尽言，言不尽意者，药性也。'"

"徐大椿所说的可解者，就是用四气五味之类主流理论可以解释的，不可解者，就是用那些理论解释不通的吧？"青禾问。

"是的。"张老师点头，"由于中药主流理论存在这些缺陷，所以给中药的学习带来相当大的困难。当代医家任应秋先生对此深有体会，他说：'要掌握药性的千差万别，最好是分别通过检验加以鉴别，这是科学态度。仅知其一般常理，不能通过检验以穷其变，是不能掌握药性的判别的。'任应秋先生的所谓'一般常理'，就是指中药主流理论而言。你想想，如果学习了一个理论，对其所论述的对象了解只限于类的层次，并不能通过该理论推而广之，深入下去，可见此理论之粗疏。"

"要是这样的话，那这粗疏就有点不可容忍了。"青禾又问："那这粗疏是如何造成的呢？"

"轻视理论的人讽刺说，理论就是两个现象之间的废话。"张老师道，"这虽然有些过激，但从反面说明了理论的作用。理论的作用之一，就在于以'废话'使两个现象之间发生联系，解释两个现象之间的联系，解释为何此现象能引发彼现象，进而由一个现象推测将要引发何种现象。"

"那我理解，"青禾说，"结合中医的实际，以'用药'与'疗效'替代您所说的'两个现象'，也就是，理论使'用药'与'疗效'发生联系，解释'用药'与'疗效'之间这两个现象的联系，说明用药为何能愈病，进而推测用什么药将产生什么疗效。"

"现在的中药理论，并不能在用药与疗效之间建立一对一的、令人信服的联系，根据主流理论，并不能圆满解释某药为何专治某病，而他药不可。例如茵陈，中药教材上言其'苦辛微寒'，可是单单从此性味并不能推出茵陈独特的退黄功能，所以对茵陈退黄的功能只能硬记。"张老师说。

"是呀，如果隐去药名，只看所标的性味，并不能推测这个药有什么功能，治疗什么疾病。不能通过理论而由此及彼。"

说难学道封闭中医学术

论药性惜粗疏中药理论 第七回

"我矫正一下，"张老师扬扬手，"应该是大致的功能，大体能治什么疾病，还是可能看出的，如见热性就知道能治寒病，观寒性者就晓得可以治热病。但正如徐大椿所言，同一热药也，此热药非彼热药，如附子之热与干姜之热有何不同，更适合治疗哪种疾病，则从性味上看不出来。"

"以绘画作比，也就是说，勾画大致轮廓尚可，刻画局部细节不行。"青禾言。

"从科学哲学角度看，构成科学的要素并非事实本身，而是整理事实的方法。"张老师一字一句地说，"中药理论之所以独具一格，是其有独特的，不同于西药学的理论体系。整理事实的方法不是西药生物化学等理论，而是四气五味、升降浮沉等理论。中药理论并非是现代科学意义上的理论，大致可定性为存储经验事实的系统工具，只是一种约定。"

"一种约定？"

"对，类似于图书分类。图书分类的目的是归类查找方便，本身只是一种约定，而未必是科学理论，所以各国，甚至各馆都有各自的约定，并不统一。

例如现在中国内地的图书分类法中独有一个'A类'，归入此类的图书是马、恩、列、斯及毛泽东、邓小平的著作。而如果像其他类别的书一样，按学科内容'科学'地分类，他们的书应该按内容分别归入哲学、政治经济学等类中，而不能独成一类。

但大陆是社会主义国家，这些人的书是指导思想，使用频繁，为方便起见而独列一类。"

"再如药房的中药饮片在药斗里的分布，"张老师将话又拉到中药上，"某个药斗装白术而不装白芍，装红参而不装红花也只是一个约定，未必有非如此不可的科学道理，如在尚未形成药斗系统之前，大家没有习惯在这药斗取白术或红参时，颠倒颠倒互换互换却也无妨。虽然只是一种约定，但为了方便快速准确找取中药，中药在各药斗的分布也需要遵循一定规则。如至少应该给每味药物安排一个药斗，或药斗内的间隔，分装而不混装；按中医处方的习惯与用药频次，同类药放在相近的位置，使用频率高的药放在方便的位置等。按此原则，取药可能方便准确。

而按四气五味所构建的中药理论分类过于粗疏，类似于一类药混装在一个药斗或一个间隔，存取用药经验一不方便二不准确。故而从工具论的意义上说，中药理论的约定过于简陋，作为工具，真还比不上一个普通药房里简单的药斗系统——这就是造成中药理论粗疏的一个主要原因。"

青禾问："那么这粗疏给继承学术经验带来什么影响呢？"

"显而易见的影响是使用药经验难以言传。"

"常说中医的经验是'可以意会，难以言传'，是不是就是指此？"青禾又问。

"虽然未必就是指此，但至少相当一部分是指此。"张老师道，"例如徐大椿体会到'石膏与黄连之寒迥乎不同'，应当用于不同的疾病。可以想象，徐氏翻遍本草，也找不到合适的、相应的、贴切的理论，来解释、来表达、来描述、来刻画、来区别二者的差异。好像徐大椿从一个标着寒性药的药斗中取出两味药，经实践发现两味药不同，寒中有异，同中有别，于是想把这两药加以区别，分别装斗，以便下次再用药时更有针对性地取药，但药房提供的药斗，就是那么几个，只是分为四气五味，按类装斗还可以应付，再细分则没有相应的药斗，于是徐氏不得已仍将两药混装，已经发现的个性复又泯灭在共性之中。虽然徐氏自己心里明白两药不同，而其他人仍然以为此两药既同斗必同性，仍不加分别地用药。而若能分斗分装分标，则他人也可学习接受徐氏之经验。"

"老师的这个比喻，是说由于本草著作中没有相应的理论——即比喻中的'药斗'——来接收徐氏的经验，以至于徐氏的经验在中药理论中无处可以附着，无处可以落脚，不能反映于中药理论。既然此理论体系无法接纳其经验，后来的医者自然不能从此理论体系中取得这未被接收的经验，于是经验失传。"

"对，语言不过是思维的外壳，不过是理论的表现形式，不过是理论信息的编码而已。徐大椿从主流理论上无法搞清楚两药究竟区别在何处，弄不明白为何有此种区别，以至于认为'在可解不可解之间，或不可解，尤不可解'，也就是说作为内容的理论先不存在，或一团糊涂，那又如何向学生用语言的形式来明确表达两药的区别；理论之皮不存，语言之毛何附——此即为难以言传。”

“也好像好比电报的内容还没拟好，发报员如何编码发出。”青禾又想到一个比喻。

“由于这些原因，此类用药经验一部分长期不能得到理论的支持，知其然而不知其所以然，难以上升为常规用药，难以广泛地学习传播，只是在师徒之间的小圈子里机械地、依样画葫芦地传播，说不定哪天就人亡政息，成为‘广陵散’。另一部分则可能由于理论不明而言传困难，终而封闭于徐大椿之类中医的脑细胞中。”

“这种情况可能历史上反复出现，实在痛惜。”青禾摇头叹息。

张老师说：“就这样，相同的经验或许有其他中医‘验而后知之’，或许无人重复发现，如此得了失，失了得，得了再失，成为无效循环，中医学术踏步不前。”

“那么老师，如何能走出这无效循环，打破这封闭性呢？”这是青禾目前最想知道的。

“在目前中药理论停滞不前的情况下，治本的方法还没有。”张老师微微摇头。

“那治标的方法呢？急则治标也可以缓解一时嘛。不但我，我相信青年中医都对这情况焦急万分。”

“我想，从以下几方面着手，或许有些效果，或许可解一时之急。”张老师喝了几口茶，缓缓地说：

“首要的是长期跟师体会，因老师的脑和临床实践是这经验的来源。老师们虽然可能被中药理论所限，不能明白地阐述‘附子之热与干姜之热’如何‘迥乎不同’，不能明确地说明为何要对此症用仙灵脾，但在其处方遣药时常会间接表达出来这种对药的不同认识。如果在跟师临证时，看到同为寒证，老师治甲用附子，而治乙用干姜，治丙则二者合用，通过细致比较三者寒证之异同，当可体会到其中的区别。当然更好的是向老师请教，老师纵然不便于从药理上阐述，或许可从病证之异同上说明用此不用彼之理由。通过长期跟师，反复体会领悟，掌握老师的用药规律，也近于接受了老师对药物的认识。跟师学习曾经是传统中医的主要教育方式，虽然带教的人较少，不能批量生产，但也是事出必然，这种方式适应于中医这种封闭性的技艺。"

"那更显得我们跟师时间太短了，我真想毕业之后，先不忙于工作，先跟老师几年。可是那时可能医政科又安排别人了。我又名不正言不顺行不成了。"青禾说到这儿，有点泄气。

"除跟师以外，还有别的方法嘛。"张老师安慰青禾说，"比如读临床著作时多作方证比较，历代的临床著作记载了丰富的用药经验，那么在书中未能用中药理论阐明其经验的情况下，如何破除封闭，准确接收这些可贵的用药经验呢？唐代的孙思邈在研究《伤寒论》时提供了一个较好的方法，即——'方证同条，比类相附'，可资借鉴。通过对书中类似病证、相似方剂中所用药物的反复比较，同中求异，先比较出药物应用之异，再比较出此药与彼药异在何处，使认识步步入细入微。"

"老师，说到这，我不得不对仲景这个医圣发点不恭之论，仲景写书，出方不言其理，示药不说其性。有文章还赞赏其文风'犹矿出金，如铅出银'，朴实洗练。我觉得真是绣出鸳鸯与君看，不将金针度与人，耗费后人多少神！"

"那我就不得不再针对你这不恭之论为仲景辩护几句。仲景为何如此？一定有其原因。我体会仲景是不是也是中药理论粗疏的受害者，因为运用这些粗疏的中药理论解释不了他那入细的用药技巧，说而不当，怕有误后学，于是不说。"

"老师是由刚才我追问为何用仙灵脾一事，体会到了这种心情吧？可见此理误人，古今一也。"

张老师接着前面的话说："刚才说是读临床著作，在研读历代本草著作时，从临床用药角度看，重点可以不必放在性味这些粗疏的'一般性理论'上，而应该更重视具体的主治记载，尤其同类药中此药与彼药不同的记载更要充分重视。"

青禾道："那么如果我再读《本草纲目》辛夷这味药时，重点就是要知道其'治头面目鼻之病。'而非'辛温'这些泛泛之论。"

"俗话说，'盐从哪咸，醋从哪酸。'所以说来说去，中药理论这个主要问题总绕不开。针对目前中药理论的这个状况，要是进行脱胎换骨式的革命好像还不现实，甚至伤筋动骨式的革新也比较困难，但局部修补，逐渐改良，使其趋于细化还是可行的。"

"老师的意思是说，再增加几个'药斗'来分装药物还是可以的。"青禾问，"那这'药斗'从何而来，如何增加呢？"

张老师道："首先，比较现成的，可以挖掘传统理论，借鉴某些非主流的中药理论，以补充细化中药理论。"

"非主流的中药理论？我倒还没学过。"青禾感到新奇。

"这些理论不够系统，参差不齐，散见于本草学及临床学的著作中。虽然属于支流、末流，但有一些医家仍在用，为用药提供理论支持。"张老师说。

"那这些非主流的理论，是如何为用药提供理论支持的呢？"青禾说着起身给张老师泡了壶茶，淡淡的茶香缭绕在身边。

张老师接过茶，说："例如名医岳美中曾有一篇名为'用药须动静结合'的医话，专以药物之动静理论谈用药组方经验。他提出：静药是指有补益作用，但易产生壅滞的药物。动药是调理气血，但容易伤正的药物。在处方中，用静药，佐以动药，用动药，佐以静药，动静结合，常可收到好的效果。古人用方，补剂必加疏药，补而不滞；通剂必加敛药，散中有收。动静配伍，一般静药量大，动药量小，阴主静，阳主动，阴在内，阳之守也，阳在外，阴之使也。重用静药，因为阴为阳之基，无阴则阳无以生；轻用动药，由于阳生而阴长，阴得阳则化。凡补养之静药必须重用，方能濡之守之；而疏调之动药虽是轻用，已可煦之走之。如四物汤是熟地黄、白芍、当归三味静药，配一动药川芎；而桂枝汤呢，是众动药佐一静药白芍。"

张老师喝几口茶，接着说："即使是方剂已有动静配伍，但药量的变化仍大有讲究。某医者以归脾汤治一个适合用归脾汤的病人，虽然药证对应，但服数付不效，就请问一个医中之老者。老者让他详察病人舌象，他察后回报舌苔白腻，老者让他加重木香用量，结果收效迅速。此医生隔日又遇类似病人，于是就放胆重用木香，结果又不能取效。再去请教老者，老者再让察舌，该病人苔白而薄。老者嘱其先重用山药，少用木香，等舌苔厚后再加重木香，结果又收效。"

"这效与不效，量大量小，与药之动静相应。"青禾说。

张老师进一步解释："归脾汤属静方，静药有黄芪、白术、茯神、龙眼肉、酸枣仁、山药、人参、甘草等，动药只是木香。舌苔白腻表示体内亦有湿滞，如果木香量少，不能动之，药不流动，苔不能化，效不能得。重用木香后，阴得阳化，所以见效。而另一例，苔白而薄，为脾阴不足，不可再燥之动之，重用木香，适得其反。所以要重用山药，先养脾阴——你看，这动静理论不同于传统的主流中药理论所言，达到了单用主流理论所不能达到的效果。"

"老师，"青禾听得颇有兴致，"这动静理论还真使我耳目一新，很受启发。那还有什么非主流理论呢？"

"还有燥润理论、刚柔理论、以意用药、体用理论等。"

"体用理论？就是中国古典哲学所说的'体用一源无间'的体用吧？"青禾问。

"是呀，这种理论借鉴哲学的体用思想，绕过跳过四气五味，由药物的形体或体质，来确定、解释药物的功能。"

"这我还真不太熟悉。"

"其实中药里这例子多了，只是你们以前仅注意主流理论，没太在意这方面。例如苏梗中空，所以有宽胸利气之功能；皂刺尖利，所以可以用来破溃痈疽；麻黄体质轻，用其轻扬发汗；磁石体质重坠，功能镇心安神。"

"经老师这一提示，我发现体用用药还是相当多的，如桑枝、松节、海风藤、鸡血藤、青风藤、雷公藤、络石藤等这些枝、藤一类的药治关节不利，蝉蜕、蛇皮、地肤子、浮萍类治体表之疾，都属于这一类。"

"其实用蝉蜕治病，说是以意用药也可以，是取其'蜕脱'之意——治皮肤病，意在使这些病从皮肤上蜕脱；治目中云翳，也是意在使云翳从目中退脱。"

"这以意用药比体用用药还有意思。"青禾笑道，"老师，我发现这些非主流中药理论，都比主流理论有趣，形象直观，易学易记，解释了单以性味理论不好解释的功能，很有助于对临床用药经验的把握与继承——可它们为什么未能成为主流理论呢？"

"这个问题提得好，"张老师说，"非主流理论虽然有你说的那些优点，可是它们的缺陷也相当突出，其理论似乎是专对某几味，甚至某一味药所设，移用于它药则难以解释。如苏梗中空可以宽胸理气，而植物茎中空者断不止苏梗一种，为什么独苏梗可以理气，而其他不可以呢？再者，昆虫中蜕皮者也决非蝉之一种，为何只是蝉蜕入药，而其他不可呢？至于说藤可通络，那么为什么又只限于这几种藤呢？所以其理不能推而广之，放之群药而皆准，而失之于褊狭。这种覆盖面过窄的缺陷使它作为主流理论力不从心。而主流理论虽偏于笼统而解释面广，似乎对各种药物性能都能解释，但又不能深入，对许多药是似解非解，而失之于空泛，但毕竟覆盖面广。两相比较，只能以此作为主流理论。而其实两者同属一个层面，并无实质性的差异。"

"老师，我觉得说来绕去，还有一个重要的理论绕不开——尤其是在现代。"

"你说的是现代医药理论吧，"张老师道："这不但不能绕开，而且要充分利用，如可以利用现代医学的成果，利用其研究方法，利用其研究仪器，来从现代医药方面说明中医经验用药的机理。虽然现代医药学目前尚并不能对中药理论及用药经验作出全面透彻的解释，但是已经对部分中药的药理作用作出了比较合理的解释，足以供临床用药参考。如黄连之寒之所以与石膏迥然不同，之所以黄连可清心火、治心悸，而石膏不可，据现代医学研究，是因黄连的主要成分为小檗碱，这是一种双苄基异喹啉类生物碱，对心脏 α 受体有阻断作用，可防治心动过速。而石膏却不含此生物碱。如果现代医药学能对使用仙灵脾作出此类解释，我宁愿采用这种解释向你解释。"

"那就可以想象，随着此类研究的进展，可能一个又一个的用药机理将被合理解释——这些理论是不是会替代中药理论呢？"青禾问。

"我想未必会完全代替中药理论，至少短期不会。"张老师边想边说，"人们的认识虽然可以渐进甚至突进，但永远不可能穷尽因果之间的全部链接细节。所以一种被称之为'哲学的荣誉'的认知方法应运而生，它强调紧紧抓住因果两端，而将两端中间的细节问题留给未来的自然科学。中医药理论与实践之所以至今仍有生命力，有存在的价值，就是历经数千年的实践，发现了、抓住了许多西医尚未发现的用药与疗效的因果两端。我前面所说的一些方法，无非是想增加一些因果之间的链接细节，并抓得牢一些——即使这些链接细节可能不科学，不正确，甚至荒诞——但就增加因果之间的联系方面说，就紧抓因果两端来说，有积极的意义，坏联系也胜过没联系，一个有趣的联系胜过一个乏味的联系，至少可以当做科学的理论出现之前的一个过渡，而如果没有这一个过渡，用药与疗效之间因果关系就令人怀疑，令人费解，难以记忆，或许等不到科学的解释出现就已失传。所以，就此意义上言，能说还是说出点儿理，正确不正确，留待以后检验。"

第八回

用热药不远热妙在巧用
知实质巧运用以犯为能

　　各行各业有各自的禁忌，但行中高手却能突破禁忌，达到常规所不能达到的境界。此回中比较了医学家、文学家、军事家如何敢于犯忌、巧于犯忌的成功事例的异同之处。欲知如何突破禁忌，方能达到更好的治疗效果，请看本回分解——

　　今天下午的病人中有个老先生，衣着整洁，上唇下颌的花白胡须都经过精心修剪，显得精神矍铄。他看着书候诊，号虽早排到了，却不急于看病，总让别人先看病，自己仍看书。终于，别的病人都走了，他这才合上书本，坐到诊断桌前。

　　"孟老，你来看病总是礼让三先，先人后己。如果你开车，保准不抢道。"张老师笑着说。

　　"咳，我都这么大年纪了，这辈子怕是不能开车而只能坐车了，而且快要常坐救护车了——你也知道，我多等会儿，是想和你说说话。"

　　张老师说："那先喝杯茶吧，我这铁观音泡得恰到好处。"

　　青禾闻言，起身给孟老倒了一杯茶。孟老接过，连说谢谢。

　　"青禾，我给你介绍介绍，"张老师说，"这是咱省文学院的研究员孟老，是研究古典小说的资深专家。能结识孟老，是你这文学爱好者的幸事。"

"哟，您就是孟老呀！"青禾略带惊喜道，"我还看过——不，拜读过——您的大作呢，就是那本《古典小说点评研究》。我一直对您'仰之弥高'，真没想到今天'忽焉在前'了。"

孟老连连摆手："惭愧，惭愧，那是我早年写的，里面还有文革的不少不良影响。这本书已经改名再版，叫作《古典小说点评之点评》，内容也作了大扫除，大清洗，擦呀洗呀刮呀刷呀删呀，肃清了字里行间的文革痕迹，已经送了你老师一本，下次我来也送你本新的。另有本《孟说红楼》，也快出版了，出来也一并送你。"

"青禾，听孟老说这劲儿，就好像咱们用虫类药搜剔病邪，除邪务净一样。"张老师笑道。

"既然消除了文革逆流浊浪的污迹，那必然文净句洁字爽纸白。"青禾说，"我先谢谢孟老了，又给我一次学习欣赏的机会。"

"孟老，"张老师喝口茶，将茶杯一放，轻轻的一声响，作说书人拍惊堂木之状："咱们'闲话少说，言归正传'吧。你是不是想让我批讲批讲冬病夏治呀。"

"是呀，是呀——不过我先声明一点，古典小说中的闲话可不闲，不是可有可无，可看可不看。它有烘托气氛、引出正文等作用，就像相声里的垫话，是包袱的必要铺垫，如果没有垫话，一上来就抖包袱，肯定效果不好——哟，哟，我这话说远了，说远了，喧宾夺主了，喧宾夺主了。"孟老说得有点接不上气，花白胡须也颤动不止，停了停，才又接着说："你前几天打电话让我三伏时来冬病夏治，我就考虑这是个什么治法呀，也翻了几本医书，看了个一知半解。今天想听你详细批讲批讲。你知道，我一贯有这个毛病，总想知道为什么要吃这个药，打这个针，其中道理何在，不然我心里不踏实。"

张老师闻言一笑："我听说咱们的伟大领袖毛主席，兴趣广泛，好学不倦，凡事总要问一个为什么，在接受治疗前也要医生解释清楚因何、为何，他听懂了，许可了，医生才能进行治疗。你与他同好呀。"

小说中医——一部表述中医药文化的小说

"这样的伟人我岂能及。"孟老摆手，"我只是好奇而已。再说我搞古典小说，知道点传统医学对我专业也有帮助，那《红楼梦》中的医药问题我就请教过你。至于治疗措施，我是全听你的，并不讨价还价。正如你们明代大医家张介宾所说的，'任医如任将'，'必也方圆大小全其才，仁圣工巧全其用'，'倾信于临事，而尽其所长'。说得通俗一点，就是任您摆布罢。"

"我看前几天报纸上有回忆毛主席晚年医疗过程的文章，"青禾说，"他老人家可比你有主见，虽然自己肺部感染，但是不遵医嘱，不肯注射抗生素。结果口服的剂量不够，感染难以控制，病愈来愈重。

他曾言'与天奋斗，其乐无穷；与地奋斗，其乐无穷；与人奋斗，其乐无穷。'就是不言'与病奋斗，其乐无穷'。看来他对与病奋斗不太内行，无乐可言，故而不言。我看这正合司马迁所言'六不治'中的某一条。"青禾冲口而出。

"青禾，青禾，说得不妥了。"张老师作个制止的手势，"咱伟大领袖精明一生，治国精明，治党精明，治军精明，治病也想精明。'最讲认真二字'、'凡事都要问一个为什么'——不过隔行如隔山，就治病的效果来看，与其像他那样过分精明，不遵医嘱；倒不如像孟老这样难得糊涂，听任摆布。

为什么'医不自治'？就是因为知道得太多，事不关己，关己则迷。一会儿考虑这味药对肾不好，一会儿又顾忌那个针对肝不利。下笔开方，手重千斤，瞻前顾后，迟疑不决，用量上加减进退，反复计较。服药后又考虑这个药伤肝了，那个药害肾了，结果疑神见神，疑鬼出鬼，你说这病如何能好？我有病时就安心当病人，彻底脱离医生这个角色，相信别人旁观者清，对方子不问不看不想不管不研究不推敲不琢磨，熬好药就吃，结果病也好了，也没见伤肝害胃。"

"照老师这么说，伟大领袖要是治国精明，治病糊涂，在治病时完全跳出领袖角色，甘当病人，配合治疗，没准儿真要万寿无疆了。"

"万寿无疆无非是人民群众对领袖的一种朴素的心愿，谁也实现不了。传说中最长寿的彭祖，也只是活了八百岁，还被司马相如嘲笑一番，说他人中长则脸必长。但如果配合治疗，达到《吕氏春秋》上所言的'尽数'境界，还是可能的。"张老师说。

"如果作了领袖人物，一旦进入了这个角色，怕是难以自拔。"孟老花白胡须一撅，"汉代开国皇帝刘邦，有病不治，还有歪理，说自己命系于天，岂是凡医可治。结果他是将凡医斥退下了，可自己也被疾病斥退位了——也属此类。不过刘邦虽然骄恣不论于理，但其言之豪，其气之霸，虽霸王亦不及也，闻之'足以称快世俗'也。"

"刘邦虽然体格不如项羽强悍，不能'力拔山兮'，但他的心劲儿实足以'气盖世'也。"张老师道，"你看他《大风歌》中的志得意满，足以盖过《垓下歌》的悲怆无奈。"

"《大风歌》是英雄功成而歌，迸出的是豪壮美；《垓下歌》为英雄末路而泣，透出的是悲壮美。两者各表现出本色美。"孟老总结道。

"刘邦的大丈夫本色是事事拿得起，放得下。"张老师说，"老子将被煮熟，他要求分一杯羹；儿子耽误他逃命，连着踹下车两三次——他可不像项羽那么儿女情长。如果虞姬不自尽，项羽突围时必定不嫌累赘，携她同逃，宁可同生同死。虞姬正是知道项羽会如此，才以自杀来成全项羽。"

"其实这是他们老刘家的一贯做派。刘备不是也抛过妻子，摔过孩子吗。有人说他收买人心，我看不全是。刘备就是那种人，宁愿舍弃儿子，也要当上天子——岂能愿意为儿子而损失大将。"孟老说。

"姓刘的虽然事业有成，但未免过于冷酷无情，老子妻子儿子皆可抛，这种人虽可观而不可嫁，我是宁作虞姬，不当吕后。"青禾想着，后一句不自觉说了出来。

两人闻青禾此言，稍愣了一愣，同时对视会意一笑。青禾一时窘得不知所措，脸爆炸似地涨红。张老师见状就将话转回到治病上——

"其实对于治疗措施的意义，能解释清楚的我也一贯主张给病人解释清楚，这样可以使病人明白治疗的意义，提高依从性，提高疗效——但总是由于时间有限，难以做到。今天还有点时间，可以比较详细地讲讲——来，先诊诊脉。"

孟老将双手放在两个脉枕垫上，师徒两人同时诊脉，一时诊室里平静下来，如同水落石出，空调那并不大的送风声显现了出来。

"青禾，"张老师打破平静，"你觉得孟老的脉象是什么？"

"好像是有点沉、弱。"青禾迟疑地说。

"四季脉象一般是什么？"张老师又问。

"夏洪、秋毛、冬沉、春弦。"这次青禾回答得迅捷干脆。

"而孟老的脉却是显沉，非其时而有其脉，这说明——"

"说明孟老阳气偏虚。"

"对，结合平时孟老发病时的表现，如咳吐稀白痰，食欲不振，畏寒怕冷，舌滑苔白等，孟老的咳喘偏于虚寒已是没有什么疑问。他年事已高，脾肾功能减退也是自然的。"

"那么定性、定位与病态合参，孟老该是脾肾虚寒之证了。"青禾说。

孟老一直专心听着师徒的交谈，这时他好像想起了什么，插话道："张大夫，按中医理论，我这病不是应该'寒则温之'，'虚者补之'了吗？"

"孟老真是久病成良医了，术语说得内行也挑不出毛病。我正准备要按这方法给你温补脾肾。"张老师说着，拿过笔准备开方。

"我还听说中医有'用寒远寒，用热远热'的禁忌，你单挑三伏时大热天用大热药，不是犯忌吗？会不会有不好的反应？"孟老道出疑虑。

张老师又将笔放下："看来我不把其中的道理批讲清楚，您老要随着药物吃下一团疑惑了。您老所忧虑的是一般情况——孟老，咱先扯远点——你觉得写小说一般最犯忌的是什么呢？"

"情节雷同呀，这最令人生厌。"

"可是《红楼梦》中不厌其烦地写梦，《水浒传》中写了武松打虎，又写李逵打虎，《三国演义》中的火攻也是写了又写——虽然都是犯忌，却百读不厌——这其中总有道理吧？"张老师问。

"你说的这些，是似犯而未犯，貌犯而实避。避免雷同的目的无非是使故事情节生动，人物性格鲜明。而如果能够同中见异，犯中有避，可能更能达到避免雷同的目的。例如，例如——"孟老说起自己的专业来，总是说得又快又急，直说得有些上不来气才停住。

"孟老，慢慢说，先喝口茶。"张老师也端起了茶杯，呷了一口。

孟老点点头说："好，就说《水浒传》中两次打虎吧。虽然都是打虎，可武松抢拳，李逵持刀，武松打一虎而曲折，李逵杀多虎而干脆，在各自的一招一式中比较出了性格的不同。金圣叹对此点评道：'写武松打虎纯是精细，写李逵杀虎纯是大胆。'这样呢，通过异同对比，来刻画人物性格，比较情节的差别，可以使性格更鲜明，情节更生动。毛宗岗点评《三国演义》时对犯忌避忌的问题也有一段话，是，是——唉，我这记性呀……"

"孟老，是不是'不犯而求避之，无所见其避也；唯犯之而后避之，乃见其能避也'这句呀？"青禾对这句话印象颇深。

"是、是，还是这姑娘脑子灵光。我这脑子已经成了反复使用的复写纸，干划道道不见印迹，近事远事都快记不得了。"孟老连连摇头叹息，下颌的山羊胡子也随着左右飘拂。

"照孟老所言，"张老师说，"这些文学大师们的所谓犯忌，其实并未犯忌。"

"是，虽貌似犯忌，而在精神实质上是避忌，是更高妙的，在更高层次上的避忌。大师们不像一般作者，以能避为能，而是以能犯为能——但此非大手笔不能为也，如果弄得不好，反而会弄巧成拙。"

"青禾，孟老这番高论，对咱们启发不小，"张老师看着青禾，"我想咱们可以乘热借用孟老所言来解释孟老所担心的犯忌问题。"

"老师，您这是'即以其人之理，反释其人之疑'。"青禾一乐。

"你向别人解释新的东西，总要借用接受者熟悉的事物。"

孟老也说："对呀，比喻就是以旧喻新，以熟喻生嘛。"

"我看先从中医学总的治疗目的来说吧，此即《素问·至真要大论》所言：'谨察阴阳所在而调之，以平为期。'意思大致是，治病要诊断清楚阴阳的偏盛偏虚，加以调节，以阴阳平衡为目的——这就是总目的。为了达到这个总目的，针对不同的情况，又派生出许多较为具体的方法，如寒者热之，热者寒之，实者泻之，虚者补之。还针对不同情况，提出一些治疗禁忌，如用热远热，用寒远寒，以防止治疗的偏差。这冬病夏治，也属于调节阴阳的一种具体方法，大致算是补阳以抑阴罢，特殊之处是有特定的季节。"

听到这，青禾忽然想到什么，问道："老师，《素问·四气调神大论》所说的'春夏养阳'，是不是就是指冬病夏治呢？"

"未必吧，若是单提夏可通，而原文是春夏并举，春如何解释呢？"张老师反问。

"哟，光顾着夏了，把春给忽略了。"青禾后悔自己的冒失，"不过老师，我这也是代人受过，我是从一本杂志上看到这说法的。"

"看来对这句经文有误解的人还不少。对此我另有理解，不过我这理解今天还要借助孟老的学问。"张老师说着，从抽斗里拿出《素问校释》，翻到"四气调神大论"篇，放到孟老面前，说："孟老请看这段。"

孟老摸出水晶老花镜戴上，见这段文字是——

"夫四时阴阳者，万物之根本也，所以圣人春夏养阳，秋冬养阴，以从其根，故与万物沉浮于生长之门。逆其根，则伐其本，坏其真矣。故阴阳四时者，万物之终也，死生之本也，逆之则灾害生，从之则苛疾不起，是谓得道也。"

后面接着是王冰、张志聪、张介宾等研究者的注解。

孟老将原文看了两遍，又看了下面的注解，抬起头说："字面上我还理解，可是要深究医理，我无能为力。"

"'春夏养阳，秋冬养阴'两句，是不是互文关系呢？"张老师问。

孟老又看一遍原文，肯定地说："这是典型的，以对偶形式出现的互文。互文是汉语中特有的修辞手法。所谓互文，就是互相为文，指的是这样一种修辞现象：一个完整的意思，根据表达的需要，有意地将它拆开，分别放在两句中，在解释时必须前后拼合，才能正确理解语意。此句上文省了在下文出现的词，下文省了在上文出现的词，参互成文，大意是四季都要注意调养阴阳。这种修辞方法又称互辞，在古典文学中比较常见，如枚乘《七发》中'越女侍前，齐姬奉后'两句，上文言'越女'，下文说'齐姬'，而上下文皆有'越女'、'齐姬'之意，即为越女、齐姬既侍前、又奉后。互文修辞在现代还有人运用，如伟大领袖毛主席词《沁园春·雪》中'千里冰封，万里雪飘'也是互文，分开就讲不通了。再者，京剧《空城计》中诸葛亮的唱词'东西战，南北剿'同样是互文。"

张老师满意地说："如果是互文的话，那么以下各家的注解就都不太对了——因他们没有按互文来注解。而我是按互文理解的，与他们相比，可能更接近经文原意，也更为合理一些。"

"老师，"青禾道，"我当时读这段经文时，只是一心想医理，没能注意到修辞现象，所以未能免俗，还觉这些注家说得各有道理。您能不能医理结合修辞给我讲一下。"

"可以。"张老师拿过《素问校释》边看边讲："按互文的关系，结合医理，此经文的主要精神可理解为：一年四季中，要根据每个季节的阴阳偏盛偏衰特点，采取相应的治疗或保健方法，来调节阴阳，使身体保持阴阳平衡。而不能理解为春夏只养阳而不要养阴，秋冬只养阴而不必养阳。各注家共同不足都是将二句分而释之，以致拘泥于养阴养阳之法与季节之对应，纠缠于细枝末节，偏于琐碎浮浅，如王冰说：'春食凉，夏食寒，以养于阳；秋食温，冬食热，以养其阴。'高士宗也说：'所以圣人春夏养阳，使少阳之气生，太阳之气长，秋冬养阴，使太阴之气收，少阴之气藏。'总之，他们没能从更高层次，从精神实质上把握经文要旨。"

青禾接着说："我觉得高士宗的注释尤其别扭，人有三阴三阳，他只以少阳太阳对春夏，太阴少阴之对秋冬，那阳明、厥阴为何无所对应？显然是被四季之数所限，可见其于理不通。"

"好了，青禾，"张老师说，"这些医理咱们以后再讨论，还是先解决孟老的问题。"

"哎，张大夫，你不是正在解决我的问题嘛，你俩的对话，我听着挺有意思。"

"那毕竟不是针对你的问题而言。我刚才说了，这冬病夏治，属于调节阴阳的一种具体方法，特殊之处是要在夏季的三伏。为什么如此，是所治疗疾病的性质决定的。冬病夏治并不是所有的病都可治，而是针对那些阴寒之邪深伏为害，冬季容易发作，或者加重的疾病。如老年慢性支气管炎、肺气肿、肺心病、支气管哮喘，对，还有肢体寒性疼痛，俗称老寒腿。"

"张大夫，我老家常有人三伏天用蓖麻叶包裹，治老寒腿，也算是冬病夏治吧？"孟老问。

"当然属于冬病夏治了。"张老师答，"这些病从中医角度分析，是阴寒之邪深伏于内，败伤人体阳气，一到天寒时，外寒再合内寒，所以常常会加重。虽然其他季节用温阳药助热，却总嫌力量不够，不容易根治。三伏天时，是一年中阳热之极，在这时以阳热之药进行调治，意在以药物之热并借助天时之阳热，使二热相合，犹如响鼓重锤，快马加鞭，海底掘井，山顶筑塔。使在其他季节单靠药物难以驱散的体内深伏之阴寒得以驱散，在一定程度上恢复阴阳平衡，减轻或者治愈疾病。"

张老师喝几口茶，继续说："'用热远热'是一般意义上的保持阴阳平衡，是以避为能，是已知而不犯。而冬病夏治是以犯为能，明知而故犯。'明知'，是透彻了解禁忌的精神实质，了解其所以然，并明白当下是针对什么情况；'故犯'实是善犯，是在明知的基础上的具体情况具体对待。用孟老刚才的话说，'是虽貌似犯忌，而在精神实质上是避忌，是更高妙的，在更高层次上的避忌。'因为通过这种貌似犯忌，破坏阴阳平衡的治法，却达到了纠正阴阳偏虚偏盛，保持阴阳平衡的目的，在最终的、根本的目的上，在更高层次上，与用热远热的初衷不谋而合，'以从其根'，'是谓得道'也。"

孟老一直聚精会神地听着，听到这，他长出一口气："哎呀，张大夫，'良言一句三冬暖'，你这段话就是那热药，我的顾虑好比那阴寒，它已经被驱散了，驱散了。用个古词来形容，叫如汤沃雪，如汤沃雪呀。"

"咱再扯得远一些，"张老师兴犹未尽，"古代兵家之祖孙子对作战曾提出一个禁忌，叫做'战胜不复'。"

"这我知道"，孟老说，"大意是这次运用某战术得胜，下次就忌讳重复运用，以免敌人上一次当，学一次乖，再用不但不灵，反而自己吃亏。"

"可是在抗日战争时，军事家刘伯承三天内连着在同一地点两次伏击日军，却连连获胜。这说明高明的军事家敢于破忌，更善于破忌。"张老师说。

青禾笑道："可见这日本人里大概也有所谓的'中国通'，知道中国有这一禁忌，推测我军不敢破忌，所以才老路重走，想着这样才安全。"

用热药不远热妙在巧用
知实质巧运用以犯为能　第八回

"战胜不复的精神是因敌而变，"张老师说，"但是如果老是不管敌人如何变化，而一成不变地恪守战胜不复，舍本求末，恰恰又是犯忌，日本人犯的正是这忌，而刘帅正是针对这些自作聪明半通不通的中国通，因敌而变，出奇制胜。"

　　"老师，"青禾道，"我想借用《内经》的另一句话，来解释为何可以突破'用热远热'的禁忌，你看恰当不恰当。"

　　"哦，你说，你说。"张老师颇感兴趣。

　　青禾受此鼓励，两眼烁烁闪光："《内经》在回答孕妇服峻猛药物的后果何如时，说'有故无殒，亦无殒也'。虽然是针对孕妇之病而言，但抽取其精神，可理解为有其证即可服其药，有病病当之。按此精神，有寒证即当用热药，而不必过多考虑是否在热天，因阴寒盛于内，足以与热药对抗，所以虽然天热服热药，有寒寒当之，不至于引起阳气偏盛，或许天热还更利于治疗。"

　　"好，好，这小姑娘的解释与老师的解释有异工同曲之妙，连我这外行也听明白了。"孟老赞许道，

　　"那我就开方了，孟老。"张老师伸手拿笔。

　　"别忙，"孟老忽然想起什么，"我刚才看原文时还有个想法，也是支持你的观点的，说说供你参考。"

　　这使师生二人同时来了兴趣，张老师说："愿闻孟老高论。"青禾也说："孟老的观点一定新颖。"

　　孟老捻着胡须说："我有时也读《内经》，其文风汪洋宏肆，典雅绚烂，如神龙行空，翻然作雨，有'沛然莫能御之'之势，这一段经文也体现了其一贯风格。从文势与层次上看，此段是从四季与阴阳的层次上论述如何保持阴阳平衡，概括性比较强，一气呵成，文气贯通，'春夏养阳，秋冬养阴'两句所论的层次，至少在治则这一层次，而不应该是具体调养阴阳的方法。如果按诸家所释，则二句就成为低层次的、具体的、琐碎的方法，妨碍了整体文势文气的贯通，破坏了整体文风，与所论层次也很不相协调——可见他们的注释可能有悖于经文原旨。"

　　"善哉！"张老师拍案叫绝，"结合整段的文风文势文气来研究这句

经文，只有孟老这样的文章大家才能胜任，我力所不及。孟老所言是对我的论点的强力支持。"

青禾也不由赞叹道："孟老真无愧于文学评论家，对《内经》文风概括得多么贴切，我有时虽然也有这种感觉，就是不能形成这样精当恰切而富有诗意的语言。"

孟老摆手道："过奖，过奖。吾所求者，非浮名虚誉也，乃实效之方也——您还是给我开方吧。"

"老师，您喝茶，我来吧。"青禾早已拿笔在手，跃跃欲试。

"也好。"张老师就边喝茶边口授药方——

紫河车粉 6g、制附子 9g、肉桂 6g、干姜 9g、熟地黄 12g、山茱萸 10g、仙灵脾 9g、半夏 6g、陈皮 6g、白术 9g、防风 6g、黄芪 18g、补骨脂 9g、怀山药 10g。

20 付，制水丸，每次 6g，每天 3 次。

青禾边记录边分析，觉得此方是由二陈汤、玉屏风散、金匮肾气丸三方化裁，又加血肉有情之品而组成。青禾写完方，递给张老师。

张老师审核签字后将药方递给孟老，说："孟老，你如果再能配合穴位敷贴，效果会更好一些——青禾，再给孟老开个治疗单——这穴位敷贴也是冬病夏治的一种方法，是用白芥子、细辛等药研末，姜汁调为糊，在三伏时贴在大椎及双侧肺俞、心俞、膈俞等穴上。"

"那这贴的药也是温热药吧？"孟老问。

"对，这是利用三伏天穴位毛孔开放的时机，使药力更好地透入体内，起逐寒作用。你最好能连续治疗三年，效果可能会更好。现代医学研究，冬病夏治可以增强人体的免疫力，降低机体的过敏状态，提高丘脑 - 垂体 - 肾上腺皮质系统的功能。可以减少感冒，减少发作的次数。对你这老年慢性支气管炎特别适宜。"

"行，行，我就谨遵医嘱，以图速效吧。"孟老拿着方取药去了。

第九回

空调病阴暑症贪凉饮冷
大青龙温散法作雨龙升

七月流火，暑病多发，阳暑固有，阴暑更多。欲知阴暑是何病证，如何预防，大青龙汤治疗阴暑的道理何在，如何运用，请看本回分解——

这年夏天，够得上浓烈二字，高温后接着骤雨，骤雨后旋即高温，在暑湿的蒸腾下，研究院里的各种植物肆意生长：爬墙虎如同滚筒涂墙，快速把青翠推到了四楼，正奋力向五楼进发；葡萄的枝条在架子上纵横交错，尽情伸展，葡萄叶马上就要补填完最后的几个间隙，架下长长的甬道上已经很少能见到漏下的点点阳光了。青禾从住院部回来走在下面，仰面看着架上串串青翠欲滴的葡萄，硕大厚实的葡萄叶，觉得此季此景，正应了《内经》"夏三月，此谓蕃秀，天地气交，万物华实"之言。

到了诊室，见张老师正为一个病人诊脉。这是一个十六七岁的男孩，体格壮实，坐在那里，烦躁不安，不住摇头叹息，两脚来回搓地。身后中年妇女，应该是他母亲，正代他叙述病情。

青禾赶快拿过病历记录——

主诉：发热半天。

病史：上午 10 时多，刚踢过足球，即回家开空调取冷，温度调在 18℃，站在空调前吹了十多分钟，午后觉得发热。

现症：发热，39.8℃，无汗，烦躁，肢体酸困，脉紧，舌淡红，苔薄白。

"青禾，"张老师说，"我看这是一个比较典型的大青龙汤证，可以原方书之——麻黄 12g，桂枝 4g，甘草 5g，杏仁 6g，石膏 12g——大概一付就行了。"

青禾写完方，送给张老师，张老师看看方，签了字递给他们："煎药时放几片生姜、几个大枣，吃药后发发汗就好了——可别再那样吹空调了。"

"你听清楚了吧，"中年妇女一扯这孩子，"当时我就说你这样是找病，你就是不听。走走，回家老实吃苦药吧——这就是你当时痛快的报应。"两人走了几步，又回身道："谢谢大夫，谢谢大夫。"张老师扬扬手："好，好，快取药吧。"

"老师，"青禾说，"这个病人让我想起了一个运用大青龙汤的医案：在酷暑时节，河北有个地方抗旱打井，一个姓刘的农民原在井上向上拉土，热得全身大汗淋漓，如浇如洗。后来改换下井挖土，深井内寒气逼人，登时热汗全消。当时虽然觉得爽快，可回家后立即发病，证如大青龙汤证，就用大青龙汤治好了。"

"你这一说，也让我想起十多年前治疗的一个病人。"张老师回忆着，"他是在暑季大汗时用冷水浇身，虽然当时没病，可此后再未出汗，西医诊断为'汗腺闭塞症'，多方治疗无效。那年夏天他来看病，当时虽然天热，可他滴汗也无，全身汗孔突出，心中烦躁，头昏身热。我给他开了大青龙汤，服第一次并未出汗，反而身热烦躁加重。他打电话过来，我让他继续服药，二次服药后二十多分钟，头上开始出汗，逐渐全身都出了汗，汗腺闭塞症自此就好了。"

"张老师，我看这三人的经历相近，别管是空调的冷风、深井的冷气，还是浇身的冷水，环境温度骤然降低是一样的。"

"对，三者虽异，其寒一也。寒主收引，温度骤降，则导致毛窍闭塞，内热不能外散，必然郁阻而发病，所以'不汗出而烦躁'，应是大青龙汤的辨证要点，也就是各位《伤寒论》注家所说的辨证的'眼目'。"

青禾翻到《伤寒论》38条，在"不汗出而烦躁"下加了着重号。

张老师继续说："由于此类病人感寒较重，故用麻黄汤而麻黄用量加倍，以成辛温发汗散寒的峻猛之剂；再因为内有郁热，所以又加石膏清热。服药后患者汗出，郁热随之而除，如青龙升天而作雨，大雨一浇，天地顿爽，故而名为'大青龙汤'。清代的喻嘉言注解大青龙汤时说得形象：'天地郁蒸，得雨则和；人身烦躁，得汗则解。'中医特别讲究天人相应，好多治法都是从自然现象得到的启示，所以遇问题多与自然现象联系联系，可能比较容易理解。"

"这也就是老师经常所提到的，中医学是象医学。"青禾抬起头，"中医学受传统象文化的深刻影响，也是以观物取象，立象取意的方法来研究医道，所以学医时亦可以观察自然现象来理解医理。"

"其实观书也可以观象。"张老师说。

"观书也可观象？"青禾一时不解。

"当然可以。"张老师肯定，"书中不仅自有'黄金屋'、'颜如玉'，更有'景如绘'。而且文学作品对自然现象的描写经过集中提炼夸张，并有作家个人感受，因而更生动，更典型，更有普遍性，也就更有助于观象以知理。如大青龙汤所对应之象，类似天地郁蒸，欲雨不雨。由此我想到茅盾先生所写的散文《雷雨前》，那里面将雷雨前的郁闷，人们对雨的渴望，得雨的爽快描写得非常精彩。你这文学爱好者，对这该不会不熟悉吧？"张老师带笑看着青禾。

"站在桥上的人，就同浑身的毛孔全都闭住，心口泛淘淘，像要呕出什么来。"青禾以背诵作答，"天空老张着那灰色的幔，没有一点点漏洞，也没有动一动。也许幔外边有的是风，但我们罩在这幔里的。把鸡毛从桥头抛下去，也没见它飘飘扬扬踱方步。就跟住在抽出了空气的大筒里似的。人张开两臂用力行一次深呼吸，可是吸进来只是热辣辣的一股闷气。"

背到这儿，两人感到一阵燥热，吸进来的好像也"只是热辣辣的一股闷气"，抬眼一望，发现空调不知什么时候已停机了。

"可能又跳闸了。"张老师这几天对此已经习惯了，拿起扇子摇着。

"老师，"青禾也打开自己的折扇，"今年为什么这么热呢？这在咱中医上有什么说法没有？"

"中医是特别讲究天人相应的，当然有说法。"张老师马上回答，"《内经》有'五运六气'学说，占相当大的篇幅，就是专讲气候与疾病的。二版教材还有这些内容。但'文革'以后，就被取消了，本科生都没学过，你自然不清楚了。"

"那我得抽时间补上这一课。"

"专家们将《内经》中五运六气的内容，与我国中原地区气候资料相对比，发现比较符合咱这中原地区的气候规律。按《内经》的运气理论，每一甲子有六戊年，主火运太过，今年正当一戊年，是戊午年，应火运盛而有余，该是'岁火太过，炎暑流行'之年。"

青禾正翻着日历，听到这她随口就说："哦，今年既然是'炎暑流行'，那么中暑的该多了。"

"青禾，"张老师连连摇头，"咱们当医生的思考问题可不能像'凡是敌人反对的，我们就要拥护；凡是敌人拥护的，我们就要反对'，'凡是中国人，就必然爱中国；不是中国人，就必不爱中国'那样简单地推理。"

"是，是。"青禾有点后悔自己的轻率，心想自己平常还挺好分析，不爱随声附和，今天这是怎么了，大概是热昏了头。

"你的推理，在古代，在不富裕地区，可能相符。而在现代，在富裕的地区，则可能相反。岁火越甚，反倒可能中寒者越多。"

"那原因是什么呢？"

"这多是空调等制冷设备的'功劳'。室外越热，室内越凉，温差太大，转换太快，身体不能适应，因而发病。由于儿童抵抗力弱，这现象就更为突出。"张老师说着，递过来一张报纸："你看看这条新闻。"

青禾接过报纸，见横栏大标题为——

"因空调过凉而致病，市儿童医院人满为患"，下面配有照片，长长的走廊上，摆满了病床，一排输液瓶映着寒光。

青禾想，当个医生还真得眼观六路，耳听八方，处处留心，时时在意。这要是早上看了报纸，也不至于说刚才那话。我这回可得好好分析分析，以冲淡刚才轻率给老师留下的印象。于是她说——

"老师刚才所说'岁火越甚，反倒可能中寒者越多'，我分析可能是这种情况：天气越是炎热，人们贪冷求凉的心情就越急切，相应的行为也就越过激，如空调温度调得过低、以冷水冲身等，这样得病的可能性也就越大。"

"你这分析得还入情入理，可当'帝曰：善'三字。"张老师点头赞许道，"这才是医生应有的思维。炎暑时节却因寒致病，自古有之，因人们的性情，古今并无太大的差异。暑天趋凉避热是人的天性，只不过现代的空调之类的设备更助长了此病的发作。"

"那古代医家一定对此有论述吧？"青禾问。

"不但有，而且论述得还很深刻。如明代医家张介宾将此类病称为'阴暑'。他说：'阴暑者，因暑而受寒者也，而病为发热、头痛、无汗、恶寒、身形拘急、肢体酸痛等症。此以暑月受寒，故名阴暑，即伤寒也，'对于病因，也分析得颇有见地，据他观察，病因是人们'畏暑贪凉，不避寒气'，虽然当时没有空调，但古人也有其他纳凉之法，'或于深堂大厦，或于风地树阴，或以乍寒乍热，不谨衣被，以致寒邪袭于肌表，'而导致阴暑。"

"看来不但空调，其他降温方法应用不当也可以导致阴暑。"青禾说。

"所以张介宾当时就认为'凡病暑阳暑不多见，而阴暑居其八九'，——这是他从人的感觉好恶上进行分析的结果——他说：'暑热逼人者，畏而可避，可避则犯者少；阴寒袭人者，快而莫知，莫知则犯之者多。'"

"看来古人说'有快意于前，其末也必伤'不是没有道理的，刚才这个病人正是如此。那么中医认为暑季应该如何养生呢？"青禾问。

"咱们中医讲究天人相应，顺乎天地之变，无违于天，无逆于时。与秋冬两季的收敛封藏相反，夏季是升发疏散的季节，就应该适应这个季节，在其时则须得其气，此即《素问·四气调神论》所言'无厌于日'，该受热就得受点热，该出汗就得出汗，甚至出点畅汗，'使气得泄'，才对身体有益——但这并不是说夏季可以不采取降温措施，任其高温中暑，关键是在调节温度时要注意把握一个度，热不致阳暑，冷不致阴暑。"

"有人说中医是'中庸之医'，或'中和之医'，讲中庸之道，讲究对事物度的把握，不偏颇，不过激。老师所言可为这种观点作一个注解。"

"对这观点我基本上认可"，张老师点头，但接着口气一转："但这中庸主要是指治疗目的，而非指治疗手段。《内经》所说'谨察阴阳所在而调之，以平为期'，是指总的目的。其后所言'寒者热之，热者寒之，温者清之，清者温之，散者收之，抑者散之，燥者润之，急者缓之，坚者软之，脆者坚之，衰者补之，强者泻之，寒者热之'，是具体的治疗手段，可见其正与中庸之道相反，无不偏颇，无不过激。而治偏方亦偏，方偏药亦偏，用中医术语总结，是'以偏纠偏'。到了暑天虽然该热，但热得过分，即是气候反常，即仲景在《金匮要略》所言之'至而太过'，这是一偏。"

"空调风扇之冷，相对于气候之热，又是一偏。"青禾接上。

"以冷之偏，纠热之偏，两偏相抵，而达到适度、中庸，则得养生之道，中庸之道，可以安然度夏。如果贪凉求冷——注意，这里之'贪'，即是过激、过度、过分，亦成一偏——就可能导致身体的阴阳偏颇失衡，不偏于热而偏于凉，不病于暑而病于寒，成为阴暑之症。而针对患者之偏，就要用药物之偏来纠正。由于身体是受凉偏寒，所以就用偏于辛热的大青龙汤来纠偏。服了大青龙汤，驱除了阴寒之邪，身体之偏被纠正了，阴阳恢复平衡了，病也就好了。"

小说中医——一部表述中医药文化的小说

第十回

究西药论特性洋为中用
精选药获佳效重在辨证

中医理论不仅是被现代科学研究的对象，并且也是研究种种事物的思维工具，可惜的是这一点往往被忽略。本回师生运用中医理论对西药进行了研究，以中医理论开办"思维工厂"，将西药加工转化为中药。欲知这"思维工厂"如何生产，和由此而产生的三项好处，请看此回分解——

跟张老师实习了几个月后，青禾觉得有时这病似乎是一拨一拨轮着来的：那几天总是来结肠炎，过几天又多是高血脂，再过些时又好来哮喘病人，这些时似乎高血压病又结了伙。

张老师看高血压病着实让青禾感觉有些蹊跷。因张老师诊病时不但了解西医需要知道的情况，如眼底血管的状态，有无心脑血管合并症，靶器官的损害等。并且还查舌诊脉，对虚实寒热等问得也相当详细，似乎要进行中医辨证论治。青禾心里当时已经在辨是什么证，要用什么法，开什么方，选哪些药，只等看结果与老师的相符不相符，相符多少。然而最终张老师却总开西药降压药，青禾不免有些怅然与疑惑。

不过近两天青禾觉得看出点门道。对于明显属于中医辨证之肝阳上亢的，张老师多用降压药中的交感神经抑制剂，如利血平等。这使青禾联想到一则有关证实质的研究资料，说是肝阳上亢的本质可能是由于交感神经－肾上腺髓质系统功能的增强。那么利血平耗减了周围交感神经末梢的去甲肾上腺素，降低交感神经－肾上腺素系统功能，虽然从西医方面看是起到了降压、镇静作用，而如果从中医证治角度来看，岂不类似于平肝潜阳、清泄肝火吗？并且利血平如果长期服用，可导致抑郁，自杀率增加，引发阳痿。而抑郁、阳痿，则是与肝阳上亢恰好相反的阳虚之症。

由此来看，张老师之所以详察舌脉，细问寒热虚实，是要在用西药的同时，兼顾中医辨证。

有了这个发现，青禾今天门诊时，犹如"心忧炭贱愿天寒"的卖炭翁那样，期盼患高血压的病人来诊，好乘机向老师请教，以证明自己的发现正确与否。可是好像前一拨的高血压病人的大队人马已经过去，而且没有掉队的，这不，都快下班了，候诊的病人也没了，一个看高血压的也没来。

正在青禾失望以致要绝望之时，匆匆进来一个三十岁左右的礅实男人，面红目赤，将夹着挂号条的病历本往桌上一放，就伸胳膊卷袖子："姑娘，你先给我量量血压。"青禾抑不住心里一阵窃喜，连忙将袖带套在他胳膊上。

青禾还正量着血压，他就开口叙述病情，张老师示意安静，他才不太情愿地将后面的话截住。

"收缩压150，舒张压100。"青禾边解袖带边向老师报告结果。

"哦，"张老师转向病人："好，你说说病情吧。"

他说话又快又急，一说就是一大串，说得非常之多，大致是——

他姓吴，是三鑫九金证券公司众阳路营业部的操盘手，管着营业部的自营盘。今年年初虽然他没有抄到股市的底，但是在涨势确立后跟进得还比较及时，到了四月份，已经获利近百分之二十。当时他看大盘有见顶的迹象，开始抛股，可营业部的经理不同意，说经济形势很好，GDP稳步增长，而股市是经济的晴雨表，应该还有上升空间，非但不主张抛股，还让他加码买进。结果买进以后，大盘果如他所预料，掉头急速下滑，到了现在，先前买的利润被下跌吞没，后来加码买的纯亏百分之十还多。总公司派人来追查责任，营业部的经理却指责他操作失误。他当然不服气，已与经理吵了几架。那经理不但不承认自己的错误，反让他停职检查。他向总公司的人申辩，可是当时经理对他是口头指示，又拿不出什么证据，他是又气又急又冤。这几天觉也睡不好了，耳朵轰轰响，心中烦躁，见人就想发火，头也晕晕的，有时还胀痛，太阳一晒更严重。一量血压，人家告诉他有些高，于是就来看病。

张老师一面诊脉，一面认真听着。青禾也把着病人另一只手诊脉，青禾觉得其脉坚硬顶指，如循琴弦。诊完了脉，张老师对他说："看看舌头。"他只得又将正说的话截断。

青禾由此发现，如果让人停止说话，不但让他闭口可以达到目的，让他开口也能收到同样效果。这吴操盘手的舌象不出青禾所料，舌质红，舌苔薄，还有点黄。青禾心想这是典型的肝阳上亢，大概老师又要用降压药中的交感神经抑制剂了。正想着，张老师口授处方了："青禾，给他开脑立清丸2盒，每次10粒，每天两次，口服。"

青禾伴着遗憾与疑惑写完方。张老师签过字将方递给吴操盘手。

"脑立清，"吴操盘看看方，问道："我吃过脑子立刻就可以清醒？"

张老师放下笔："只能说可能有这个效果，但根据你这个情况，药物只能是扬汤止沸。"

"那要是釜底抽薪呢？"吴操盘迫不急待。

"俗话说：'盐从哪咸，醋从哪酸'，这得追究你这病的起因。你那'冤案'、你那经理就是两根还烧着的薪，要抽掉这些，我力不能及。所以目前只能退而追求扬汤止沸之效。回去吃吃药，清清火，降降压，醒醒脑，安安神，好好考虑考虑如何抽薪。"

- -

"老师，我上午又没跟上您的思路。"下午一到研究室，青禾就有点懊丧地对张老师说。

"哦，"张老师呷口茶，身子向后仰了仰，"说说看，是入了歧路，还是追之莫及。"

"算是自作聪明，误入歧途吧——上午最后一个病人，我原以为您会开利血平之类交感神经抑制剂来降血压。"

"那为什么？"张老师放下茶杯。

青禾详细说了她的新发现，末了感叹："我是望夫子门墙而不入也。"

"你的新发现并不错，你还是有心人，登堂入室为期不远。"

"老师不必安慰我。您分析分析我为什么误入歧途，不然我到了墙根也摸不到门，别说登堂入室了。"

张老师徐徐地说："荀子云：'人之所蔽，蔽于一曲，而暗于大体'，你之蔽在于有成见在先，过分关注中医辨证与某类西药的联系，反而忽略了中医辨证与中药的联系。"

小说中医——一部表述中医药文化的小说

"嗯。"青禾点头。

张老师接着分析道："虽然他的血压高了点，但这是因事而起，由气而激，未必是现代医学所言之高血压病，更可能是短期的血压波动。而他突出的问题是中医所指的肝阳上亢证。这点血压波动似乎不足以引发这么严重的肝阳上亢证。"

"所以关键是消除肝阳上亢。"青禾有所悟。

"而消除肝阳上亢的最佳选择还是中药。"张老师放下茶杯，"脑立清由磁石、代赭石、珍珠母、清半夏、酒曲、牛膝、薄荷脑、冰片、猪胆汁组成，可以平肝潜阳、醒脑安神。现代医学研究，有降血压作用，尤其是对于高血压表现为肝阳上亢证的，效果较好。"

青禾想了片刻："那老师的用药思路是——西药主要用来降血压，兼顾中医的证；中药主要用来消除证，兼顾血压。"

"你归纳得对。因为用西药兼顾中医的证，我还是在尝试，所以我没明确告诉你——但是你还是看出来了，所以我说你是有心人。"张老师停了停，"不过这还是我的初级目标。"

"哦，"青禾一下来了兴趣，"那老师一定还有高级目标吧？"

"更高些的目标是将西药中药化。"

"将西药中药化？老师一定乐意让我也参与这一过程吧？"

"我得先考考你，看你合不合格——你说说什么是中药？西药的内涵又是什么？"

青禾一时语塞，想这问题就像问"什么是人"一样，越是习焉越不察，越是常见还越不好回答，不是信息少得不足以归纳，而是信息多得不知道如何提炼。古希腊的大哲学家柏拉图曾说人是'两足而无毛的动物'，结果就有人拿拔了毛的鸡去嘲笑他。自己可得小心，别犯类似的错误。该如何定义呢？青禾的脑子一阵急转——按来源与产地？不对，中国也产西药，西洋也生产中药，如西洋参，而且在国际上占一定的份额。按人工合成和天然产物划分？也不妥，冰片、砒石等中药也是人工合成，而西药地高辛、阿托品等却是天然药物。按剂型与使用人员来划分？那就更不科学，连这个想法都不该有。那么该如何下这个定义呢——不妨运用废话的艺术，来个似答非答，以缓一时之急。于是她问：

"老师，是不是仅限于西药中药这两种药？"

张老师点头。

青禾故作严肃："我的定义是——不能划为西药的，就是中药；不能归入中药的，即是西药。"说完，自己先绷不住，格格地笑。

"你这是效法王雱辨鹿，作典型的经济学家式的回答——貌似正确，可是无用。"张老师也笑了。

"其实我刚才已经考虑从产地、剂型、来源等方面下定义，可是都又旋即推翻。迫于无奈，只得耍点小赖皮。"

张老师伸手点点《新编药物手册》："你如果多看看传统中成药与现代医药的说明书，应该觉察出两种药物的主要区别在哪，归纳出区别，就不难下这定义。"

"那我先看看这脑立清和西药降压药的说明——"青禾说着翻到"脑立清"那一面，见上面印着："功能：平肝潜阳，醒脑安神。适应证：肝阳上亢，耳鸣眩晕，烦躁易怒，口苦，心烦不寐。"接着又找到几种抗高血压西药的说明看了看，然后合上书，想了想，字斟句酌地说：

"中药的概念是不是可以这样表达——具有治疗证的功效，如'平肝潜阳'，用来治证，如'肝阳上亢'的药物即是中药——而不论其出产何地，如何制剂。即使是西药利血平，如果它可以用来平肝潜阳，消除肝阳上亢，即可视为中药——关键看如何用，以什么目的用，出于什么用意——'医者意也'四字用在此处，我看比较恰当——以西医之意用，即为西药；以中医之意用，就是中药。"

"你这概念基本不离谱，但不够全面。中医研究院的岳风先先生论述得比较全面。他认为中药的内涵为——

第一，药物性能的表达有性味，即四气（寒热温凉）五味（酸苦甘辛咸）；归经，包括脏腑、经络、三焦、卫气营血等归经，升降浮沉；

第二，药物功效以中医药学术语表述，如解表、凉血、平肝、清热解毒、软坚散结、活血化瘀等。

第三，药物配合使用时，按君臣佐使关系配伍，使各味药共同构成一个功效整体与机体证相对应而发挥作用，配伍组方时还要考虑到药物七情、反畏、药对等关系。

简言之，以中医药学理论体系的术语，表述药物的性能、功效和使用规律的药物，称作中药。这是中药概念内涵的第一方面，第二方面，具备如上基本内容的药物，并且只有按中医药学理论使用时，方称作中药。若按其他医药学理论使用时，还可不称作中药。

与之相应，西药概念内涵为——

西药应具备与西医药学理论体系基本内容相适应的特征，其具体内包括三方面：

第一，药物本身性能以其物理和化学性质来表示，如是液体还是固体，是酸性还是碱性等。

第二，药物功效以相应的病理、生理、生化等的指标和术语来表示，如抑制细菌、降低血压、升高血糖等；

第三，药物配合使用时，考虑药物间的物理化学变化，如沉淀、分解等，至于生物活性则考虑各个药物各自作用的结果，而不是把各种配合使用的药物作为一个功效整体。

简言之，以西医药学理论体系的术语表述药物的性能、功效和使用规律的药物，称作西药。此为西药概念内涵的第一方面。具备如上内容的药

小说中医——一部表述中医药文化的小说

116

物，并且只有按西医药学理论使用时，才称作西药。若按其他医药学理论使用时，还可不称作西药。"

"岳先生的论述刻画出了两类药的实质。我们的工作可以在这基础上进行——不过老师是怎么想起要作这工作的呢？"青禾问。

"可能是出于职业习惯或职业敏感，即使在运用西药的前后，我也本能地常注意到证的变化，逐渐发现有的西药具有中药样作用，也就是说，可以达到中药的治疗效果，可以纠正证的偏颇。例如我观察到不少患者在热病后期，出现肌肉抽搐，口干盗汗。这在中医来说，属于阴虚生风，应当以三甲复脉汤加减养阴息风。其中有些病人因查血发现钙偏低，而静脉注射葡萄糖酸钙，纠正了低血钙，降低了神经肌肉兴奋性，并未服中药，虽不刻意治风而风自息，非有意治汗而汗自消——由此推测钙剂有养阴息风作用。"

"中医治此类阴虚生风的三甲类方，主要药物牡蛎、生鳖甲、生龟板，好像也都是富含钙质的。"青禾补充。

"由此我想到，在运用西药时，要多多注意对中医证的影响，总结归纳西药的中药样作用，进而在运用西药时尽量兼顾中医的证。"

"那您如果直接用中药降压——就像刚才开脑立清一样——岂不是更针对中医的证。"青禾说。

"并不是每个高血压病人都属肝阳上亢，适于用脑立清。"张老师道，"现在还没有分别适用于多型各期高血压病的中成药。如果都要针对中医的证来治疗，那势必要开汤剂，而病人对汤药多难以接受——不过这不必埋怨病人，要多从自身找原因。目前现代医学认为高血压是必须长期服药，甚至终身服药，以维持血压的疾病。既然是长期服药，必然要求方便、价廉、味佳。西药降压药基本上达到了这三项要求，而中药汤剂治疗高血压在这三方面都还欠佳。"

"岂止是欠佳，我看简直就是和这三项要求对着干。无怪乎病人难以接受。"

"所以我考虑，"张老师道，"在遵守西医抗高血压药物的应用原则的前提下，适当兼顾病人的证。对于阳亢、热证明显者，选用 β 受体阻滞剂，和交感神经抑制剂；遇见阴盛、寒象突出的患者，尝试用钙通道阻滞剂、α受体阻滞剂；如果病人痰湿比较明显，可以选择利尿剂——不过，这只是我初步的尝试，还要继续观察运用的效果。"

"如果从这些西药的副作用反推，我想效果会不错的。"青禾说，"利血平的副作用是使人抑郁，甚至有自杀倾向，正是阳亢兴奋的反向。β受体阻滞剂可使心动过缓，肢体发凉，也是阳盛发热之反面。而钙通道阻滞剂则可以使人头面发红发热，又正与阳虚寒盛相对。至于利水以治痰湿，则是中医的习用治法——老师您说，我平常怎么没注意这些，今天您提到了西药中药化，我才想到服西药的反应与中医证之间的联系。"青禾说着轻轻地摇头。

"你的脑子平常没有紧绷这根弦。注意力主要在如何用中药治证的方面。"张老师道。

"老师这是中国式的说法，按外国人的说法，我的头脑是属于没这方面准备的头脑。"

"如果从今天开始，你紧绷西药中药化的这根弦，成为所谓有准备的头脑，那么你的头脑就可以成为加工厂，通过思维加工，将一种一种的西药，加工成一味一味之中药。"

"单是通过思维加工，就可以使西药变为中药？"青禾感觉新奇。

"那当然了，自古以来，中医药学家就是如此操作的。"

"是吗？我学医几年，还真是闻所未闻。"青禾愈感新奇。

"那你是医学史还没学到可以'以史为鉴'的程度。"张老师说，"乳香、没药、沉香、苏合香等这一类香药，原来是作为香料从波斯等国进口的，起初是作为香料焚烧，并不是中药。到了宋代，香料的进口达到高潮，据《宋史》上载，当时的香药宝货，充满府库。这些香料也普及到了民间——宋词中不乏焚香的内容，你这文学爱好者应该有印象呀。"

"是，我想起来了，宋代词人周邦彦的一首《苏幕遮》里就有香，'消溽暑'的词句，另一首《少年游》词，也提到焚香，说是：'初温，兽香不断，相对坐调笙。'"

张老师接过青禾的话说："这些词是当时生活的反映，表明香料已经大为普及。由于普及，当时的中药学家才得以用中医药学理论为工具，对这些外来的物品进行多方面研究，体察性味，确定功效，赋予其中药内容，终而使这些香料中药化，与中药原有药物水乳交融，融为一体。现在提到沉香、苏合香、乳香、没药、檀香、木香等，并没有外来药那种陌生感；提到以这些香药为主药而配制的中成药，如苏合香丸、木香顺气丸、沉香化滞丸、至宝丹等，也都认为是地道的中药制剂，没有人觉得是中西药混合。"

"老师，我觉得这种研究太奇妙了，大有'万物皆备于我'的快感。"青禾沉醉于自己的想象中，一气说下去："你看，这思维加工厂一不要反应罐、提取罐之类的制药设备，二不须取得 CMP 认证，三不必交纳所得税、卫生费，四不耗费煤、气、电等能源，五不占场地盖厂房，六不必进各种原料，七还不污染。更妙的是西药加工后还是西药，不失其效；香料仍是香料，未销其香。并没被提炼消耗成为他物，所以也不产生废料。不像中药制成西药，被提取得只剩下渣渣。"

张老师也被青禾说得见了笑容，但这笑容马上又收敛了："其实这是艰苦的、富有创造性的脑力活动。虽然不需要制药设备，但必须精通中医药理论，因这是思维加工的工具；虽然不要各种制药原料，但必须有大量细致准确的临床观察，因这是确定药物中医内容的实践根据；虽然不须取得 CMP 认证，但其必须以中医理论为准则，因如此方能确保其结果合于中医理论；虽不需要能源，但要有炽热的事业心与强烈的使命感作为研究的动力，认识到这才是中医研究的正业之一。"

"中医研究的正业？"青禾不禁一愣，下意识地问："那么什么研究是非正业？"

"将麻黄开发成麻黄素，从黄连中研究出黄连素，把青蒿提炼成青蒿素，对于中医来说，就难说是正业。"

"有报道说这是中医药研究的重大成果呀，老师怎么说它们成非正业了？"听到这，青禾更加不解了。

"因为这是'研究中医'而非'中医研究'。所谓中医研究，运用中医理论，从中医的角度，以中医的方法对事物进行研究，得出符合中医理论的成果——如宋代医家对香药的研究。"

"那么研究中医呢？"青禾追问。

"是将中医置于现代科学的显微镜下、聚光灯下、手术刀下、解剖台上，进行剖析观察研究，以现代科学思维、理论来理解中医，解释中医。其研究者多把中医看作现代科学以外的异物、怪物、出土文物，作推陈出新，整理遗产式的研究。对中医理论，寻求与现代科学的印证；对于中药，追求其有效成分——如某某素的研究。"

"既然如此，那为什么还将这种成果报道为中医研究的重大成果呢？"

"大概是报道的人不明白这两种研究的性质。"

"报道的人不明白，或许有情可原，而搞研究的人就听之任之吗？"

"我考虑可能是这些原因，"张老师道，"由于现代科学已取得了巨大的成绩，有强大的研究能力，先进的研究工具，众多的研究人员，所以研究中医之研究铺天盖地，已经成为研究的主流，即使是中医人员，也难免被此大潮裹挟，跟在多数人后面跑，未能清楚意识到自己正在进行的研究属于什么。如某市成立中医研究院时，虽然调入多位名老中医，但调入的西医更多，这种人员比例，就表明要以研究中医为主。中医决策人员、中医专业人员尚如此，何况报社的记者，更何况——"

"更何况我这实习的学生。"青禾自我开脱。

"对于研究中医这项事业，我非常支持，希望多出成果，快出成果。但我不主张中医人员脱离本业，也去凑热闹，我们还是要致力于搞正业，各走各的道。现代科学现代医学虽然高度发达，但远不完美，而中医理论等传统医学的独特理论，则可在某些方面纠正它们的弊端，补充它们的不足——这正是中医学的价值所在。"

"'愈是民族的，就愈是世界的'这句话，我原来以为只适用于文学艺术，看来对于中医也适用。"青禾道。

"从另一方面看，"张老师说，"这些药物在获得了西药特点的同时，也失去了中药的部分特征。有两项前后相随并且相对的西医研究成果，就充分说明了这个问题，第一个研究成果是'青蒿素抗疟原虫的研究'，仅隔3年，出了第二个研究成果——'抗青蒿素疟原虫的研究'。"

"哟！这简直触目惊心。"青禾吃惊道，"一个新药竟然这样短命，一项成果贬值得竟然如此迅速。而中医用青蒿治疟疾，已经上千年，也没发现耐药呀。"

"这也是中药与西药的一个重要区别。"张老师说，"由于微生物的耐药，曾将一批又一批的西药拉出市场，变成历史，成果贬值，利润消失。在人类与致病微生物竞赛中，由于微生物进化周期的短促与善变，人们无论是药物研制，还是与自身的进化，与微生物比都常常处于劣势，而这时，中药的优势就凸现出来。那些抗青蒿素的疟原虫，并不能抗青蒿，用青蒿治疗仍然有效。"

"那这其中道理何在呢？"

"大概青蒿素是单体，而青蒿是多成分。疟原虫对付单体容易，而对付复合成分难。这复合成分中或许有增效剂，或许有阻止疟原虫产生耐药性的成分。这都有待深入研究。"

青禾说："那从这事更应该看出来，作为中医人员还是要立足本业，扩大中医学的价值。"

"我设想，"张老师道，"如果每个中医单位都致力于正业，根据自己的具体情况，用哪种西药比较多，就以哪种西药作为研究对象，通过大样本的观察统计，发现这药的中药样作用，归纳反应，体察性味，确定功效，赋予其中医内容，终而将这种西药中药化。这样，经过一个不太长的时期，就可以将药典上的西药大部分中药化。"

"如果这样，那我们中医当不复叹于'医之所病，病方少'了。"青禾兴奋地说。

"不仅如此，西药中药化还有几项好处呢！"说到这，张老师也有点兴奋。

"学生愿闻其详。"

"第一，至少可从中医角度深化对西药的认识，提高西药应用的针对性，提高治疗效果，避免不良反应。我曾在急诊室观察，在用阿托品抢救敌百虫、敌敌畏、苯硫磷、乐果之类有机磷农药中毒时，如果患者属于阴寒体质，常是用量很大也不产生中毒反应。而如果是阳热体质，则用量少也容易产生中毒反应——这提示阿托品为温热药，从中医的角度较为合理地解释了西医的所谓阿托品类药物的个体差异性问题。"

张老师说到这儿意犹未尽，很快地喝了几口茶，又接着说下去："再比如说常见的青霉素过敏问题。从青霉素过敏的情况来看，头晕，休克，心慌出冷汗，面色苍白，全身软瘫、手脚发凉，血压急骤下降，脉搏快细而弱，一派阳气欲脱之象，而抢救措施是立即皮下或静脉注射 0.1％肾上腺素 0.5~1ml，所以可推得肾上腺素属温热药，可以回阳救逆，治青霉素过敏。由此还可以体味出青霉素的药性应属寒凉。为证明这一点，我曾安排学生在门诊注射室追踪观察皮试显示为阴性的患者，看他们注射青霉素后的反应。这些患者中，有 53 例辨证为虚寒证，84 例辨证为实热证。注射青霉素后，虚寒证中有近 10 个病人出现过敏反应，而实热证中仅有 1人出现过敏反应。经询问，这个患者家住得较远，早上没顾上吃饭，一路骑车赶来有点劳累——这个例外反倒是更好的佐证。这个观察结果为合理运用青霉素提供了参考，提示用西药时也宜兼顾中医的证。"

"这第一项好处是老师所说的初级目标。那么第二个好处呢？"

"二是有利于中医证实质的研究。"

"这证的研究可是中医研究中的重中之重，耗时不短，收效不大能在这方面有所突破，意义可就大了。"青禾道。

"这项研究的依据在于，中药化了的西药虽然增加了中医内容，但其原来优点仍然保留着，如分子结构、作用部位、作用机制都比较明确等，我们就可以从此入手，来推测证的本质。"

"老师，我有点开窍了。"青禾起来给张老师倒一杯茶，"您先喝口茶，让我先试着说说。"

"且慢，"张老师端起了杯子又放下，"你刚才那个关于中药的定义可是不及格，这次给你个机会，看能不能将功补过。"

"老师您放心，我这回真的是开窍了，如果不能将功补过，您就办我个'二罪归一'——就以刚才所提的阿托品为例，根据临床观察，阿托品属大辛大热，可以回阳救逆，治阳衰肢厥之证——而阿托品是西药中的抗胆碱类药物，依此反推，乙酰胆碱及胆碱受体的作用，以及副交感神经张

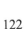

力的升高、交感神经张力降低，可能是阴寒证本质的一部分。"

张老师边喝茶边听，频频点头。

青禾看到老师赞许，思维更加活跃："老师，我再引申点内容，好将功补过，你不反对吧？"青禾从老师的目光中看到鼓励，于是接着说下去："由此还可以推测，机体交感神经或副交感神经张力的高低、胆碱样递质和受体的数量的个体差异，可能是决定机体寒热体质的因素之一。"

"好！"张老师将茶杯当的一声放在桌上："这个引申有理有据，将功补过足足有余。"

"老师先别夸我，我可还等着你讲第三项好处呢。"

"这第三项好处，就是通过此项地道的中医研究，可向世人显示，西医及其医药理论也可以用中医理论来进行整理和再认识，起到执中医之简，驭西药之繁的作用，而提高西药疗效，减低或避免其毒副作用。进而表明，中医学并不只是被动地被当做研究对象，被别的学科来研究，而且也可以反过来成为研究其他学科的工具。对于一个事物，如西药，不妨从中医的角度，以中医的视野，来扩展或深化认识，发现尚未被现代科学、现代医学认识到的盲点。"

"闻师一席话，胜读十年书。虽然我是明白了这项研究的意义，可仍不明白的人可能更多，岳先生和老师目前的情况，类似《温病条辨·序》描述刘河间的那样：'庶几幽室一灯，中流一柱'，实可叹也。"

"那我们就不能像刘河间那样，'朴而少文，其论简而未畅'，以至于'其学不明，其说不行'。而是要针锋相对，反其道而行之，阐明己意，详论之，畅言之，发论文，造舆论，让大家明白这项研究的意义，吸引更多的人参加——毕竟这项研究不是少数人所能包揽的，必须有大批中医人员参加，多个中医单位协作才行。当'幽室一灯'，所照有限；充'中流一柱'，难阻水流。虽或有虚誉，然非我意也。"

第十一回

评易经论医经医易同源
学易经读医经医易有别

由于《易经》含义的晦涩与好异者的附会，使得许多人以为医学与《易经》关系密切。此回张老师破除了所谓"易道之大，无所不包"的神秘性，并从文献学等方面分析了医易关系，认为学医未必要学易。欲知张老师如何分析，如何在医易研讨会上搅场而不捧场，请看本回分解——

下午，青禾从收发室拿了一沓寄给张老师的信件，回到研究室，边拆边看。

实习几个月来，这都成了青禾每天的功课了。青禾已经总结出这些信大概主要有这么几类：请开会的，请讲学的，请鉴定的，请人传记的，请当编委的，请题字题词的，请参加答辩的，求医问药的。

"老师，"青禾剪开一个大信封，抽出一本杂志递过去："您虽然退休，可人气之旺，不减当年。还有那么多的人惦记着你。"

这是本新出的《中医研究杂志》，张老师接过，边翻边说："是呀，看来一个人要退出历史舞台也不容易，虽然即使自己想退，甘心退，诚心退，但总免不了也有那么多人那么诚心地不放过你。咱院的胡老，已去世数年，可此类信件仍是源源不绝——这似乎像物体的运动，也有惯性。"

"可见大家还是期望看到您们老一辈继续在历史舞台上活动，给大家以教益。这请您的每一封信，就是给您提供一个机会。"

"我的苦恼已经从如何争取机会，逐渐转变为如何对待机会。"张老师苦笑，"年轻时是表现欲强烈而苦无机会，开会去不了，投稿遭退稿，机会对不起我。现在却是机会太多，能力局促，而没有相应的内容来充实这些机会，我又对不起机会——人生常常是这样的矛盾和无奈。我那些治疗经验、学术观点，已经在不同场合表达过，如果还逢机会就去表演，屡屡地炒剩饭，必然令人生厌。"

"哟，老师，"青禾又拆开一封信，"这有封请您参加医易学术研讨会的信。我真想参加这会，听听专家们有什么高见——孙思邈说过，'不知易，不足以言太医'嘛——可是我正在重复您那缺乏机会的苦恼。"

"那我就给你这机会，消除你这苦恼。"张老师放下杂志，接过会议通知看着："对于当前的医易热，我有话要说，这个机会我还有点内容可以充填。你马上给主办方的联系人回信，到时咱俩一同参加会议。"张老师眼光扫到通知末尾，"哦，这会是唐老邀我的，晚上我再给他通个电话。"

"老师，人家可是请您的，我也去怕不合适吧？"青禾不免心里虚怯。

"不但合适，而且必要。他们所请的老中医多数年事已高，谁自己不带个徒弟保驾护航呀？"

青禾释然道："那我陪您去倒是减轻了他们的职责。以这理由去，似乎还有点心安理得。"

"你还可以发挥你的美术书法特长。"张老师欣赏着自己的女弟子，"我把你推荐到会务组，帮着他们布置布置会场，写写会标，写写通知，设计设计论文集的封面、版式——这样你不但心安理得，而且理所当然，理直气壮，当仁不让。"

"老师的话真赛过参芪，直补得我气虚变气壮，热血沸腾，筋节鼓荡。"青禾笑道。

"对于你这心怯的虚证，我虚则补之。"张老师话锋一转："不过这次开会，我却不是去补气鼓气打气益气的。"

"老师的意思是对医易不感兴趣？"青禾困惑，"那您为什么别的会不去而要参加这会？"

"我虽然对医易不感兴趣，却对中医界当前医易研究的状况感兴趣。"

青禾想了想，说："要是以法测证，您既然不是去补气鼓气打气，或许是要去理气泄气？那么您是不是认为当前的医易研究状况有实证之嫌？也就是说有点偏激，有点过分？"

"当前的医易研究确实有些过热，有阴阳失衡一面倒，阳热偏盛的倾向。看看杂志、会议的文章，连篇累牍，多是说《易经》如何高明，医易如何相关，《易经》对中医影响如何之大——似乎不拉上《易经》这张虎皮，中医就不能自立。"张老师道。

"中医现在已是弱势，如果有《易经》这张虎皮来保一保，岂非更好？"

"问题是《易经》本身即类似毛泽东所比喻的纸老虎，安徒生所描写的皇帝的新衣。中医不受它连累就好了，何谈保护。"张老师大不以为然。

"老师这话可有点惊世骇俗。"青禾禁不住的惊讶："好多人捧为至宝的东西，让你一言横扫在地。别说别人，我都心痛。"

"我看你这心痛搞错了对象。"张老师笑道，"如果你看懂了《易经》，这心痛会不治自愈，《易经》就是高效的止痛剂。"

"老师的话或许比《易经》还高效，刚才补气的效果多么显著，立竿见影，效若桴鼓。"

"好，那我就先给你止止痛。我这发言还得请你做成幻灯，你老是这么心痛不愈，怕也做不好——这从哪说起呢？——对，你找人算过卦没？"

"也算算过吧。"青禾想想说："我报考研究生之前，我妈拉着我找她一个同学给我算卦，扔了几回乾隆钱，得了一个卦象。她同学说：'从卦上看，这姑娘考研的事，虽努力也未必成，不努力则必不成。'你说这道理不是明摆的嘛，何必再跑腿费事故弄玄虚地从卦上招惹。"

"那你参与的就是变化了的筮占"，张老师说，"所谓筮占，就是每次抽取一定数量的筮草，摆成卦象来推测事物未来的算卦方法。过去是抽筮草，现在多变为扔铜钱了。不管是抽草还是扔钱，都是为了得卦象。而

《易经》，就是一部筮占的书。”

“不过我听说《易经》是部哲学著作呀？”

“书中或许有些早期零星的哲学思想，但断难称为哲学著作，张老师摇头，“说它是原始的占卦记录可能比较接近事实。”

“如果不是哲学著作，我的心痛减轻了，十去其二三。”

“占卜这种巫术在世界各民族早期都曾普遍流行，所用的工具方法也五花八门。司马迁曾说：‘三王不同龟，四夷各异卜’，‘或以金石，或以草木’。中国商周时主要盛行龟卜与筮占。”

“那甲骨文该是龟卜之书了？”

“甲骨文虽多，但不能算书，之所以如此，在于工具的不同。”

“噢？为什么？”

“筮占是每次抽取一定数量的筮草，排为卦象以测吉凶。”张老师道，“若反复排列，则必然会有重复的卦象，最终终于会发现可以排成——并且仅能排成——不相重复的若干卦象。这过程若用数学上的排列组合公式运算，是一会就能得出结果的。即使你未学过排列组合，只要有耐心排摆下去，也终会演出六十四卦，当当演易的周文王，并无什么神秘。”

青禾回想中学时学的排列组合，每次取若干元素……正想着，听张老师接着说：

“古人占卜后往往要与后来实际发生的事情验证，得了与以前重复的卦象，更要参考前次之卦。为了方便而准确地找到前次的卦象，就促使筮者将各卦分类排序，以便索引。而筮占比较规范的卦象正好提供了这个可能，于是经过多次、多种的尝试，终于形成了《易经》中按相对与渐变规则排成的六十四卦次序。不管当时排序者主观上出于什么动机，但客观上显示出一种数学上的变化规律，可看出有序性、循环性、和谐性、连续中的渐变性等。”

“我明白了，《易经》可能是因索引的需要而编排成了书。可龟占同样有这需求呀，为什么没成书呢？”青禾问道。

“这就决定于工具的区别了。”张老师比划着，“龟卜是在龟甲上烧灼钻孔，观察裂纹变化来推测吉凶。受多种因素的影响，如温度高低、手法轻重、龟甲质量等，其裂纹形态千变万化，一卜一象，万卜万象，无法重复，只能是卜一次看一次说一次，不能与以后的龟卜比较，其间无法组成系统，故甲骨虽成千上万，亦只是庞杂无绪之一堆，不能成书。"

"我好像还听说有的少数民族有动物内脏卜，情况大概与龟卜类似，也难成书。看来还是筮占工具选得好，以至别的卜占方法大多销声匿迹了，筮占还延续到现在，给我这现代人的时髦事算卦。"

"可这又引出了问题，"张老师接着说，"由于可以反复方便地索引验证，早晚不免发现事实与筮占的预测并不一致，筮占吉凶而未必真凶，言吉也不一定就吉。"

"那么占卜的人如何自圆其说呢？"

"于是有些机灵的筮者测事时，往往不再死扣卦象，而是更多地结合事理来加以灵活地解释。即使占得吉卦，也不能简单地断为吉，或许还要对当事者加以告诫。"

"还有这等事？"青禾感到新奇。

"当然有。如据《左传》记载，鲁国季氏的家臣南蒯，想要背叛季氏，心里没底，求助于卦，结果占得了个坤卦，卦辞为：'黄裳元吉'，以为大吉，然未敢信，隐匿其事而仅以此卦请教筮占专家子服伯惠。这子服伯惠是机灵人，观其似有所隐，料非善事，不敢苟同。告诫南蒯'忠信之事则可，不然必败'。又将此四字分割开来，颇为繁琐地曲解了一通，说了百余字，来论证其告诫有理。这与其是说卦，毋宁说是借说卦来劝其勿行非'忠信之事'。"

"那这《易经》岂不是由测事工具变成了说理依据了？"

"是这样。"张老师点头，"筮者参考事理和当时的情势，采用任意断句、曲解词意、望文生义、析字谐音等方法，对卦之结果进行曲解或引申，各取其所需，讲自己的一套。如伯惠解释'黄裳元吉'，就把内衣的黄和内心的忠硬拉在一起，把下身的裳和臣下的恭又硬联系起来，这些都是伯惠的附会之辞，并非《周易》的原意。最后伯惠为了维护自己的说法，竟然限制易占的作用，说'易不可以占险'。"

青禾说："人们原为避险而占卜，要是不可以占险，那要《易经》还有何用。"

"这种态度及手法，到了数百年后的《易传》，达到了里程碑式的新阶段。由对个别卦象之曲解附说，发展到对整个《易经》的曲解附说，由就事论事，发展到用以表达自己的一套哲学体系。《易传》实为一种系统地'援易以为说'的作品。后世往往将《易经》易传合编为一书，你以为《易经》是哲学著作的原因大概就在此。"张老师说。

"噢，原来如此，"青禾手抚着胸前，"我的心痛又轻一些，十去其半。"

"由于《易传》是援引《易经》说自己的一套，所以《易传》对《易经》并不恭敬，屡行曲解之事。例如《易经》随卦之卦辞为：'随元亨利贞无咎。'按对卦爻本身排比归纳，加以甲骨卜辞佐证，应当断句为："随：元亨，利贞。无咎。"意为有利于占筮或占筮者。而《易传》硬断为'随，元，亨，利，贞。'而加以曲解。"

青禾笑道："那这作者必定是子服伯惠的亲传弟子，两人手法如出一辙，何其相似乃尔也。"

"不管是亲传再传三传以至于 N 传，伯惠的弟子可不止一个两个，"张老师说，"《易传》此例一开，效法者蜂拥而起，你《易传》既然可以将自己的思想套上《易经》外套，那么我又何妨将我的想法用《易经》装扮，于是亦援易以为说。另外有许多人出于对《易经》的过于崇拜，对易求之过深，将许多后世才可能产生的思想向《易经》附会，自觉不自觉借古以说今。由于卦象体系并不确定，卦辞晦涩含糊，卦象示象而意义活络，以致后人对两者几乎可以随心所欲地解释，使得《易经》像一空套子，几乎任何层出不穷的新生事物都可以套，哲学可套，电脑可套，三论可套，数学可套，中医更可套。而且对那五花八门，彼此对立的解释都能兼收并蓄，来者不拒，并大有继续收纳的潜力，此即所谓'易道之大，无所不包'之原因所在。这种无所不包又反过来强化了、促进了这种研究，形成循环，而自己还不觉察、不知道。"

"照老师这么说，对《易经》的研究已超越了彻底的程度，而达到了'透底'的境界。"

张老师接过青禾的话加以引申："这透底的窟窿还不小，以至于透过这窟窿能看到不少东西，于是将看到的东西都算作《易经》所包含的。"

"这倒是挺有趣的，又是'易道之大，无所不包'的原因之一。"

"由于此类研究焦点与重点并不是老老实实本本分分地集中于《易经》，而是借说经而说己，以道古而言今，取其所需，搞'我注六经，六经注我'的那一套，故其研究者不免分宗别派，互为攻击，此类著作亦不免洋洋大观，连篇累牍，据有人统计，前人存留下来的研究《易经》的书籍达到三千多种。并且此类研究随时代进展而层出不穷，与时俱进，愈说愈繁，愈繁愈乱。"

"听老师的意思，《易经》岂不是并没有什么价值，搞易研究岂不是也没什么意义了吗？"

"价值与意义不能说没有，但至少不象某些易学家所说的那么巨大。对于《易经》的研究少数人搞就行了，没有必要像'文革'中全民学哲学那样，大轰大嗡，以至于热得发昏，引得中医学也来凑热闹。"

"我看过一些文章，说《易经》高深得很，可以读经开智，若真如此，全民学学，又有何妨。"青禾说。

"鲁迅当年由于父亲的病被庸医所误，出于个人恩怨，说中医是有意无意的骗子。虽然现在看来所指对象不对，但文学家此语确实精彩，将此语移用于大吹《易经》如何高深的人，才真正恰当。"

"那就是将句中的'中医'二字换为'大吹《易经》的人'。"青禾道。

张老师接着说："先说无意的骗子，这类人出于崇经心理，对《易经》求之过深，在此心理状态的作用下，将大量《易经》原本没有的东西附会于《易经》而不自知，而晦涩的卦辞，富有象征意味的卦象恰又提供了这种便利。"

"老师，这点我还不太明白，您再深入讲讲。"

张老师徐徐地说："用西方接受美学的观点看，这卦辞、卦象意思含糊，不像一加一等于二那样确定，所以相当于接受美学所言的'未定点'。而对未定点的理解，接受美学认为，不决定于作者，不取决于原意，而取决于理解者的'期待视野'，理解者有什么样的心理期待，就可有什么样的视野。"

"您刚才提到鲁迅，这倒让我想起他的一段关于《红楼梦》主题的名言——'一部《红楼梦》，单是命意就因读者的眼光而有种种：经学家见《易》，道学家看见淫，才子见缠绵，革命者见排满，流言家见宫闱秘事。'这'读者的眼光'就相当于'期待视野'吧。"

"你这段话引得恰当。"张老师首肯，"可见《红楼梦》的主题不决定于曹雪芹先生的命意，而决定于各位读者的眼光。要是接受美学的提倡者姚斯知道鲁迅这段话，必定要拿来说明接受者的差异导致理解的差异——这是多么典型的例证。"

"反过来，要是鲁迅地下有知，也可能会接受接受美学的理论，用来解释《红楼梦》主题不确定的原因。"

"你来看，"张老师用铅笔在一个信封的背面画着，说："这个图像什么？"

青禾看见一个圆圈，里面不规则地点了一些点。

"显微镜下的细菌吧？"

"你的身份是学医的，'期待视野'可能主要在医学的圈子里，在这圈子中寻找与此图相似的事物顺理成章。如果是一个天文学爱好者来看，说是天文望远镜中的星星，也不见得说不通吧？"

"嚯，同一个图像，老师一下子从微观升到宇观。那我就从高雅降到平俗——这是烧饼和上面的芝麻。"

张老师放下铅笔："从格塔式心理学角度来说，由于人们思维有自组织能力，所以人们对事物的反映大于部分之和，超出单个的客观刺激。那些无意的骗子并不明白这些道理，读经时疑神有神，疑鬼现鬼，疑圣出圣。总是将烧饼上的芝麻理解为银河中的天体，而加以崇拜，无非是自欺欺人而不自知。"

"那么有意的骗子就是明知是芝麻而硬说成天体的人——他们为何要如此呢？"

"说成芝麻平淡无奇，说成天体则可以借以吓人，抬高自己。可能是寻宝心理在作怪。"

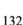

小说中医——一部表述中医药文化的小说

"寻宝心理？这是什么心理？"

"举个例子说吧，"张老师看看青禾，"假如你在一堆废墟或垃圾中弯腰寻宝，找呀，探呀，扒呀，翻呀，折腾了一辈子，相当于有人皓首穷经。结果并没有寻找到什么宝物，一无所得。当你准备费力地直起腰时，你可能面临两种选择，你这一生价值的高低可能就决定在这两个选择上。一个是认输认栽，承认自己白干白忙。而这样的话，自己一生的价值随之要大打折扣，落个无名无利，无声无息无臭。一个是故作神秘。你可以拿着废墟中一块上面有模糊痕迹的砖头或石头，宣布自己寻到了宝，这痕迹就是什么经、某某论，微言大义，高深得很，只有你这样长期在此搞研究的人才能勉强看懂一部分，有待高人们深入研究。如此一来，就使不明底里者不敢小觑，抬高了自己的价值，可以当当专家，而名利双收。一般来说，作第一个选择总是艰难的。"

"别说一生了，就是一会儿也是这样。"青禾说，"我跟我妈上街，她总是好买布头。我在旁边看着她们一群妇女围着一大堆红红绿绿的布头埋头紧翻，我总是等得不耐烦。而我妈总是要翻出一块中意的才罢休，不甘心白花工夫后空手离开，而这些布头真买回家后也常派不上什么用场。我还发现，翻得时间越长，买的布头越没有用，二者的反比关系非常确定。"

"类似你母亲的行为还可以用经济学上的'沉淀成本'来解释。"

"噢？沉淀成本？"青禾颇感新奇。

"如果同样的这一块布头，整齐地挂在竿上，一望而知，你母亲可能就未必要买。而这块布头如果是花时间、费气力翻出来的，那就可能要买——这是由于为了这块布头，她付出了时间、精力、机会的成本，而这成本是再也不会回来了，沉淀在那里了，如果空手而去，于心不甘，只有买下这块布头，才对得起这'沉淀成本'。而翻得时间越长，成本越高，越不甘心。"

"经老师这么一分析，我对我妈买布头的行为理解了，同样，对这类人的有意行为也可以理解了——名利二字毕竟难以看淡嘛。"

"可以理解不等于可以支持，更不等于可以听任其在中医界泛滥。"

第十一回

评易经论医易同源
学易经读医经医易有别

133

张老师严肃起来。

"老师您写文章吧，我精心作成幻灯课件让您的发言效果更好。"青禾已经跃跃欲试。

"看来你的心已经不痛了。"张老师笑言。

"您老连下'接受美学'、'寻宝心理'、'格塔心理'、'沉淀成本'四味良药，如同'四君'，恰对其证，焉能不效。"

"医易学术研讨会"已经开了一天多了。青禾在会场中看着自己书写的隶书会标，觉得自己满有资格在这听会，心里十分踏实。

果然不出所料，青禾前一天听的多是谈论《易经》如何高深，中医如何受《易经》影响的发言。不过正如雨水不能渗入雨衣，青禾听听都无动于衷，并暗自好笑——她觉得自己之所以会"禅心已作絮沾泥，不随春风上下狂"，持如此态度，是因为已经接受了张老师观点的效果，这如同服了玉屏风散，免疫力、抵抗力自然增强，正气内存，易岂易干。

今天上午张老师要作大会发言，青禾特地赶早来，坐在前排正中。虽然发言内容早已熟悉，但她还想领略张老师发言的风采，看看自己制作的幻灯会场效果究竟如何。

这时她听见会议主持人唐老说："下面由张老发言。对于张老，我要特别介绍一下。张老与我是老相识了，几十年来私交甚厚，可遗憾的是，在学术观点上总是相左，这次也不例外。张老的观点可能比较新奇，与大家的观点不一致。对于目前的这个医易热，他不是来帮兵助阵的，而是来清热泻火的。会议秘书组认为，越是反面观点，越是要认真对待，越是要充分尊重，所以我们对张老发言不作时间的限制，让他能畅所欲言。我们欢迎张老别具特色的发言！"说完带头鼓掌。

等掌声落后，张老师扶了扶话筒："当时唐老邀请我时，我就直说，对于这个会，我到场可不是捧场的，而是搅场的，你如果不怕，我就去——其实我说这是多余的。虽然我觉得唐老有时在学术上似乎偏于保守，但唐老襟怀宽阔，雅量豁然，对于不同意见非常宽容。在反右时，他曾对后来被打成右派的人表示：虽然我可能完全不赞同你们的观点，但我全力维护你们发表观点的权力。就因为这，他最终也被打成了右派。当时的环境那样的严酷，后果那样的严重，都没有能改变唐老的雅量高致，何况今天！"

张老师侧头看看唐老，继续说："例如本来唐老安排我第一个发言，可见他的胸襟仍是那么开阔。而我只得坚决推辞，哪能刚开场就搅场呢。我的反面观点，充其量只是会议的一味反佐药，理应放在处方末尾，岂可本末倒置，置于君臣之前，不循章法。所以我要求最后发言，该收场时再搅场，搅场后我乘散场之机离场，以免遭大家群起而攻之。而唐老又坚决反对，说那样就好像是我们主办者迫不得已才让你发言，显得我们多么小心眼儿，多么怕你搅场。其实我们并不怕，怕就不请你来，既然你来了，就得听会务上安排——这样吧，不为人先，不为人后，你就在会议的中间发言吧——于是我就奉命在此时发言——在发言之前，我对会议给我这样一个畅所欲言的机会表示十分的感谢！"

说着，张老师打开青禾作的幻灯，屏幕上映出一个页面，正中靠上一行赵体墨色行草，顾盼有神，写的是发言的标题——《对医易热的冷思考》；下面是一方朱红的齐派白文印章，古朴苍劲，刻的是发言人张老师的名字；底纹是淡青色的传统冰梅图案，雅致清新。整体如同一幅精心装裱的书法作品。

青禾听见前排有人说："你看人家张老的东西，有先声夺人之势，这几色配到一起，真是提神悦目。"另一个人说："看来张老的搅场是有备而来，发言可能有点意思，别说闲话了，好好听听张老说什么。"

"随着对中国传统文化的讨论，中医界现在出现了可称为医易热的现象，"台上的张老师已经开讲，"论医说易之文忽增，多是谈医易如何相关，如何相通，甚至医源于易，似乎要集体论证孙思邈的那句话——'不知易，不足以言太医'。与此相应，有关医易之论文、教材、学习班、研讨会等应运而生。被这一热浪所裹挟，一些对易知之不多的中医自惭自卑，随而学易。由于其中一些人对易及医易关系缺乏了解，不免出现一些偏差。而又有杨振宁先生为代表的一部分学者，认为《易经》对中医有不良的影响，认为中医不跳出《易经》的思维，则没有出路。我今天准备就以上问题作一讨论。"

这时屏幕上映出发言的小标题——"关于医易关系及古代医易研究"。

会场上继续回响着张老师的声音：

"这两派虽然针锋相对，而其前提却是一致的——中医源于《易经》，《易经》对中医有较大影响。而我认为两派之争为无谓之争，因为这个前提好像并不存在，并不成立。"

此言一出，会场骤然响起一阵议论声，如同阵风骤入树林。

张老师早料到会有此场面，面带微笑等到议论渐渐平息，继续发言：

"从现存文献与对后世的实际影响看，中医之源当属《黄帝内经》。从文献学角度考察，《黄帝内经》之作者，并未像张仲景声明自己所著的《伤寒杂病论》源于《内经》那样，声明《内经》源于《易经》。如果果真来自《易经》，那么出于对演易之周文王之崇敬，似乎托名文王，名之为《文王内经》更为顺理成章，而《内经》作者宁愿将著作权奉送于黄帝，似悖情理。"

会场发出一阵笑声。

"若果真《内经》源于《易经》，那么《易经》理应在《内经》中留下相当的痕迹，如篇名、卦象、卦辞等应当在《内经》频繁出现，才可支持此说。如《伤寒论》中《内经》的痕迹处处可见。而考察《内经》全文，标明书名而引用其文者达数十种，惜《易经》不在其列。再看另一些未标书名之引文，亦多与《易经》了无干涉，仅有一处以八卦之名代表八方之风，其他概未之见。但此并不足以构成证据。大家知道，《内经》有著名的十二官脏腑说，可大家并不认为《内经》理论来源于古代官制——何况此说之影响大大超过八卦。可见医源于易之说在文献学上缺乏根据。"

张老师喝了几口茶，继续发言：

"再从《内经》内容上考察，构成《内经》或中医理论体系之要者，有阴阳五行、脏腑经络、病因病机、天人相应等。而除天人相应外，其他在《易经》中尚属阙如。而《易经》中天人相应思想甚为简陋，凭此

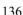

并不足以构成《内经》那样成熟而精致的天人相应理论。至于说阴阳之思想源于《易经》，更是一个虽然错误而流传颇广的认识。将《易经》之'--、─'释为阴阳，是《易传》的解释，或曰曲解、误解。考《易经》全文，并不能证明'--、─'为阴阳，《易经》只是将其称为'六、九'，自始至终并未将其称为阴阳。而且全书亦罕言阴阳二字。再看早期《左传》、《国语》中几条说卦的记载，亦未见以阴阳说卦。其中医和虽然以卦说医，然未及阴阳。故不仅说'--、─'是代表阴阳缺乏论据，并且《易经》中有无明确之阴阳概念都要成问题，更何谈医之阴阳源于《易经》。"

此时全场又一片哗然。

等声音平息，张老师加重了语气："我这里特别要指出的是，颇有一些研究者，不明白《易经》与《易传》之关系，常将两者混为一谈，常常引用《易传》之言以证其说。而《易传》并非《易经》，两者相隔数百年，《易传》是后人'援易以为说'的产品，对《易经》并不恭敬，时常曲解《易经》之原意，以就己说，故《易传》名曰传易，实则扬己。所以如果以《易传》为根据，来论证医源于易，岂非如苏东坡《日喻》中所喻的那样，自盘而之钟，自烛而之箭，转而相之，越旋越远。也如一则俄国寓言所说，朋友的朋友，只能喝兔子汤的汤。"

会场又发出一阵笑声。

"之所以能将《易经》与中医扯上源流关系，我看主要有三个原因——

其一是《易经》卦辞晦涩含糊，卦象示象而意义活络，以致后人对其几乎可以随心所欲地解释，使得《易经》像一空套子，几乎任何层出不穷的事物都可以套，至于将中医套于其中，论证其源流之说，原非难事，不在话下。

其二是《易经》之产生，早于《内经》。但早于并不等于源于，源于在于谱系，不在于早晚。早于对于源于，只是必要条件，而非充分条件。以此作为推测尚可，作为确证则不可。

其三是《易经》、《易传》之内容与中医确有相近者，如阴阳学说、辨证思想等。但这些并非是《易传》之专属，在某社会文化环境内，多种学科共用相同的概念，有相近以至相同的思想是普遍情况。当时的阴阳家、道家、兵家等这些思想亦很发达。而且这些内容明显见于《内经》，甚至文词都如出一辙。如老子之'甘其食，美其服，安其居，乐其俗'，兵家之'无击堂堂之阵'等。若依某些内容相近而判定医源于易，那么岂不更有理由言医源于道、源于兵乎？"

这时有会务人员来给张老师茶杯中续水，张老师点头示谢后接着讲道：

"据以上理由，我认为中医未必源于易，未必易对中医有重大影响，较接近事实的可能是医易同源，同源于中国传统文化。"

接着张老师点开另一个页面——"古代之医易研究"。

"古代中医界的医易研究，基本上未能摆脱后世易学援经说己、借古说今的老套路，而构成后世易学的一部分。由于医学是属于自然科学，医易研究又有自己的特点。主要是较少涉及社会性较强的卦辞，而偏取卦象体系，参照阴阳太极等理论，将中医学向易学比附，起初是以个别卦象说医，后至张景岳方较系统地援易以为说。"

青禾看到台上唐老等人也在认真地听，若有所思，不时扭头看看张老师，还写些什么。

"从这些研究中可以进一步看出，《易经》确实是容量惊人的空套子，中医学中许多专业性甚强的内容，也能煞有介事地比附得上，这就容易使人产生误解，以为易中原有此类内容，以为医源于易，医易相通，通到医即易，易即医的地步。这里我要特别强调，比附得上，并不等于易中原有，应当将二者清楚地区分开来。例如常言的'以某某之心，度某某之腹'，这'心'中所想，与'腹'中所思，常常相反。理解意与原意未必全部等同，有时甚至全不等同——尤其是被理解对象晦涩模糊时——这里我想引用晦涩语、双关语大师，美联储主席格林斯潘先生的话来结束我的发言——

'如果你以为彻底地理解了我的发言，那你就极可能完全误解了我的意思。'"

一散会，就有一些年青中医围上了张老师，请教关于医易的问题。

一个操陕西口音的问："张老，对孙思邈所说的'不知易，不足以言太医，您持什么看法？"

"首先这话不可笼统引、笼统听，"张老师伸出三个指头："比如这个知，至少可以分三级：略知、精通、介于二者之间。究竟达追哪一级方可'言太医'，孙思邈老先生当时并没有明言，现在问也没法问，不过揣测他的口气，似乎是对易学应有较多的知晓，知之越多越有资格'言太医'，若是仅略知，或知而不精，这孙老先生怕是不会授予你资格证书的。"

众人一笑。

"而如果说非得对易精通或近于精通方有资格'言太医'，那么孙氏此言未免耸人听闻。众多的事实并不支持这一主张。从中医四大经典著作来看，言罕及易，并不能推断作者精通《易经》，而其所言断不能推断为非太医。"

众人点头。

"再考察《名老中医之路》一至三集中百位当代一流名老中医治学道路，亦罕言学易知易，而谁又能取消他们'言太医'的资格呢？近几十年出版的历版中医院校本科统编教材中，一概没有专门易学内容，学此而卓有成就，足有资格'言太医'者，又何止少数。即使是清廷太医们编的《御纂医宗金鉴》，也是如此，概不言易。可见太医们也不支持孙氏之说，而他们无疑是当时最有资格'言太医'之太医。所以孙氏此言若非哗众取宠，也至多是个人感受，不具备普遍性。"

"那学易对学医就没有益处了吗？"又一人操着山东口音发问。

张老师看看他，说："如果从扩大知识面角度说，当然知道一些易学对学医有益。因医与易毕竟产生于同一社会文化环境，互通互渗，更有一些中医界的好异者，喜援易入医，以易说医，所以学易也有益于学医。但是，医学是一门具有广泛联系的学科，不仅与易，并且与其他学科更有密不可分的联系，如果说'不知易，不足以言太医'，那么按此句型，我看也可——甚至更可——说不知人文，不足以言太医；不知天文，不足以言太医；不知地理，不足以言太医；不知兵法，不足以言太医……何况按其对医的重要性排次，易未必能，或必然争不到前几位。"

张老师环视一下众人："如果是搞中医临床的，大可不必为孙思邈这句话而自卑自惭，而费力耗时地专门学易，有这时间精力，还不如去掌握一些更切于临床实用的东西。医易虽然可能在较高的文化层次上有某些相通，但毕竟是两门相去甚远的学科，学易未必能给学医带来直接的、明显的益处。若是读古医书遇到易的内容，临时查考也可以，何况中医界好以易说医的'好异者'也就那么几个，是支流而非主流。"

"张老，"一操南方普通话者说，"我是搞医史文献的，恐怕得多知道点易学吧？"说着递过来一张名片，张老师接过，也将自己的名片回赠给他。这么一来，大家纷纷与张老师交换名片。

张老师将大家的名片收起，回答他说：

"你如果有意研究历史上的医易关系，当然要知易懂易。而这又必须明白《易经》、《易传》及后世易学性质，明确研究目的是医史上的医易关系，而非搞现代式的援易入医，或附会新说，重蹈覆辙。这就像学医古文是为了读懂古书，而非要作新的医古文一样。"

等大家散去后，张老师将一张名片递给青禾："这张名片有点意思。"

青禾见名片正面印着——

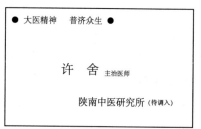

反面印着详细地址、电话、电子邮箱等。

青禾饶有兴致地看着，笑意渐向嘴角上浮。

张老师又递过来一张："无独有偶，这张也挺别致。"

青禾忙把目光挪到这张名片上：

沪光中医学院

何其仁 副教授（已申报，候批）

上海市紫里05号

看过了这张，青禾的微笑浮出了嘴角："看来这二位先生学习仲景《金匮要略》颇有心得。这'待调医师'许某人是遵医圣'见肝之病，知肝传脾，当先实脾'之意而活用，'知吾调彼，当先印片'，预先告之，方便以后联系。而'候批教授'何先生大概认为自己的实际水平已达副教授，而在职称上尚无此名分，属于仲景所言的'至而未至，'于是自己先印名片，搞'未至而至'。"

张老师听着，不由赞赏青禾的机敏，一下就将名片与经典这两个似不相干的东西联系上，而还那么恰当有趣，于是接着她的话说：

"我看过会儿议论文集中他们俩的论文，也有点意思，水平也算达到了当副教授，或调入研究所的程度。从水平上言，可以说'已至'。所以，既然有如此水平，自然不甘心'潜龙在渊'，而想要'飞龙在天'。但这样印名片，似乎有点'至而太过'，锋芒太露——但愿他们不至于'亢龙有悔'。"

第十二回

重功能重感受中医特色
重形态重指标西医守则

与西医学之看重形态变化，看重化验指标数据相对，中医学临床重视功能的失调，重视病人的主观感受。欲知如何通过具体病例反映中医这一特色，如何剖析"中医诊断客观化"提法的失当，请看本回分解——

现在虽已是仲秋，可这几天的雨颇有夏雨的气魄，断不是淅淅沥沥，欲止还下，欲下还止的秋雨做派，而是如泼如浇，电闪雷鸣的夏雨作风，仿佛是夏天的雨侵入了秋季。

由于雨的阻隔，来诊病人显著减少，现在已是下午四时了，师生俩才看过了两个病人。

张老师品茶，青禾看着窗外雨景，想着《内经》中有关雨的经文——

"以天地为之阴阳，阳之汗，以天地之雨名之；阳之气，以天地之疾风名之。暴气象雷，逆气象阳。故治不法天之纪，不用地之理，则灾害至矣。"

"贼风数至，暴雨数起，天地四时不相保，与道相失，则未央绝灭。唯圣人从之，故身无奇病，万物不失，生气不竭。"

"厥阴所至为飘怒大凉，少阴所至为大暄寒，太阴所至为雷霆骤雨烈风……气变之常也。"

正想着，忽听有人叫张大夫，青禾扭脸一看，随着声音，进来两个人，逆光看去，头前的人碰实，后面的人纤长，好像塞万提斯小说插图中的桑丘与堂吉诃德。仔细看看，前面的人原是前些时来看过病的证券公司的吴操盘手，他将病历本放在桌上，说：

"张大夫，您好呀，我介绍我同事来请您看看。"

随着话音，他介绍的同事也坐到了桌前，向张老师微笑点头。

青禾看他这位同事，细目淡眉，纤鼻薄唇，五官都雕琢得那么纤巧精致，就是妆化得浓了点，纤细的五官好像有些承受不起，给人以形式大于内容的感觉。

"你的病怎样了？"张老师问吴操盘。

"我吃了您开的脑立清，血压也降了，脑子也清醒了，就用这清醒了的脑子与经理斗争，这，这过程复杂了，我也不详说了，反正真象大白了，冤案昭雪了，经理被撤了。"

"现在他是吴经理了。"女同事回头看着他说。

"噢，可喜可贺呀。"师生二人同时说。

吴经理道："冤案昭雪确实可贺，而当这熊市的经理却没什么可喜。我一清点他留下的股票，没有不深套的，只是套的种类、套的时间不同而已。您说接他这烂摊子，岂不跟接热山芋一样，也等于是钻进套子套着。"

"你这是临危受命，要挽狂澜于既倒，任务正因为艰巨而倍加光荣呀。"张老师道。

"股市是一个靠天吃饭的地方，个人英雄主义在这儿如卵撞石，何谈挽狂澜于既倒。"吴经理苦笑道，"熊市已经几年了，现在还看不到结束的迹向。公司这状况能不能撑到牛市到来，我没有信心，我最怕倒在黎明前的黑暗里。"

"吴经理，这才是你的真实看法。"女同事瞟一眼吴经理，"你上任时在咱公司职工会上的讲话，就像是那些糊弄散户的股评。"

"哟，我怎么把你的存在给忽略了，看看，把话也说漏了。"吴经理抱歉地一笑，又立功赎罪似地向张老师介绍："张大夫，这是我公司的客户经理安波，我看她这一段时间情绪不稳，无精打彩，就问她是不是病了，她说去好几个大医院检查了，都没有什么问题。我就介绍来您这看看——我听说中医能没病找病——就是将西医找不到的病找出来，摸脉比 CT 都管用。"

安波闻言忙将一个将要打出的呵欠压下，把手腕放在脉诊垫上。

张老师却不忙着诊脉，对吴经理说："看来大众对脉诊有些误解，往往是向夸大脉诊作用的方向误解。其实脉诊主要是用来辨别疾病的证型，而不是辨别疾病。CT 是用来辨别形态。二者属于不同的诊断体系，不好比较谁比谁管用。"

"那《红楼梦》上张太医'论病细穷源'，不就是单凭脉诊来'细穷'的吗？你看，洋洋洒洒一大篇，说得入情入理，细致入微。"安波问。

"那是小说家言，有艺术夸张的成份，填入了作者的理想，就像《红楼梦》里的做茄子、制冷香丸之类，在一定程度上是'满纸荒唐言'，不能当真。假若作小说的曹雪芹诊脉真能达到这种程度，完全可以行医以自立自养自足，而不至于穷困潦倒。"张老师答。

青禾也说："所以有的评论家戏说小说在某种程度上就是'胡说'。不夸张，不'胡说'，不高于生活，平淡无奇，看着有什么意思。"

"照两位大夫的说法，我这病人反倒要向'张太医'细穷病源了？"

张老师含笑鼓励，青禾说："是呀，这就是艺术与生活的距离。我们愿闻其详。"

安波将手腕从脉枕垫上收回，说："我两年多前财经学院毕业，应聘到这证券公司。当时我立志要当中国的巴菲特，大陆的邱永汉，在股市树立个散户赚钱的模范。为了这目标，我学了四度空间、葛维兰八法、波浪理论等理论。每个交易日都是开盘盯盘，收盘分析。但是功夫总负有心人，现在钱没赚到，落的只是套——我自己买的股票套，我替别人操作的也套，我建议别人买的还套；按波浪理论买的被套，照四度空间买的仍套，看葛维兰八法买的一样套；按照技术分析买的套，根据基本分析买的同样套。浅套、深套、紧套、久套、新套，我现在就是在这套中生活，怕见客户，愧见亲友，成了个'套中人'。这几年的凄风苦雨，消磨了我的壮志豪情。再回想我的目标，越加遥不可及。唉！呵——呵。"那个被压下的呵欠这时冒了出来。

"你也不必过分自责。"吴经理安慰她："几年熊市下来，吃这碗饭的谁不是伤痕累累，割肉断肢，又有谁能独善其身。"

张老师也说："是呀，'覆巢之下，安有完卵'，你以多自证，以同自慰罢。"

"你是生不逢时，谁叫你一入市就遭遇熊市呢？"青禾跟着说。

"谢谢你们这么安慰我。"安波打个呵欠又说："现在不单是业务上不可收拾，人际关系也跟着显著恶化。亲戚朋友知道我在证券公司，都以为我的消息灵通，傍着了大庄家，纷纷要我推荐股票，替他们操作。开始我不知此中险恶，自以为高明，又是推荐，又是操作，结果悉数被套，这自然引得大家不高兴，搞得关系紧张。后来我不再推荐，不再操作，又被他们误解是不肯帮忙，不带领大家共同致富，要吃独食，结果关系也疏远了。"

"安波说的我也深有同感，我跟她的情景也差不多——不过我已经习惯当孤家寡人了。张大夫，您可能不太理解，搞操盘就是孤独的事业。有些时候，就得不顾亲情，六亲不认。"吴经理深有感触。

安波又说："既然六亲已经不认我，我只得也不认六亲而以业务为亲，在业务上狠下工夫，以补偿缺乏亲情的空虚。于是将自己安排得像机器一样运转，整天忙碌而单调，这样无非是想在业务上有些起色，有所安慰。但却像对被套着的股票补仓一样，越补窟窿越大。随着熊市的延长，亏损程度越来越大，解套的希望越来越渺茫，旧套未解又添新套。而且随着亏损的增大和信心的丧失，我的身体状况也不如从前了。现在一天到晚觉得累，提不起精神，想起被套的股，就一阵一阵心慌，有时还真想哭一阵。虽然非常累，可是又总睡不着，睡着了又容易醒，醒了又好一会睡不着。睡不好白天就打不起精神，还好忘事。睡不好也就吃不好，总是没有食欲，勉强吃点也是食而不知其味。省里、市里的几个大医院我都去了，CT、B超也都照了，心电、脑电也都描了，血液、尿液也都验了，这科、那科也都看了，都说没什么毛病。吴经理关心我，让我来找您老看看，我本想过两天再来看，因为我分析这两天可能有个反弹，结果天下雨股市也下雨，而且同样是下暴雨，连着暴跌，跌得我几乎要崩溃，所以今天冒雨也要来看病。"

张老师说："你这是白领丽人的高发病，或说是职业病——亚健康。检查么，查不出异常；说没病，又确实难受。属于介于疾病与健康之间的情况，所以又称'第三状态'。"

吴经理说："以前我不太注意，可听您这么一说，我觉得公司里还有两三个白领丽人也好像陷入了这第三状态，回头叫她们也来看看。"

"你让她们来，可以赎赎你的罪——要不是你给他们工作施加压力，她们会陷入这状态？这种病的主要原因就是工作压力太大、太持久。"青禾说。

"哟，这位小大夫，你可是冤枉我了。"吴经理叫屈道，"我才当几天经理呀。对于这个经理不好当的原因，我还得再补充一条，前任给我留的股票是套牢的，留的人员也是累病的。要说压力，一个是全行业的压力，熊市几年，压力自然不小；二是她们都很上进，自己给自己加压。我上任以来，还注意减轻大家的压力。"

安波对青禾说："吴经理说的是实情。"说着瞅瞅吴经理。

张老师说："现在随着社会节奏加快，这第三状态有越来越多的趋势，尤其是在大都市。据中国保健科技学会公布的最新调查结果显示，他们对全国 16 个省、直辖市辖区内各个百万人口以上的城市调查发现，北京人处于亚健康状态的比例是 75.3％，上海是 73.49％，广东是 73.41％，这三个地区的亚健康率明显高于其他地区——因为像你这样的白领丽人比较集中。"

"张大夫，过去听别人称我白领丽人，我自得，确实脸色跟领色一样白亮光鲜。现在听着，我心酸，我的脸色近来明显见得萎黄了，领色越白衬得脸色越黄。你现在看我脸不那么黄，是因我敷粉涂朱了。过去我崇尚素面朝天，而现在不得不粉墨登场。每天上妆之初，褪妆之时，总免不了要联想到《聊斋志异》上的某一篇名。"安波苦笑着说。

重功能重感受中医特色
重形态重指标西医守则 第十二回

147

"除了工作压力之外，负性情绪的滋长也是发病的原因之一，由于竞争激烈，难免有事业上的挫折，失败后的自责，失策后的悔恨。这种经历导致自我评价的降低，以至于否定自身价值，信心崩溃，难以振作。另外，由于人际关系的淡漠疏远，心中的苦闷烦恼没有倾诉对象，更是缺乏发泄对象，也是重要原因之一。这在你身上表现得还比较典型。"张老师道。

"张大夫，您说的这才是'论病细穷源'，我刚才只是说了病状——您看我这病能治吗？"

张老师长眉一扬："当然能治了，而且中医治这病还有优势。"

"还有优势？这就让我费解了。"安波疑惑，"刚才听您所讲，我理解这病是社会节奏加快后出现的时髦人的时髦病，刚才所列举的那些发病数字也说明了这一点。而中医是传统社会里发展起来的，怎么还有优势？"

"不但有优势，而且优势明显。"张老师肯定地说，"其一，中医虽然是由传统社会产生，并且主要在传统社会发展。但中医是一个早熟的、超前的学科，而且能够不断发展自新，可以对付新的疾病，这已不乏先例。其二，你这病在中医看来，也并不是什么时髦病，鸟为食亡，人为财伤，以身殉职，自古有之。第三——青禾，倒杯水来。"

青禾赶忙倒水递过去。

张老师很快喝几口，继续说："其三，最重要的是，中医的特色是重功能、重感受，与西医重形态、重指标的特点不同，在这方面积累了丰富的经验。"

"噢？中医不看指标？"听到形态、指标，这两个炒股票的人立刻联想到股票走势的形态与指标，都来了兴趣。

"中医诊病，依靠望闻问切四诊，直接从病人那儿获取信息，望诊用大夫的眼，摸脉用大夫的手，闻诊用大夫的耳和鼻，无须通过中介提供指标。而西医如果形成正式的诊断，就得依靠种种检查仪器，这些检查仪器就是病人与大夫之间的中介，病人的信息通过这些中介的转化处理，传给大夫，大夫通过分析这些信息，才能作出有根有据的诊断。如不然的话，只可能是拟诊、疑诊而不确诊。"

"那入院病历上常见的'发热待查'，就是等中介来检查，来提供诊断依据吧？"青禾问。

"是呀，发热的确诊要靠看体温计的水银柱伸到哪个刻度，而发热病因的确诊呢，又要依赖验血仪器这个中介查查血细胞计数，来判断有无感染等，甚至还可能要靠CT、B超、核磁这些中介看看形态，以判断有无肿瘤。与此形成鲜明对比的是中医对发热的诊断，中医不必等中介来提供凭据……"

"古代也没有CT、B超这些中介呀。"青禾插言。

"所以中医不得不重视病人的主观感受，不得不重视功能，练就不靠中介靠自己的本领。正如那句话所言——你手里只有锤子，只能把对象当做钉子。"张老师顿一下接着说："在那种情况下，虽然是有些迫不得已，退而求其次，但临床反复证明，由此入手确也能在一定程度上掌握疾病的规律，这说明疾病确实像'钉子'，而且这些'钉子'，很适合用中医这柄'锤子'来敲。"

安波回头对吴经理说："我看这和炒股也相似，在你得不到内部消息，只会技术分析的条件下，就只得将股票看成可以用技术分析来掌握的投资品种，按技术分析操作，这样也可以与基本分析分庭抗礼，在某些方面还优于基本分析。"

"看来解决问题有多种途径，未必非得靠中介嘛。"张老师说，"按中医诊断理论，病人感觉发热就是发热，就是疾病，就是医生应该解决的痛苦，而不必非依靠体外之物体温计来判断。如果一味依靠中介，死盯水银柱的高低长短，病人的发热痛苦就可能被漠视、被忽略。对于发热病因的诊断，也是根据病人的症状、病人的感受判断是外感发热、还是内伤发热。若是内伤发热，又可分为气虚发热、阴虚发热等。这些诊断都可以由医生直接作出，并不需要中介的介入。中医就根据这些诊断进行治疗，或甘温除热，或滋阴清热。有时西医的几项检查还没查完，诊断还没有作出，病人却因吃了中药而热退出院了，到底属于西医所说的什么病，常常不了了之。"

青禾说："我看在某程度上西医可称为中介医学，老是在研发中介，复制中介，改进中介，运用中介，依靠中介。例如对发热的诊断，西医必须看体温计的度数才能确认发热，而中医却以病人主观感觉为准，不必非看水银柱的伸长缩短。"

"西医的这个中介，也是有利有弊。"张老师说，"利在于中介可以按某标准大量复制，使得全体医生可以对疾病的诊断达到相对的标准化、统一化，比较直观客观，在一定程度上排除了医生主观因素的干扰，并且使知识的传授比较容易。但其弊端也是明显的：其一，中介所依赖的所谓正常值，是对某部分人进行统计而得出的平均值，抹去了不该抹去而又不得不抹去的个体差异，以这组数值推而广之，以偏概全，来诊断复杂的、近于无限的个体，必然难以应付。常常可见虽然一些人的数值一样，可能其中一部分人正常无病，而另一些人已大病在身——如安波。其二，中介难以避免出现故障与误差，以至造成误诊误治，这就要人时时防备与校正，不能唯其是从。其三，中介并非万能，人体那不胜枚举的不适、层出不穷的疾病，未必能够完全由中介转化为可视可闻可触可打印的指标——这不是因为病人无病，而是由于中介无能。所以具体到安小姐的这个病，由于中介的无能，数值的误用，检查不出异常，难以判为有病，过去的西医对此是不立病名、不予承认的，顶多归为'神经官能症'之类糊涂了之。"

"就因为中介的无能，那时的西医就对我的病视而不见？"安波抱屈道，"可我确实有病呀。"

张老师说："这是因为过去西医的观念是'人是机器'，后来进展到生物医学模式，偏重于人的生物性，而忽略了人的社会性，漠视了人的主观感受。人体的异常如果不能由仪器这些中介反映出来，就难以称上是疾病——而你的病正是这样。"

安波问："那现在的西医不是承认了我的病吗，说是亚健康，第三状态——尽管没有检查出毛病。"

"'亚健康'，'第三状态'这两个称呼，正好反映西医从过时的生物医学模式脱出，而向'生物—社会—心理医学模式'转化，但是没有完全转化的过程。什么是亚健康？什么是第三状态？潜意识里还是以生物医学的健康标准作为判别标准，以生物医学模式的不健康状态作为准则，是对你这种状况不得不承认的尴尬称呼——因为你没有检查出毛病。"张老师道。

"也就是说，B超、CT等这些中介从形态结构上、从理化指标上未能发现你有异常。而西医是重形态、重指标的医学，没了形态，缺了指标，无所适从，于是只得用排除法命名，将健康与疾病排除而名之为亚健康，把第一状态与第二状态排除而叫做第三状态。"青禾补充说。

"既然诊断如此，那么西医对我这病的治疗也无所适从了？"安波问。

"大概西医除了让你调节生活，对症治疗外，并无比较理想的药物疗法。"张老师说。

"那么与西医的重形态、重指标相对，中医治我这个病的优势就在于重功能、重感受？"安波追问。

"是呀，你这病是功能异常，感受异常，中介虽然不能测知，但中医可以感知，而且感知得很明确，这是西医中介的盲点，而正是中医的着眼点。正如刚才吴经理说的那样，中医能没病找病——就是能够超越西医中介的盲点而发现疾病，从这个意义上也可以说摸脉比CT都管用——因CT并不能像脉诊那样，可以帮助医生辨别这些病的气血虚实——好，张老师凝神诊脉，大家都不作声，只有秋雨对此浑然不觉，仍然哗哗作响。

青禾看着张老师的指尖在安波脉口的寸关尺上起伏，心想：从病因与症状看，她这证辨为劳心思虑，心脾两伤，或许不会有大错。可她的脉我还没摸，脉证是否相应呢？是否支持这一辨证呢？病人总希望、总认为中医可以以脉测病，中医诊断理论也认为脉诊是四诊合参中必不可缺之一项，之所以如此，是因为脉证相应。既然二者相应，那就是二者之间有相近、相关、相似甚至等同的关系，那么，反过去倒过来这关系一样成立，而不像大于小于的关系不能颠倒，故而从症状、从证型应该可以推测出大致的脉象。以后应该对于每个病人都闻其言，观其色，以测其脉，来考察脉证是否相应，相应到何种程度，今天就从安波开始——

对于安波的脉，可从脉的数、位、形、势四方面分析。先测脉形，脾虚而饮食减少，消化不良，气血生化乏源，加之思虑过多，心血耗伤，以致血液虚少不能充盈脉道，脉形必然见细。再测脉势，心脾气虚，鼓动无力，则脉势必弱。三测脉数，脉数为热，迟则为寒，但还没有发现有明显的热象或寒象，不好推测。四测脉位，她比较消瘦，可能脉位表浅，或见浮脉，这种浮脉并非表示表证。综合来看，脉浮细无力的可能性较大，而浮细无力即为濡脉。

张老师诊完脉抬起手："青禾，你摸摸吧。"然后端杯喝茶。

青禾将手指放到她手腕上正要定位，这时一个呵欠袭来，安波没能提防就痛畅地打了出来，手腕也不自觉地移了位，安波略有窘态，抱歉地对青禾笑笑，又将手腕放好。

青禾定好寸关尺，专心体会脉的位数形势，觉得与自己推测的并无二致，就对张老师说："浮而细软，谓之濡。"

"我怎么觉得有点绵里藏针，细中带点弦，不是一味的软。"

青禾再凝神品品，也觉得确实细中带弦。又想，为什么老师提示前没有品味出这个弦呢？肯定是自己以证测脉的结果影响了自己的心境，左右了自己的品脉象的取向。看来，观察要做到纯粹的客观化也不容易，总要在不同程度上渗透着'心理期待'，被心理期待所左右、所引导。尤其在某种脉象不明显，似有似无的情况下，好像接受美学的所谓'未定点'，对其的感觉大概要决定于心理期待。我刚才的分析产生一种心理期待，而老师的提示，又改变了我的心理期待。所以，如果情况反过来，我觉得有点弦，而老师说是一味的软，我可能也会跟着老师的感觉走，觉得并不带弦。唉，这脉诊真是玄之又玄。

"这细带弦说明不是一味的虚，而是虚中兼郁。"张老师说。

青禾说："那单用归脾丸健脾养心，益气补血怕是不那么对证了。"

"是呀，还得解郁缓急。仲景在《金匮要略》中说：'妇人脏躁，喜悲伤欲哭，象如神灵所作，数欠伸，甘麦大枣汤主之。'清太医院的吴谦注解此条时说：'数欠伸，喝欠也，喝欠顿闷，肝之病也。'《内经》说：'肝苦急，急食甘以缓之。'兼用此方，更切病情。"

青禾听见"数欠伸"，马上联想到安波打的几个呵欠与这方药的关系，不禁自责怎么把这细节给忽略了。

"青禾，开方吧，"张老师放下茶杯，"先开粉甘草10g，淮小麦30g，肥大枣10枚，百合20g，柴胡10g，六付，水煎，分两次服。再开

小说中医——一部表述中医药文化的小说

归脾丸两盒，每次8粒，每天两次。"又转对安波说："这两种药每天服两次，上午一次，晚上一次，用汤药送服丸药。除了服药以外，还得改变改变自己的生活方式，摆脱那种心境。我知道，你的病根在于股市的走熊，股票的套牢，壮志未遂，信心受挫。这长期的熊市里，有多少人饱受、深受、长受深套之苦，也不知制造了多少你这样的郁证——可对于股市我只能泛言而不能深谈。如果我的那个学生在，让他和你谈谈，可能比我谈效果更好——因为他也炒股，而且成绩颇佳。"

"你的学生还长于炒股？"安波细目微睁。

"他原来是分到华药股份有限公司搞药，被分派了些公司的职工内部股。后来职工股上市，别人的股票多没有卖上好价，他却买了卖，卖了买，比别人卖了一倍多的价，公司经理于是将他调到公司的证券部，专业搞股票。据他说，之所以这几年炒股有所得，现在也没被套着，很大程度上是参考了中医理论，运用中医思维炒股。"

"真是'他山之石，可以攻玉'，想不到中医理论用来炒股比波浪理论还好。"吴经理说。

安波瞟他一眼："别提什么破波浪理论，还不如叫'破产理论'，用它炒股只会助我破产。"

"张大夫，您能不能把他的联系方式给我，我得向他请教请教。看来不但安波的病需要中医理论，我公司的起死回生也需要中医理论。"

"联系方式可以给你，我也可以先给他打个招呼。但这或许只是他个人经验，未必适用于你，别寄希望太大。"

"我这也是有病乱投医，试试看呗。"吴经理接过张老师递来的名片，小心翼翼放进衣袋。

- -

吴经理两人走后，青禾说："老师，我看现代中、西医有交汇的趋势，西医承认了中介不认可的症状，中医也在搞四诊客观化。"

"对这个中医诊断客观化，我有不同意见，持谨慎、观望、怀疑，甚至否定的态度。"

"老师总是有惊世骇俗之论。"青禾有些诧异道，"现代中医界对此似乎趋同，成了公论、定论。有学者甚至推而广之，认为'客观化并非中医诊断技术本身的问题，而是中医整个理论体系共同的问题'，好像不如此，中医就不能现代化，就难以改变一个枕头三个指头的落后形象。"

"首先，什么是客观？"张老师将'客观'两字说得格外重，"哲学上认为客观是'人的意识以外的物质世界'。医生作为一个认识世界，认识疾病的主体，所面对的一切疾病现象，都属于医生'意识以外的物质世界'，即都是'客观'的。例如安波的病痛虽然尚不能用中介表达，达不到所谓的'客观化'，但对于我们来说，无疑是客观的，绝非我们的主观想象。她的这些症状可以作为辨证的根据，并且以此指导选方遣药，可以收到好的效果，这是历代中医所证实的。如果对这些客观的东西再来一个'客观化'，搞客观化的客观化，兔子汤的汤，从逻辑上难以说通。反过来说，如果对不能用中介表达的客观病痛，就不理睬、不承认、不重视，才是真正的不客观。"

"既然如此，那为什么许多人还热衷于搞这个客观化呢？"

"其中一些人本身概念不清楚，将客观化与中介化混为一谈，是一个主要原因。"

"老师，我大概就是其中之一，觉得中介化了也就是客观化了。"

"X 线是常见的中介，它是不是客观指标呢？"张老师问。

"应该是吧？"青禾不肯定地答。

"恰恰不是。"张老师肯定地说。

"老师，我可是越加糊涂了。"

"那你是不明白客观指标与主观指标的来历。"

"那您得给我补上这一课。"

张老师讲道："主观和客观指标是在医学研究过程中，为了鉴定'实验效应'而选择指标时提出的。所谓客观指标，是测量、化验所表现出来的结果，是借助仪器来回答。"

"那血糖血脂之类的检验，所报告的数值，应该是客观指标。"青禾推测。

"至于主观指标，是接受试验的人的判断，例如让受试者填疼痛量表，或是医生自己的判断，而不是由仪器直接表示的指标。"

"这我明白了，"青禾说，"X线片上的影像虽然是病人机体客观的反映，但影像这类客观指标究竟表示什么，有哪些临床意义，要由医生判断，如此则不免带有很大的主观因素，在某些情况下，如似是而非，似非而是时，容易错判误判，所以它不是客观指标。由此可见，中介化也未必能客观化。"

"所以说，主观、客观指标的区分，是在医学科研过程中，在一定的特殊条件下提出来的。两者的区别主要在于是否渗入了病人的感觉和医生的判断。"

"两者区别可以说在于渗与不渗，纯与不纯。"青禾试着总结。

张老师一挥手："要说纯与不纯呢，那些提供客观化指标的所谓仪器中介，从根儿上看原来就是渗透了主观的产物，生来就不是'纯种'的客观。"

"噢？"青禾感到新奇。

张老师起身，踱到钱松喦画的《蜀江云帆》前，说："中介仪器不是高山大川，而是'人造盆景'。它不是大自然的客观的产物，而是人为主观的产品，是由人的主观能动性来设计制作的。因为设计这些仪器的目的，设计时所依据的理论或假说的选择性，以及制造这些仪器时所遵循的方法的约定性等，无不渗透着'主观性因素'，所以仪器只不过是一种从属于人这个认识主体范围的物质手段，主观的外化。"

"那么是不是中介仪器也无非是人们主观认识的延伸，所提供的客观指标也就先天地先期地渗透着主观先见了？"青禾问道。

"正是这样——我看这会儿你的悟性来了。"

"那老师就多多启发——我可以趁热打铁，多悟多知。"

"不但设计制造仪器中介渗透着主观，使用这些仪器中介时更需要主观指导，主观选择，尤其需要先见之明，而不可能有什么纯客观的使用。"

"纯客观的使用？"青禾想想，说："那全面体检大概近于纯客观的使用——因为不事先主观假定哪部位有病。"

"这种全铺式的、无重点、无大夫主观提示的检查虽然貌似客观，但是往往效果不佳。常常可见某人参加单位组织的集体体检结果正常，其后不多时，却又在有提示、有针对性的检查中发现异常。"

"我遇到的另一件事，也为老师提供一论据。"青禾说，"我表姐摔着腿后，先在一个骨科大夫处开X线单检透视，申请单写得比较专业，结果报告有轻微骨折。同天下午，又到另一医院，在简易门诊开了个单子去检查，结果报告正常，我表姐看了惊诧，就又向那大夫说了摔着的情况，大夫又重新透视，结果也报告轻微骨折——可见主观性、主观判断不但不能排除，而且很有必要——尤其在疑似之间。"

"当然。正是由先见、成见、预见这些主观判断，来指导、选择检查中介的使用，渗透于其使用过程，才能避免漫无目的的滥用、误用、白用，才能提高使用效率，才能让病人少花冤枉钱，少来回折腾。例如在心脏病的诊查中，若是怀疑为急性心肌梗死，首先应当选择心电图和血清心肌损伤标记物检测；而如果要鉴别心肌病或心瓣膜病，就要首选超声心动图。想了解心率，可以选择心电图。关键在于这先见须有先见之明，而非误判误导，引入歧途——这先见也有两面性。"

"那学生跟老师学习的一个重要方面，就是学习老师如何根据疾病的主观感受而形成正确的先见，以此先见指导中介的使用。"青禾又有所悟。

"可见即使是西医，诊断客观化也是做不到的。'中医诊断指标客观化'的提法就更在逻辑上说不通，在临床实际操作上也是办不到的。一味依靠西医的中介，过分强调所谓的'客观化'，就会在临床上忽略、漠视甚至否定病人自身对病痛的心理感受、身体感觉，只能判定像安波这样的病人无病。同时也在一定程度上否定了医生对疾病作出诊断时的主观能动性，弱化了正确的主观判断对中介使用的必要指导和优化选择。"

"既然西医都难以客观化，那为何还有这么多的人盯着中医不放，非要客观化不可呢？"青禾又想到一个问题。

张老师细眉扬了扬，说："大概他们自觉不自觉地以西医为标准，赶西医中介化的时髦。但他们实际是往回退而没能向前赶，貌似时髦而实际落后。"

"老师说他们是赶装备，没赶思想吧？"

"对。'中医诊断指标客观化'这一提法实际是传统西医'生物医学模式'的一种反映，是与当今国际提出的'生物—社会—心理医学模式'的先进思想背道而驰的，不是时髦而是倒退。过分强调客观化，势必淡化中医重视主观感受的特色，就要舍弃大量有辨证价值的信息，抽掉中医辨证的基础，使中医舍长就短，无所适从。"

　　"具体到刚才的病例，那安波自述的'细穷病源'也等于缺乏价值、不能依靠的白说，我们也无证可辨——我现在完全理解并赞同老师对'中医诊断指标客观化'所持的态度——谨慎、观望、怀疑甚至否定。"

重功能重感受中医特色
重形态重指标西医守则　第十二回

第十三回

论剂型有多种丸散膏丹
据病机巧运用阴阳倒颠

"人之所病，病病多；医之所病，病方少。"病多而方少，是为千古之叹。而如果能灵活运用现有的药物，扩大治疗范围，则可大大增加治病之方。然而灵活运用中成药要有一定的原则，也有一定的方法，欲知是什么原则和哪几种方法，请看本回分解——

今天是星期天，张老师让青禾陪他逛逛药店。开始青禾不解，说咱们医院的药够多了，何必舍近求远。张老师说："不然，由于经济上体制上等复杂原因，有些价廉效高的成药未必能进入医院的药房，到药店看看转转，有什么药物，心里有数，如果有廉便的成药，而且病情适合，无妨给患者开些。毕竟现代社会生活节奏加快，吃苦能力减退，熬汤药病人不容易接受。"

"老师，在我接触的一些人印象中，中药就是汤药，吃中药就等于吃汤药，不了解中药还有丸散膏丹等多种剂型，所以有的人不愿看中医。"

"一般人有这种印象，并不奇怪。"张老师道，"你看现在电影或电视剧中主角或配角吃中药的镜头，总是喝汤药。"

"是呀，这都成了俗套啦，如果此类镜头再泛滥下去，推波助澜，人们对中药的误解会更深。"

"不过这也难怪，因为汤药不仅有助于治病，也有助于作戏。要是改吃丸药，一喝水一仰脖，'嘣嘣'两粒药丸下肚，爽快倒是挺爽快，可似乎病痛的戏尚未作够，尚欠点疾病的气氛。如果是汤药，那么可作的文章就多了。例如……"

"老师，您先别说，让我当回导演。"青禾仰脸边想边说："我看这些场面可以选入镜头，一是煎药时满屋弥漫的烟气、蒸气，熬药的人被熏得连连咳嗽，擦眼流泪；二是咕咕嘟嘟翻滚着的褐色药汁，上面泛浮着草梗；三是病人愁眉苦脸地喝药，药汁从嘴角溢出，蜿蜒曲折，流到脖子以下，像条褐色的溪流，再用布擦去……"

小说中医——一部表述中医药文化的小说

"行了，行了，"张老师叫停青禾的导演，"你导演的这些镜头选几个就可以使疾病的气氛浓得呛人。虽然这些镜头有俗套之嫌，但到底是从生活中来，毕竟是中药在艺术中的反映。所以话再说回来，汤药虽有助于作戏，但更主要还是有助于治病。咱中医的特色，或者优势，是辨证论治，灵活加减，个体化用药。而最能体现这特色、这优势的剂型，应当首推汤剂，其次是散剂。所以自商代伊尹发明汤剂以来，汤药一直是中药制剂的主要剂型，这种地位过去一直未能动摇，将来怕也难以动摇。"

"是呀，只有汤剂或散剂这样组方遣药灵活。随时可以加减进退的剂型，才能达到'方者仿也，仿病而立方'的目的。"青禾回想到那天与张老师及胡画家谈话的内容。

"如果要达到方证相应，不但要仿病而立方，更要追病以立方，甚至先病而立方，以适应不断变化的病情，阻断病情发展的趋势。"

"与汤药的即时仿病以立方、追病以立方相比，成药的事先立方，有点类似于守株待兔吧？"青禾问。

"也可以这么比，成药的思路确实是守方以待病，或持方以撞病。"

"这守方、持方也是有其道理的吧？不至于像守株的宋人，要不然成药也没存在的价值了。"

"宋人之蠢，在于将一次当百次，以偶然为必然，将小概率事件当作大概率事件，只是被动地等待那遥遥无期、不可等待之事。"张老师想了想，又说："如果还是利用这寓言引申作比，那疾病就好比是'兔'，成药好像是'株'。如果通过研究疾病这些'兔'的出没规律，而发现其多经之地、常经之地，以至必经之地，于是将中成药的这些'株'，有针对性地分布在疾病这些'兔'最可能出现之处，也就是出现概率最大的地方，那就可能在很大程度上摆脱了偶然，而使守株待兔跳出盲目性，缩小偶然性，而成为一种可期可待的事。犹如军事上布雷设伏，地雷虽然是固定在某地老老实实地等敌，不会像导弹那样灵活机动地追敌，但如果选择敌人必经之路、必至之地而布雷，那么敌人触雷而亡的可能性就会大大增加，变小概率事件为大概率事件，缩减偶然，增加必然。"

"那么疾病这只'兔'的'必经之路、必至之地'会在哪里？"青禾觉得这才是最重要的。

"从中医观点看，'证'就是它的必经之路、必至之地。"

"辨证论治的'证'？"

"就是这个证。"张老师肯定地说，"古今疾病虽众，病因虽繁，变化万千，但具体到人身上，对疾病的病理反应却几乎不变，从中医角度看，常常会表现为某些相对稳定常见的证型。如肠炎、胃炎、肝炎、肾炎、胆囊炎、糖尿病等疾病，虽然发病原因部位等千差万别，但在疾病发展的某阶段，都可能消化机能减退，表现为脾气虚这一基本证型。针对这证型，选药组方，制成成药，也相当于布雷于必经之路。又好像炒股票，不论上市公司的行业、地区、经营、高管等情况千变万化，可反应到股票的价格走势上，无非是上涨、下跌、横盘而已，掌握了走势，就可以获利。"

"老师，我觉得这证型还得分门别类，有些是常见的基本证型，如肾阴虚、肾阳虚、脾气虚等，有些非基本证型可能就不如基本证型常见。"青禾补充道。

"将证型分类就更能说明这个问题，"张老师赞同，"愈是基本证型，出现的概率就可能越高，如同布雷愈接近必经之地，则相应偶然性就越缩小，必然性就越增加。反映到市场上，可以见针对基本证型的成药销路畅，销量大。如六味地黄丸，是针对肾阴虚这一基本证型而制，从古到今一直畅销不衰，且远销海外。是中药房中的畅销药、长销药、常备药、必备药。

目前国内生产六味地黄丸的厂家已达百余，单在上海，六味地黄丸的年销售额即达 4000 万元，全国则可能上冲 10 亿元大关——可见针对基本证型中成药的魅力。"

青禾说："有综述报导六味地黄丸所治疗的疾病多达百种，在治疗高血压、高脂血症、冠心病、肾病、糖尿病、前列腺疾病、更年期综合征、肿瘤、胃病、肝炎、眼病及延缓衰老等方面都有满意的疗效，现代药理研究也证明其有多种生理活性和药理作用，为其临床应用提供了科学依据。"

"可见六味地黄丸确实是布在了要害之处，那么多的疾病之兔都不得不从此过，成群结队地经过，前仆后继地经过。"

"老师说得真是形象，如临其景，如见其兔，"青禾笑着说，"我好像就要看到这些兔子一个个触株断颈而亡。"

"说'断颈而亡'有点太理想化了。"张老师道，"不过既然药证相应，或许要撞个半死，至少也有轻伤。跳出比喻，也就是说多种疾病都可能在某阶段产生肾阴虚的病理证型，针对这一证型，以六味地黄丸滋阴补肾，就可能获得疗效。"

"既然成药的应用面也这么广，疗效也这么好，那和前面所说的汤药剂型的主导性，是不是有些自相矛盾？"青禾不免又生疑问。

"并不矛盾。"张老师眉梢一扬，"疾病是复杂的，犹如战场形势之多变，疾病未必大部分会是那么简单，那样单纯，只是表现出某一个基本证，不兼不挟，不变不化。例如常用的地黄丸系列方——"说到此，张老师有意停下，等青禾接话。

"就是六味地黄丸、麦味地黄丸、杞菊地黄丸、知柏地黄丸、七味都气丸等方，因都是从《金匮要略》中的八味地黄丸变化而来，所以又称地黄丸衍生方。"青禾接言。

"为什么要变化？为什么要衍生？而且不止一方两方，成为系列方？就是由于证型不可能都那么单纯，而常常有兼有挟，有变有化。"说到此，张老师又停下，等青禾接话。

"如果不但阴虚而且兼相火偏旺，可以在六味地黄丸的基础上加知母、黄柏两味，以兼清相火；如果肾虚不能纳气，可以加五味子，成为七味都气丸，都者，聚也，盛也，意在使气足；而若是还兼有肺阴虚，再加滋肺阴的麦门冬，就成麦味地黄丸；若要是兼肝阴不足，不能养目，两眼干涩，见风流泪，则需要加枸杞子、菊花，来滋养肝肾。"青禾一气说出六味地黄丸的几个常用加味方。

"这里地黄丸系列方所针对疾病的所兼所夹，所变所化，相对还比较简单，所以加上几味药，或减去几味药还能应付。疾病更多的是复杂多变，数兼数夹，你不可能事先处处设防，搞古人所说的所谓'广络原野之术'，所以成药必然有限，而单凭有限的成药，应付无限的疾病，必然捉襟见肘，难以应付。正如庄子所言：'以有涯随无涯，怠矣。'比如战争，敌人已经分兵多路了，而我方事先没有，也不可能在各个地方都布雷设伏，要有效打击敌人，就不能只靠原来所布在某几处的雷，而只能根据当时的情况灵活派兵遣将，方可能获胜。"

"可是有些病人虽然身兼数证，却不理解这些，常常要求不服汤药服成药。"

"每次遇到这种病人，你就会更为切实地感受什么叫做'人之所病，病病多；医之所病，病方少'。"张老师感叹。

说到这儿，两人已到了十字路口，正好是绿灯，宽阔的大道上沿停车线排满了等待的汽车。青禾边过路边左顾右盼，说："老师，我总觉得这车好像是暂时拦蓄在堤坝内的洪水，随时都要破堤涌出，得快过。"

两人匆匆过了路口，青禾又问："我想，汤剂虽然有优势，但其他剂型也有优点，应该是各有所长吧？"

"这个问题我正要说。"张老师点头，"古人云：'汤者荡也'，对于初感外邪，尤其是风寒之邪，汤剂常有一荡而除之效。然而现代人多数怕麻烦，怕喝苦水，制药厂家投其所好，出产不少治感冒的丸药、片剂，病人也就服这些丸剂、片剂，以至感冒痊愈迟缓，正合古人所言，'丸者缓也'。如果改服汤药，常常可以一汗而愈。"

"那口服液也算是汤剂吧，疗效怎么也和丸剂差不多呢？"青禾问。

"那一小支口服液，精致则精致矣，但常常药量不足，热量不够，难以形成一碗热腾腾的汤药所能达到的粗犷推荡之势。仲景为了达到这种效果，还让病人在服过发汗的桂枝汤后，乘热喝热粥一碗，盖上被子，以助药力发汗。"

"老师，"青禾说，"我看汤剂之所以能有摧枯拉朽之势，在于吸收迅速，药量充足，就像作战，讲究兵贵神速，如果能够迅速集中优势兵力，则可能毕其功于一役，将敌人一鼓而歼。而丸剂崩解缓慢，吸收迟缓，自然难以达到汤剂的效果。"

"丸者缓也，在治疗外感病中虽然是个缺点，可在治疗另外一些疾病时，却未必是缺点，反倒是优点。"

"如果与外感急症相对，老师说的'另外一些疾病'应该是慢性内伤性疾病吧？"

"对。一是对于一些慢性虚弱性疾病，例如肾阴虚，纵然峻补急补，然而难以迅速取得效果，还可能因为病人虚不受补，产生副作用，所以最适合用六味地黄丸缓补慢滋。这时药物的作用，可以用一句唐诗来形容。你看是——"

"是杜甫的'随风潜入夜，润物细无声'吧？"青禾听到"缓补慢滋"时，就联想到了这句诗，觉得此时与老师真是心有灵犀一点通。

"对。这时峻补急补，好像浇地时用大水漫灌，结果可能是水过地皮湿，虽然费水，而旱情未必从根本上缓解。而用丸剂就像以滴灌浇地，水虽小，然而持久，久则渐见其功。"

"这一是用丸剂缓补，二该是用丸药缓攻吧？"青禾发现中医中的好多东西，犹如对联，都是成对成双的，见此思彼常不会错。

"是的。"张老师道，"对于实邪聚结之疾病，如肝硬化、脾肿大、肿瘤等，适合缓攻。如果峻攻猛伐，急于求成，常常是疾病尚未速去，而正气已经损伤，药虽去，病尚存——所以也适合用丸剂缓消渐磨。"

"如果这样，那么丸剂的组成固定的特点，也未必是缺点了。"

"那当然，"张老师说，"中医处方不但要讲有方有变，还得讲究有方有守。对于一些病情相对稳定，难以迅速取得疗效的疾病，并不适合频繁地变方调方改方换方更方。与之相反，坚守一个有效药方，长期服用，以图缓效，以量变求质变，积小效成大效，聚隐效成显效才是上策。为了方便守方长服，制成丸剂片剂之类最为适合。"

"既然守方长服，那么汤药组成灵活的优点无从发挥，成药的组成固定的特点也未必是缺点。"

张老师接过青禾的话："岂止不是缺点，在某种意义上应该可以说是优点——因组成固定有利于制成丸剂而守方长服，提高病人的顺从性。"

"丹剂也算是丸剂吧，可这丹剂出于丸剂而高于丸剂——总有神秘色彩。"青禾道，"常见武侠小说上的某大侠，可能是学艺不精，刚一出山一交手就负重伤，眼看要撒手人寰，'出师未捷身先死'，连累得小说也没法写下去。可作者不慌不忙，大笔回转，让他摸出一粒'九转活命金丹'吞下，结果侠客爷起死回生，小说的情节也峰回路转，大侠利用这条丹药保全的命，再访师、学艺、出山、报仇。作者也可以将小说拉长写完。"

"这种丹药的功效又是小说家言，未必可靠。"张老师道，"早期中医炼的也是药丹，主要用来治创伤等外科病。后来到魏晋时期，社会动荡，人们为了服丹成仙，脱离苦海，于是炼丹之风炽烈，人们遁入深山，日夜炼制，如狂如痴。"

"那用什么原料炼呢？"

"主要有八石，大概有丹石、矾石、空青、雄黄、硫黄、硝石、云母等，由于多用丹砂，所以称炼丹。"

"他们当时采用什么方法炼丹呢？"

"主要有加热、蒸馏、冷却等。他们还有一套术语，升华为'飞'，反应变化为'转'。"

"那'九转金丹'就是经过九次反应变化而炼出的金丹了？"青禾问道。

"这里的九是表示多的约数，未必是九次。"张老师说，"但不论几转几变，这丹砂的成分是硫化汞，雄黄的成分是硫化砷，对人体都有相当的毒性，服这些仙丹不但不会成仙，反而会短命升天，于是后来就衰落了，只是在小说这些虚构世界中，仙丹还继续起着救死回生、延年益寿之效，反映着人们的向往。所以仙丹虽然不仙，却也是颇费苦心炼制的，后世沿袭这一名称，将一些精制的贵重药也称为丹，如紫雪丹、至宝丹——虽然这些药不含汞，也没经过烧炼。后来，虽然仙丹不炼了，但炼仙丹时积累

165

的知识，所用的工具技术为炼制药丹提供了方便，大家又转而炼药丹。明清两代主要炼制的是外科丹药，代表方主要是红升丹和白降丹，其中也有汞，也称为丹。"

"这两种丹药的原料不会再是那八石了吧？"

"主要是水银、火硝、皂矾、雄黄、食盐等，用升化法炼制。现代看来，主要是以硝石矾石起氧化作用，生成氧化汞，是为红升丹；如加入食盐，以氯根取代氧，就生成氯化汞，成为白降丹。主要用来蚀肉拔毒、去腐生肌，切忌内服。"

两人说着，已经到了存仁堂药店门外。青禾不觉停下脚步，看着门匾上"存仁堂"三个颜体字，觉得这字体涩敛凝重，古穆沉雄，虽然朴拙而不失端正，给人以厚重诚朴可靠的感觉。心想，药店、医院、银行、保险之类行业的招牌，比较适合这种字体，活泼轻飘的字体绝对不适宜，不能给人以信任感。

张老师见青禾对着牌匾若有所思，就问："你知道不知道这店名的来历？"

青禾摇头。

"这来自康熙皇帝的诗——
神圣岂在能，
调方最近情。
存诚慎药性，
仁术尽生平。"

"哦，老师对这店挺熟悉呀。"

"这店是咱中医学院药系雷教授辞职后开的。"

"中药系的雷教授？该不是南北朝时制定中药炮制大法的炮制大家雷敩之后呀？"青禾问道。

"这还没有人加以考证。"张老师摇头，"即使考证，也难有可靠的结论，总不可能给古人一代一代又一代地作亲子鉴定。"

"所以就有些人，只是因为自己祖上与某历史名人同姓同地，就自称自己是这名人之后。同样因为证据不足，既然难以肯定，同样也难以否定。"

小说中医——一部表述中医药文化的小说

"这雷教授并没有宣扬自己是雷敩之后，不过有人问他，他倒也不否定，只是说尚待考证。"

"雷教授这种态度，可谓明智。"青禾点头，若有所悟，"既不招惹别人忌烦，又笼罩着点名人光环。"

"雷教授当然是精明人，要不怎么敢放着大教授不当，辞职开药店，又把药店经营得这么好呢。当时他问我店名，我就给他抄了这首诗，建议取后两句的头一个字当做店名。他也觉得不错，就采用了。"

"哎，对了，老师，您不是南阳人吗，而且姓张，符合张仲景之后的必要条件呀！"青禾兴奋地说，"我跟仲景之后学医，正根正派正宗正统嫡系嫡传，别人岂敢小觑。"

"这可难以考证了，"张老师皱眉，"必要条件并不能推出必然结论。即使我是仲景之后，即使他的基因优秀，但自汉至今已历几十代，经过一代减一半的稀释，到我身上已微乎其微，还能起什么作用？"

"再稀释，也是代取其半，万世不竭。也比我强。唉，我这姓，我这老家，几千年来，一个名人也无，一个个无声而来，无臭而去，一痕不留，一片空白，白茫茫一片大地真干净。"青禾眼神也一片茫然。

"英国生物学家道金斯《自私的基因》上说，有种卫生蜂，能将患病幼虫巢的盖子揭开，然后将病虫扔出去。可是与其他种类蜂交配后产生的后代，这种优秀基因稀释为二，一部分蜂只管揭盖子，另一部分蜂等揭开了再来扔。再如此繁殖下去，不知还要如何稀释。所以古话所言'君子之泽，三世则斩'，不但从社会现象看是个规律，就是从生物遗传学上看，也是有根有据的。或许后世家庭的衰败只是表象，生物物种遗传的退化才是本质。这'泽'未必是家产，更可能是基因。"

"不过老师，"青禾说，"虽然我承认名人之后或许缺乏生物学价值，类似揭盖子扔病虫的优秀基因未必能保存下来，可是名人之后仍有社会价值，不乏商业价值，而且价值巨大。要不然雷教授何必还要有意无意地罩点名人光环；要不然早已被稀释到皇宫之外多年，靠织席贩履为生的刘备，又何必强调自己是中山靖王之后，孝景皇帝之玄孙，诱得聪明绝顶的孔明也出山辅佐。"

"这点我也同意，"张老师点头道，"有些人虽然是自己闯的天下，不像孙权那样承父兄之基业，但是祖上一片空白，总是心虚气怯，总想依仗点祖荫。例如蒋委员长得势后，就授意文人考证其祖，结果过滤似地一代一代考证，直追考到宋代，才找到一个蒋浚明，荣任过金紫光禄大夫，再向前追，好像还不如此人有名，于是作罢。"

"这大概是中国特色。"青禾道，"我听说外国人总倾向于将自己的背景说得一无所有，白手起家，赤手空拳打天下才显得自己有能耐。社会主义苏联的部长会议主席兼苏联共产党总书记赫鲁晓夫，说自己是矿工的后代；资本主义美国的第三十三届总统杜鲁门，称自己是小地方的小人物。"

"就这点来说，我比较欣赏外国人。"张老师说，"仲景固然是医圣，可仲景的先人是谁？名不见经传——仲景没有依赖什么祖荫。一个人的成功，是才气、志气、运气三者适逢其会的结果，缺了哪一项都修不成正果。仲景即使有优秀的生物基因，但如果有才无运，没能幸遇瘟疫大流行，没有前世的医家以《素问》、《九卷》、《八十一难》等给他作铺垫，他也不可能成为医圣。而当时从医者也非仲景一人，他们就或有运无才，或有运无志，三缺其一或其二，正果难成。"

"老师这三气成功理论，概括得精当。"青禾叹服。

"人类这个生物是有社会文化的生物，在生物遗传基因之外还自创文化遗传基因。仲景的成功很大程度上就得益于这些。"

"文化基因？"青禾一时不解。

"对，与生物学的基因类似，社会文化也存在着一种基因式的基本单位，"张老师列举着："一种音乐调子、一种绘画的笔法、一个概念、一句妙语、一个药方、一种治法、一种装饰、一件时装、一种制药或建造拱廊的方式，就是一个基因片断。一本书就是一组基因的系统组合。这基因同样具有繁殖力，它们通过从一个人的脑到另一个人的脑的方式来进行自我复制。因此，文化基因与生物基因相似，具有寿命与生命力，也可以组合。另外，这种文化基因优越于生物基因之处还在于，可以脱离生物而外化和物化，贮藏于书本、磁盘、光盘、胶片、唱片、石碑、建筑、竹简等介质中，介质之间还可以互为转换。"

"那么仲景所得益的社会文化基因，就是写在竹简上的《素问》、《九卷》、《八十一难》之类古书，可能还有口耳相传的'众方'。"青禾说。

"正如生物基因有优劣高低之分，文化基因也是如此。有句古语叫'医不三世，不服其药'。一个意思是，看待一个医生，如果他不读透三世之书，即《黄帝针灸》、《神农本草》、《素女脉诀》，则不可信服；另一个意思是，这医生如果不是父子三代相传为医，则不服用他开的药。而自古以前者为正解。为什么如此？因三世之书是优秀的文化基因，而三世相传的家技，则可能囿于一偏之见。对于这点，仲景也在《伤寒论序》中作了表达，提倡'思求经旨'，反对'各承家技'。所以学好中医未必要承家技，附名人。学透经典，继承优秀基因，才是一条屡试不爽的捷径。"

"老师之言，易为明人讲，难为俗人道也。俗人们还是看重生物基因。毕竟这世界上俗人还是多，满坑满谷，多得当年诸葛孔明也不得不随俗。"

"如果随俗，你可以自称是御医之徒，"张老师诡秘一笑，"我看也足以镇住俗人，使其重视仰视。"

"御医之徒？"青禾惊奇，黑眼圆睁，红唇微分。

"我老师可算是御医，由此推论，你、我岂非都是御医之徒？"

"原来您老师还有这等身份呀！可您提到他，总说医术人品，这方面一点也没有透露。"

"正因为我敬重老师的人品，所以我才很少提到此事。"张老师说，"其实你刚才问我关于名人之后的事，我当年也曾问过他。"

"哟，那历史真是惊人地相似了。"

"我老师也姓张，河南兰考人，与金元四大家之一张子和同里，所以当年我也曾问过老师是不是张子和之后。"

"我推想，"青禾蛮有把握地说，"您现在的态度，就是您老师当年的态度——这才是文化基因一脉相承。"

张老师道："不过我老师可比我更有资格当名人之后。省史志办公室曾组织专人到兰考地区调查考证，作过结论，说我老师是张子和二十几代后人。可我老师认为对待此事应十分谨慎，不让张扬。由此可见老师之人品。"

"那御医是个什么来历呢？是张子和当过金朝的御医？"青禾问道。

"不仅如此。不过这你听听就行了，不足为外人道也。"张老师叮嘱，"在'文革'前，我老师是省委保健委员会中医诊室的医师。省委保健委员会是专门负责省委领导的医疗保健工作的机构。"

"那您老师相当于省委'御医'。"

"中央领导来此，如果在这看病，自然也是他们负责。"

"那就升格为中央'御医'了。"

"那年还曾为末代皇帝溥仪诊过病。"

"哟，这不成了不带引号的、原始意义上的、地地道道的御医了！不是'相当于'，'可算作'。"

"对此事老师并不声张，看过就看过了，并没当回事。可到了'文革'时，造反派为了打倒他这个'反动'学术权威，肯下'可上九天揽月'的工夫，还真把这份病历给搞出来了。将'御医'给皇上开的处方抄在大字报上，一味药一味药地逐一批判。"

"我虽然看过《柳评四家医案》和《医方集解》等书，可这造反派评的医案和作的方解还真没拜读过，一定不同凡响。"

"那时大学罢课闹革命，我没事转到研究所——也就是现在的研究院——看大字报，有幸观赏到了这篇奇文。不过这张大字报下半截已被撕了，只看了个片断。"

"太遗憾了，不过片断也弥足珍贵。"

"是呀，没有了当时的革命氛围，革命的思维想学也学不会。这种革命时代的怪胎，空前绝后。"

"老师您快说呀，都急死我了。"

"处方头两味药开的是人参、黄芪，造反派在这两味药名下画了红圈，下面又用红字点批道：'此为补气药。说明反动权威意在为封建余孽补气，好让其苟延残喘。'"

青禾止不住地笑："造反派里也有高人哪，用'封建余孽'来定性末代皇帝是多么地准确，'补气'与'苟延残喘'相应得多么有趣和贴切。"

"好了，咱站这儿说个没完了，此情此景我看可以成为一条谜语，打鲁迅一书名。"说着，张老师先进了店门。

青禾跟到门口，眼睛一亮："是《门外文谈》！"

- -

一进店门，看到迎面的玄观上是一副对联："尊古炮制，参今科技，横批：以效为本。"中间是康熙皇帝的诗和店名的解释。

一个精干的年青店员见张老师进来，热情地招呼："张教授，您可来了！来这儿请坐请上坐，我给您泡茶泡好茶。"

"哟，小雷呀，每次来你都是这么热情。"张老师坐下。

"我叔叔说了，对您要格外重视，待如上宾——我在这打工，就得按经理交代的办。"

青禾趁着张老师与店员寒暄，环顾店容。

这药店格局分内外两层，外层售成药，内层卖饮片，两层之间有拱门，虚隔以冰纹窗。整体色调以牙白为主，间以装饰仿汉瓦当黑褐色的传统图案，青龙、白虎、朱雀、玄武，各居其方位，中间的藻井虽不大，但直高上去，大大缓解了房顶低而造成的压抑感。风格简洁明快而古朴典雅。

透过拱门与冰纹窗，可看到里层的布置，正对着是一排古铜色的药柜，柜上药斗排列整齐，药斗上铜环灿然，药名端正。药柜顶上摆着一排药坛，都是钧瓷烧制，造型古朴，色泽凝重。两边墙壁各有博古架，上面错落陈列着中药标本，有野山参、西洋参、海马、鹿茸、灵芝、铁棍山药、穿山甲、白花蛇等。

店员们都身着白大褂，整洁合体，态度和蔼，来往穿梭，忙着取药。

青禾正左顾右盼，张老师过来了，青禾说："到底是大学教授办药店，气象毕竟不一般。"

张老师说："现代社会就是一形象社会，或曰眼球社会，人心浮躁，没多少人会有耐心，等待'日久见人心'，总想通过一望而知的形象了解对象。要适应这社会，就得搞形象。如果是同仁堂那样百年老店，有丰厚

论剂型有多种丸散膏丹
据病机巧运用阴阳倒颠 第十三回

171

的底蕴，当然可以吃吃老本，不必在这方面太下工夫。而雷教授这店是白手起家，不得不讲究形象，以求速效。"

"我看雷教授也有老本可吃，"青禾指指墙上的"雷公炮炙图"，"他一不悬孙思邈，二不挂李时珍，置药王、药物学家于不顾，而独遵雷敩，用意为何，有意无意，尽在不言中矣。"

两人会心一笑，低头看柜里的成药。

"有没有治痄腮的药？有没有治痄腮的药？"这时一个人进店直嚷，嚷得店里许多人都在看他。

店员小雷马上迎上去，"很抱歉，我们这儿还没有您要的药。"

"嗨！"那人叹口气，一跺脚，转身就走。

"你别忙走，"张老师喊住他，"这个药可以治痄腮，效果还挺好。"

那人闻声回身，店员小雷也马上过来："张教授，是哪个药？我来拿。"

张老师指指柜里的雷允上牌六神丸："六神丸就可以治痄腮。"

"六神丸不是治喉咙上火的药吗，怎么又治痄腮了？该不是搞错了吧？"那人直摇头。

"这是省中医研究院名医堂的张大夫、中医学院的张教授，怎么会搞错呢！"小雷说。

"噢，是名医堂的张大夫呀，听说过、听说过。"那人转疑为喜，与张老师握手。

"你那孩子多大了，发病多长时间了？"

"三岁了，才发现脸肿，老人说是起痄腮了。"

"这个药你买回去，用好醋化开，涂在肿处，一天涂一到两次配些内服药。大概过个几天就会好。"

"好好，谢谢张大夫。"那人买了几盒六神丸，匆匆走了。

青禾看着那人的背影，说："经老师这么一用，丸药也不缓了，用于急症，直达病所，倒是恰如其分。"

"丸药用溶剂化开，就不是丸剂了，成了糊剂或搽剂。"张老师纠正说，"所以药如何起效，主要还得看怎么运用，如果能透彻地了解药物的组成、功效和所针对的病机，就可以根据情况灵活运用。"

"我记得六神丸由牛黄、珍珠、麝香、冰片、蟾酥、雄黄六味药组成。清热解毒、消炎止痛是它的功能。针对的病机应该是热毒蕴结。"

"所以不仅是痄腮，其他病证，如带状疱疹、牙疼、白血病等，只要属于热毒蕴结，也可以用六神丸治疗。"

两人说话时，那个店员小雷一直在听，这时他说："张教授，怪不得我叔叔要我多跟您学学，我要是早点能跟您学到这些运用中成药的知识，向顾客介绍介绍，我们的生意就更好了。如果不耽误您的时间，能不能再给我说几样这些类似六神丸治痄腮的知识。"

"你是想知道中成药扩大用途的知识吧？"张老师修正他的问题。

"对、对，"小雷稍有不好意思，"我刚才没有能表达清楚这个意思。"

"我今天就是来逛你这药店的，咱们边逛边说吧。"

张老师走了两步，指指柜中的伤湿止痛膏："伤湿止痛膏是用丁香、乳香、薄荷、冰片等香窜药物制成的，对穴位有一定的刺激作用。将膏药剪成一两厘米的小块贴在穴位上，可以部分地代替针灸的作用。如急性肠胃炎可贴肚脐，预防晕车可贴在肚脐及双内关。"

张老师又让小雷将风油精取出，说："风油精也有类似的作用，此药性偏温热，所以如果是寒性痛经，可以把风油精涂在关元、气海两穴上，再按摩3至6分钟，使小腹发热，痛经就可以减轻。"

说着又转到一个柜台前，张老师点点里面的冰硼散："这药不但可以治口腔溃疡，还可以治脚癣、股癣，也可以治带状疱疹，吹入耳孔，还可以治中耳炎。"

"西瓜霜与它也类似，"张老师指指另一架子上的西瓜霜说，"不仅可以治咽喉口腔疾病，还可治烧伤烫伤、老烂腿、脓疱疮、褥疮、冻疮等病，是内服外用均佳的良药。"

走到靠里的一个柜台，张老师看到跌打丸，说："这跌打丸除内服治跌打损伤外，也可以外用治痄腮，也是用醋化开，敷在患处。另外，用白酒将跌打丸调为稀糊，还可以治急性乳腺炎、肋软骨炎、脚跟痛、肌肉注射后硬结等。"

这样逛着说着，转到里层的拱门时，小雷的本上已记了好几页。

据病机巧运用阴阳倒颠　论剂型有多种丸散膏丹　第十三回

173

张老师对小雷说："我今天是随看随说，说得比较零碎，不成系统，你要真在这方面下工夫，还得多看看中医药杂志这方面的报道，按药的种类、功能等归纳归纳。"

"我今晚上先把您说的归纳一下。太谢谢您了。"小雷将本收起，递过来一杯茶。

张老师喝口茶又说："看报道时最好注意一下所用的药是什么牌子的，哪个厂生产的，这也很重要。"

- -

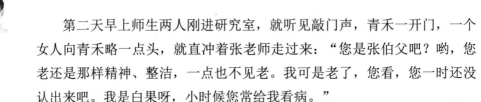

第二天早上师生两人刚进研究室，就听见敲门声，青禾一开门，一个女人向青禾略一点头，就直冲着张老师走过来："您是张伯父吧？哟，您老还是那样精神、整洁，一点也不见老。我可是老了，您看，您一时还没认出来吧。我是白果呀，小时候您常给我看病。"

"是白果呀，"张老师感慨地说，"这都近二十年没见你了。"

青禾见这白果三十岁左右，名如其人，面白如玉。

"张伯父，我今天想请您给我爱人看看病。看见您就在前面，紧追慢赶跟不上，您老还是健步如飞行如风呀。"说着扭头对门外喊："你还不过来见见张伯父，老站门外干嘛。"

"这不在等你引见嘛，"随着话音，又进来一男人，也是三十岁模样，略胖，神情沉稳，"我贸然进来，张伯父知道我是谁呀。"

"这是我爱人乔元。"白果向张老师介绍。

乔元与张老师边握手边说："张伯父，白果总是说您救过她的命，是她再生父母，所以您也就相当于我的岳父老泰山。我早就想来拜见您，可是我们以前在外地，没有机会，现在刚调过来我们就来了。白果说您老精于茶道，我孝敬您一点好茶。"说着将一盒大红袍放在桌上。

大家刚坐定，白果就代乔元述病情：

"他这慢性前列腺炎可是时间不短了，总也看不好——不过也怨他不好好看。他是搞审计的，老是天南海北地跑，出门出差出市出省，但就是

174

不出国。在外面一坐多长时间，就是不在家里坐。他明天还要走，所以我今天非把他揪过来看看病。"又扭头对乔元说："病在你身上，我想替也替不了你。你好好给张伯父说说吧。有病不瞒医，竹筒倒豆子，有啥说啥，可别藏着掖着，对不起我请假来陪你看病！"

乔元欲言又止，扭头看白果，白果说："来这儿是看你、看病、看医生、看大夫，你看我干嘛。"

张老师示意白果安静，又和蔼地对乔元说："看白果对你多关心。你得这病多长时间了？"

"大概两年多吧。"

"刚开始发病时是个什么情况？"

"开始觉得如果坐的时间长了，会阴处常会酸胀，好像还有发重下坠的感觉。那时并没怎么在意，后来小便时总觉得没解完，也没干什么重活，还总觉得累。后来轻几天，重几天，但总的趋势是加重了。"

"现在有哪些不舒服？"

"除了会阴处酸胀，后腰也酸胀，有时还痛，没坐一会，就得小便，但又总尿不尽。一天到晚觉得累，打不起精神，睡不好觉，老是做梦，心里还烦，嘴又干又黏，大便也干，还有，还有……"他欲言又止，又扭脸看白果，白果有些焦急，努嘴皱眉，像是示意他尽管说。

乔元仍在犹豫，表情复杂。

张老师见状，就压低声音问："是性功能不如从前吧？"

乔元马上点头，面带感激。

白果轻轻吐出刚才努嘴时没来得及出的那口气。

张老师又小声问了几句，乔元只是以点头或摇头作答。

诊过舌、脉后，张老师问："作过前列腺液的化验没有？"

白果闻言，从黑皮手提包中取出一个信封，抽出一沓纸，挑出一张，审核，然后递给张老师。

张老师接过看过，转给青禾，青禾将化验结果抄在病历上——前列腺液镜检：高倍镜下白细胞 +++，卵磷脂小体减少。

"青禾，"张老师说，"他这个慢性前列腺炎符合诊断标准，可以

论剂型有多种丸散膏丹
据病机巧运用阴阳倒颠　第十三回

175

确诊了。从中医辨证看，病位可以定在前列腺。病邪应是湿热之邪，舌红、尿道灼热刺痛是为热；苔薄腻、尿浊、会阴重坠是为湿，是湿性重浊的表现。久病缠绵难愈，也与湿性黏滞，难以速去之性相合。病程拖延，日久则容易耗伤正气阴血，气虚就容易疲劳。阴津亏少，不能滋润窍道，所以口干，便干。阴血虚少，不足以滋养心神，心神不安，就表现为失眠、多梦等。从中医脏腑理论看，前列腺大概可归于六腑中的膀胱。六腑传化物而不藏，以通为用，以下为顺，由于湿热壅阻，膀胱气化不利，所以小便余沥不尽。最后一点，脉象滑数无力，与上面的分析也符合。"

青禾说："照老师分析，这既不是纯虚之证，也不是单纯的实证，而是虚实夹杂证。"

"对，综合起来，算是个湿热阻滞，气阴两伤吧。"张老师道。

"那么根据《内经》'热者寒之'，'衰者补之'，'强者泻之'的治疗原则，应该清利湿热化浊，益气滋阴。我想可以用程氏萆薢胜湿汤加减。"

虽然两人一直听得似懂非懂，可听到青禾要用什么汤，却都明白是汤药，于是白果说："他老是不着家，谁追着跟着给他煎药送药？能不能不开汤药呀？再说他也不是那一不怕苦二不怕死的英雄人物。"

乔元随声附和："对对，我当不了英雄人物，一害怕苦，二害怕死。死就一回，一了百了，可喝中药这苦，可是天天得受，我得天天怕。"

"这倒也是实际情况，"张老师想了想，"既然不是撑着要当英雄人物，可能也无所谓糖衣炮弹，你就吃糖衣片吧。"

说着，张老师开了处方递过去。

那两人一看处方，同时吃惊，如同中庶子闻扁鹊言，"目眩然而不瞬，舌矫然而不下"。青禾觉得奇怪，也凑过来看，却见处方上赫然写着——

妇科千金片5盒

每次6片，每日2次口服。

还是白果先反应过来，勉强笑着说："张伯父真是先知先觉呀，知道我也要看病，先把我的药给开了。"

张老师摇头："这是他的药。你的病还没有看，怎么能先开药呢？"

乔元这时也反应过来了："这是我的药？您不是开玩笑吧？"

"不是开玩笑，你确实适合吃这药。白果刚才说你别对不起她请假陪你看病，我也一样，所以要对得起她请假押你来看病，又不让你受苦，才给你开这药。"

"可是这药明明写着是治妇科病的呀！"

张老师耐心解释："这药开始确实是为治疗妇科病而研制的，但根据它的药物组成、实际功能，用来治慢性前列腺炎有非常好的效果，有效率高达 93％，比某些专门治前列腺炎的男科药还好。从西医西药的角度看，这药有消炎作用。而这消炎作用总没有男女的区别吧？是男女通用的吧？能消女人的炎症的药，同样也能消男人的炎症。你就只当吃消炎药，就像注射青霉素一样。"

听到这，两人对视一眼，都松了口气。乔元想想，又小声嘟囔："别人看着我吃妇科药，准对我有什么看法。"

"就你这死心眼，"白果说，"你非要在别人眼前表演吃药？你不会换换包装？"

张老师招呼白果："你不是也要看病吗，来号号脉。"白果白乔元一眼，坐下，伸出白藕般的手腕。

张老师修长的手指轻放在寸关尺上，犹如三个灵敏的探头，气血阴阳之盈虚变化，尽在指下。

青禾边看张老师诊脉，心里边揣测病情。先看到张老师的指尖很快开始向下按，看来是轻取不得其脉，要按而求之；接着见张老师又向下寻，于是推测大概是沉脉。沉脉主里主寒，随所兼脉主不同的病，兼紧为痛，兼迟为冷，兼小里虚，兼数热极，兼涩为痹……按概率较大者推测，寒的可能性较大。这可以与面色合参，她面虽白，但白得不够润泽，似乎缺乏阳气的温煦。那么是那种阳虚之病呢，宫寒不孕？寒性痛经？胃脘痛？……

"青禾，"张老师招呼，"你也诊诊她的脉。"说着抬起了手。青禾注意到指尖起处，有三处浅浅的按痕，这就验证了自己关于沉脉的推测。

白果在张老师诊脉时就已经忍不住要述病情，只是看张老师诊脉时的

x

论剂型有多种丸散膏丹

据病机巧运用阴阳倒颠

第十三回

y

177

认真神情不便开口。这时她说："我的病也不复杂，就是月经来时小肚痛，抽着痛，喊他给我冲个热水袋熨熨就好点。"

"噢，经血量不多吧？"

"少！发紫，还有血块。"

青禾边听边诊脉边想："痛经虽然也在自己所推测的范围内，但单凭脉诊还是难以确定是不是痛经，要是一脉单主一病就好了，那么三指一搭，诊断即出，该是多么痛快爽气。她的脉现在是沉而缓，说明现在应该还没到她的经期，如果痛经发作，脉应该是沉紧。"

两人又看看她的舌象，薄白苔下的舌质略显暗淡。

张老师对青禾说："她这是寒性痛经，经血被阴寒凝涩，不能畅行，不通则痛，加之阳虚不能温煦下焦，所以得热可舒。治疗须用温经止痛之法。"

青禾说："我想可以用王清任的少腹逐瘀汤加减。"

白果听到这儿，说："这小姑娘又要给我下汤药吧？他个大男人都撑不住，不当吃苦的英雄，我也不必逞那个能。您老最好也能给我开丸药。"

"可以，"张老师略一思忖，"不过这可是传统的男科药……"

"哟，张伯父，我俩口今儿个可是阴阳颠倒了，男吃女药，女服男药——不过您老既然给我开，想必有其中的道理，刚才听您讲为什么他个男人前列腺炎要吃妇科千金片，我就很服气。能不能再费您老一点时间，简单地给我批讲批讲？"

青禾心想，你们夫妻俩的社会角色已经有点颠倒，女人张扬外向，咄咄逼人，男人倒像安守妇道，自收自敛。莫非这世界还真是像某未来学家预测的那样，有中性化的趋势？正想着，听张老师已经开始批讲：

"说到用药阴阳颠倒，还不止是这两种药，乌鸡白凤丸可是典型的妇科药，现在发现这药治疗男科病效果特好，如不育症、性功能障碍等，如果属于肾气不足，都可以吃。乌鸡白凤丸也治慢性前列腺炎，当然也是治偏于肾气虚的那一类。"

白果对乔元说："听听，你这男人和女人药的缘分还不浅呢，哪天肾虚了，还有乌鸡白凤丸在恭候着你呢。"

"龟龄集起源于明代宫廷。"张老师继续说，"明朝嘉靖皇帝为了自己万寿无疆，广泛征集民间长生不老药。当时的方士邵元节和陶仲文，参考宋代张君房《云籍七签》的许多滋补药处方，取长补短，研制了一个处方，采用鼎升炼技术，制成了号称长生不老的'仙药'，以龟类长寿之意，取名'龟龄集'，献给皇上。这嘉靖皇帝服后，果然身强体健，一连生了九个儿子，虽然万寿无疆未遂，但不失为享年较高的帝王。'龟龄集'因此而被奉为'御用圣药'。"

"这药现在是御用转民用了。"青禾感慨，"正如古诗所言：'昔日王谢堂前燕，飞入寻常百姓家。'"

"带着这'王谢堂前燕'飞入寻常百姓家的是当时的皇宫医药总管。他是山西太谷县人，曾拜在陶仲文门下当义子，陶仲文和邵元节二人升炼仙药时他当助手，深知其药之秘。这个人告老还乡时，将'龟龄集'的处方技术带回，自炼自吃并自赠，他的一些亲友也可以'分一杯羹'。到后来，龟龄集处方辗转落入太谷县的'广盛药店'，该店如获至宝，自炼自吃且自卖，至此，御用药便商品化了。"

"商品化的物品是出钱者可得，出价高者先得。也就是说有钱即可'分一杯羹'，不必贵为天子。"青禾说。

张老师晃晃笔："这也不一定，俗话说：世事难料，只有想不到，没有做不到。就有人贵为天王，富甲天下，却求之不得。"

"哟，还有这等事？谁这么背运？"白果诧异。三人同时来了兴趣。

"那太平天国的洪天王，虽出身寒微，根红苗正，可一旦土包子开洋荤，帝王意识盖过乾隆，清妖吃啥他也要吃啥。不仅吃药，还要吞店。"

"还要吞店？"三人又一齐诧异。

"为了彻底打倒封建王朝，为了革命事业的需要，洪天王也未能免俗，妄图万寿无疆。据传在太平军攻陷南京，自觉得龙位坐稳之后，遂严令其部将孙某，在攻克山西时要保护制造'龟龄集'的药店，并将制药的药工、制药的设备等，全部一窝端到天京去。不料先是孙某因求别人长命反致自己短命，中途阵亡，南迁未遂；后是洪天王自己求延寿不得，只得折寿，没能服用补药，反而吞了毒药。"

白果听到这，也发感慨道："命里没有，强求不来呀。你看他贵为天王，那么大的半壁江山都划拉到了手里，区区几粒药丸子偏就苦扒拉不到口里。"

"这龟龄集是补肾气、温肾阳的良药。"张老师继续说，"人到老年，一般多是肾气肾阳肾精亏虚，用龟龄集补补肾，可以抗衰老，延年益寿。现代研究发现，龟龄集能提高实验动物的识别、记忆、抗疲劳和耐缺氧能力，并还有强心、提高免疫力等多种功效。清朝乾隆皇帝是历代帝王中最长寿的，有人研究，他长寿的原因之一，可能就是长期服用龟龄集。"

"所以乾隆皇爷吃得高兴，提笔给龟龄集题了五个字——'甚好！足寿也'。"青禾说。

"是呀，乾隆虽然仗势题字，下笔太滥，到处胡写，糟蹋了不少古画，但给药品题字还真不多。"

"老师，平心而论，他的题字虽然破坏了古画的布局，确实可恶，但若就字论字，乾隆的字还是下了工夫的，圆润遒丽，并不缺乏观赏价值，说'胡写'，怕是有点过分吧？"青禾颇替乾隆鸣不平。

"说别人或许过分，说他可是恰如其分。"张老师问："岳飞'满江红'词中说'壮志饥餐胡虏肉'，这'胡虏'是谁？"

白果不解，问道："岳飞不是抗金英雄吗？可乾隆是清朝的呀。"

"古代中原人对四方少数民族各有称呼，东称夷、西呼狄、南叫蛮、北为胡。金朝在黄河以北，所以岳飞称金人为胡虏。而清朝原来就是后金，后来乾隆他老祖爷爷皇太极怕中原人联想到岳飞抗金，才改国号为清。故而这个姓爱新觉罗的满人乾隆，是个地地道道的胡人，不说他'胡写'说谁胡写？"

"要是照老师示范的这个句型造句，那他说话是胡说，他批文是胡批，他打拳是胡抡，他吃饭是胡搅，他做事是胡搞，他儿子是胡子……"青禾还没说完，自己先笑起来，大家也都笑了。

青禾止住笑："他要不是胡吃龟龄集活个大岁数，也来不及在那么多的古画上胡写——看来这龟龄集也是有利有弊。"

"张伯父，这龟龄集不是延年益寿的药吗，为啥你刚才说是传统的男科药？"白果问。

张老师答道："从中医角度看，如果男性的肾阳肾气亏虚，除了腰部冷痛、酸软无力等症状外，还常常伴随性功能衰退。服用龟龄集后，肾脏得到温补，就能较明显地恢复性功能，所以龟龄集素有男科'圣药'美称。你这个痛经，属于中医所说的下元虚寒，不能温养，与男性肾阳虚的病理机制类似，所以也可以用龟龄集来温补下元，祛除阴寒，温通血脉。不仅是痛经，其他妇科病，如不孕、习惯性流产、闭经等如果属于下元虚寒的，我都用龟龄集治疗过，疗效也都不错。药可分阴阳攻补，并不分男女性别。"

白果一直认真听着，频频点头，听到这儿，眉头舒展："这女吃男药的人还不少呢，我还当就我一个。"

青禾边听边默写龟龄集的药物组成：人参、鹿茸、海马、枸杞子、丁香、穿山甲、雀脑、牛膝、锁阳、熟地黄、补骨脂、菟丝子、杜仲、石燕、肉苁蓉、甘草、天门冬、淫羊藿、大青盐、砂仁……正写着，听张老师说："你没有什么疑问了吧？那就开药了。青禾，开龟龄集胶囊 2 盒，每次两粒，每日两次。"

青禾忙开好递给张老师。

"约摸月经快来时就吃这药，连着吃 10 天。下次月经快来时再吃。"张老师边签字边对白果说。

青禾说："如果家里有风油精，你也可以把风油精涂肚脐下面，再按摩 3 至 6 分钟，使小腹发热，痛经也可以减轻。"

下午，在研究室，青禾对张老师说："老师，中午时我理了理灵活运用中成药的思路，在脑子中画了一幅路线图，您听听看对不对。"

"噢，你说吧。"

"大概可以分为四步：先从药物组成推测其功能，再从功能推导其主治，再从主治推断其病机，最后比较其他病证的病机，如果与这个中成药所针对的病机相同相近相似，就可能适用。"

"你这个路线图虽然正确，但稍有点繁琐，绕得远了些，还可以再简化简化。你那前几步，可用古人研究仲景经方的方法来概括。"

"什么方法？"

"以方测证。"张老师说，"这里的证就是病机。以前我强调过，学方不重在一方治一症之用，而要学会用方之巧，这巧就在于方证相应。仲景《伤寒论》中方证并提，就透出了这个巧。后来清代的柯韵伯看出了这一点，以此思路作《伤寒论注》，深得仲景之旨，于是风行一时，至今仍是研读《伤寒论》的重要参考书。"

"柯琴的这书我已经买了，可还没有来得及看。"青禾有点遗憾。

"那你得抽时间好好看看。"张老师道，"古人说'运用之妙，存乎一心'，这'用方之妙'，就在于心里总存在'方证相应'四字，以此原则用方，就可能跳出用一方治一症的低层次，而达到'随心所欲，不逾矩'的高境界。"

"如果这一妙存于心中，达到这个高境界，也就可以灵活运用中成药了。"青禾领悟道。

"灵活运用中成药，用同一种药治不同的病，其实也是一个'异病同治'的问题。"张老师接着说，"异病同治的基础在于，病证虽有差异，而病机却是相同。湿热之邪在胞宫，可发生急慢性盆腔炎、子宫内膜炎、宫颈炎；在前列腺，则导致慢性前列腺炎。所以不论妇女的急慢性盆腔炎、子宫内膜炎、宫颈炎，与男性的慢性前列腺炎，只要病机相同，属湿热阴虚，就可以用相同的治法，用同一种药——妇科千金片治疗。"

"老师，那么同样，六神丸所针对之病机是热毒蕴结，不论是痄腮还是咽炎，或是带状疱疹，只要辨证是属于热毒蕴结，用六神丸清热解毒都有效。"青禾想到昨天在存仁堂的事。

"相反的，如果只是知道妇科千金片可以治前列腺炎，就不详细辨证，不论慢性前列腺炎的病机是不是湿热阴虚，凡前列腺炎都机械地用妇科千金片，那就又后退到一方对一病的低层次，效果肯定不好。有报导说，对于病机属于肾阳虚或瘀血内阻的慢性前列腺炎，用妇科千金片治疗，疗效就欠佳。"

青禾道："古人常感叹'人之所病，病病多；医之所病，病方少'，我想如果能充分利用同病异治的原则，灵活运用中成药，扩大中成药的用途，一个药当做几种药用，古人这千古之叹可以休矣。"

"说'可以休矣'，怕是过于乐观，"张老师纠正道，"不过说可以缓解缓解病多方少的矛盾倒不为过。"

青禾轻咬下唇，懊悔自己没想好就说，又听张老师接着言道：

"曾经有种倾向，一说解决病多方少的问题，就只想到开发新药，投入大量的人力、物力。其实对于一个问题的解决，往往有不止一个方法。所以我们不能局限于寻找与开发新药，还可以积极寻找其他的方法。以新的眼光审视现有药物，通过医疗实践与理论研究，发现、挖掘、开发现有药物的'新用'，同样不失为解决问题的有效方法。开发新用与开发新药相比，同样可以达到目的，而且成本低，效率高，简便易行，较为安全。"

"我觉得安全是最大的优点，"青禾说，"因为老药已经应用多年，它们的毒副作用已经基本了解，如何应对这些毒副作用也已经积累了经验。"

"那么咱们就总结总结开发中成药新用的方法——中医的同病异治算是一个。"张老师端杯喝茶。青禾想想，说："那么借鉴西医学的研究成果，也可以开发新用吧？""当然可以，"张老师放下茶杯，"现代医学与中医是两个不同的学术体系，其对疾病及药物有着与中医迥异的观察着眼点，往往能对中成药的功效作出新的解释；并且可借助先进的仪器设备，对药理病理研究更为深入细致。这些研究成果都可以借鉴，启发用药思路，来扩大中成药用途。如外伤导致的癫痫，现代医学研究认为，此病是由于外伤后脑组织受伤，局部血肿机化后形成瘢痕组织，病灶过度异常放电而发病。治疗主张扩张血管，增加血液流量，改善微循环及脑细胞营养，促进血肿吸收，溶解瘢痕组织。而大黄䗪虫丸主要由水蛭、䗪虫、桃仁等破血逐瘀药组成，经现代医学研究，有以上治疗作用，故可用大黄䗪虫丸治疗外伤性癫痫。"

"中医外治大师吴尚先有言：'外治之理，即内治之理。'"青禾说，"将六神丸用醋化开，变丸剂为糊剂，外敷治痄腮、带状疱疹，可以算作改变剂型与给药方法来开发新用。"

"如果结合经络原理，外治的范围还可能扩大。"

"老师在存仁堂所说的用伤湿止痛膏贴穴位治晕车，风油精涂关元治寒性痛经，就是利用经络原理，刺激经络上关键的点——穴位，来疏通气血，调整阴阳。"

"咱们以上说的都是根据中西医理论来推想，可是有时新用的发现，却并非如此，常常是在临床用药中，意在治此而却效见于彼的事例中发现的。"

"这可正应了那句俗话——'有心栽花花不开，无心插柳柳成荫'。"

张老师说："这种发现虽然有较大程度的偶然性，和神农尝百草式的原始寻药方法相近。但是，机遇总是偏爱那些有准备的头脑。如果我们在临床用药时作有心人，细心观察，系统总结，注意药物作用的异样，进行追踪，大胆推测，小心求证，也是可以增大发现机率的。"

"老师能不能举个成功的事例，启发一下我的思路。"

"这方面成功的事例还不少。"张老师举例道："发现治心脏缺血的伟哥，可以治疗性功能障碍的事例就很典型——不过咱还是说中药吧——如某医院在运用雷公藤治类风湿关节炎过程中，发现雷公藤对育龄女性的月经有明显影响，服药的一些妇女出现月经减少或闭经。由此推测雷公藤可能有类似雄性激素样作用。所以用雷公藤尝试治疗阳痿、子宫肌瘤、乳房纤维腺瘤等，取得了疗效。"

"我想，如果很好地综合运用老师说的这些方法，广开思路，就可能开发出更多的新用，更大程度地缓解病多方少的矛盾——虽然我现在比刚才还乐观，但不会再认为千古之叹'可以休矣'了。"

"从逻辑上讲，是病发作于前，方随生于后。犹如作案与破案，作案率必然领先于破案率，所以病多方少的问题必然长期存在，这个千古之叹还要一代一代叹下去。我们现代人，以至后代人所可能做到的是，比古代更快地缩小二者之时间差，更大程度地缩小二者的数量差，犹如'一尺之棰，日取其半，万世不竭'，只可能无限逼近，而不可能让后者等于前者，超越前者。"

第十四回

喜怒忧思悲恐辨证求因
风寒暑湿燥火因发知受

    这一回师生通过比较中、西医对非典型肺炎病因的探寻，分析了中、西医病因学体系及方法，捎带对吴又可之病因说作了评价。欲知中医、西医病因学异同在何处，中医病因学有何特色，对"疫气说"学作何评价，吴又可应有什么地位，请看本回分解——

    "张老师，今天又有报道说'非典'的病因是冠状病毒，而不是衣原体。"青禾翻着《健康报》，边进门边通报。

    "噢，"张老师放开鼠标，接过报纸，看完后对青禾说："这次对'非典'病因的寻找，是中、西医同时进行，各显神通，各有所得，信息共享，可以说是有史以来两种医学病因学特点最充分、最鲜活的展示。是现实而非历史，是亲历而非观史——所以要利用这机会，对中医病因学与西医病因学的特点充分比较，加深理解。"

    "我还要利用老师的智慧。"青禾说，"我记得您一开始就说'非典'是春瘟，不大可能持续地大面积流行，等到春意阑珊，'非典'自趋衰减。"

    "我的观点现在正得到验证。"张老师指指电脑屏幕上的"新发病人数曲线图"，"你看，现在新发病人数已经从高峰回落，持续下滑，虽然可能间或还有反弹，但'青山遮不住，毕竟东流去'，再不多时，'非典'就要如同强弓之末，其势不可穿鲁缟，或许如行刺秦皇之荆柯，一去兮不复返。"

"'非典'是一种新出现的疾病，老师当初是依照什么做出今天看来似乎是正确的推断呢？"青禾递给张老师一杯茶。

张老师接过茶杯，放在工艺草垫上："所谓'新的疾病'，是从西医角度来看。而从中医角度去看，'非典'未必是新的疾病，与传统中医所认识的'春瘟'并没有本质的差异。其特点都是发于春季，具有传染性，病则发热，常是春过病也过，入夏则衰。"

"那么中医对这'新'是视而不见了？"

"不是视而不见，是视野不同。"张老师纠正道。

"视野不同？"

"对。"张老师道，"正是这视野之区别，而形成中、西医病因学之两大分野。就'非典'来说，中医的视野在宏观，追求的是辨证病因；而西医的视野在微观，追求的是因果病因。"

"辨证病因？因果病因？"青禾困惑，"难道中医所言的病因不是因果意义上的病因？"

"所谓因果病因，是病因与疾病之间有确切的因果关系。"张老师举例："如疟原虫是引发疟疾的病因，结核菌是引发肺结核的病因，冠状病毒是引起非典型肺炎的病因——假设已经确定其为引发'非典'的原因——寒冷是引发冻伤的原因，高热是导致中暑的原因等。在此当中，疟原虫为因，疟疾为果；结核杆菌是因，结核病是果；冠状病毒是因，'非典'是果；寒冷是因，冻伤是果——都是由原因而导致结果。"

"噢，那辨证病因呢？"

"而所谓辨证病因，"张老师答，"是按中医病因理论，通过辨别疾病证状的属性而推得的病因。这在中医学中称为'辨证求因'，或'审证求因'。虽然中医的辨证病因从主观愿望上也是要追求因果病因的，从中医角度也可以说就是因果病因，而从现代医学角度看，实际上未必是因果病因——所以说中医的病因具有双重意义。"

"照老师说法，中医的病因既是辨证病因，又是因果病因，一身而二任？"青禾愈加困惑。

"如果说一部分是辨证病因，另一部分是因果病因可能更为确切。你回想回想中医的病因学内容主要是什么？"

"陈无择的三因说呀。"青禾回答，"外因是风、寒、暑、湿、燥、火六淫，内因是喜、怒、忧、思、悲、恐、惊七情。其余饮食不节、过度劳累、虫兽所伤、金疮踒折等，是为不内外因。"

"咱们可以分析一下这三因之中的因果关系——我提前先说明，这里的因果关系是从现代逻辑，从西医角度而言——三类病因中，有部分明确无误是因果病因，如不内外因中的大部分内容，虎咬狼抓、中枪挨箭，跌仆损伤等，立竿见影，因果关系明确。七情致病虽然有些夸张，但作为诱因，因果关系大致也成立。而中医认为六淫所导致的那些疾病，因果关系就未必都这么明。除了冻伤固然是因为伤于寒，中暑自然是受了热，因果关系不容置疑外，其余就不很明确。如风寒感冒，就未必真的是被冷风刮的，同样，风热感冒也不一定由于被热风吹的。这个'风寒'的定性，是根据患者畏寒、流清水鼻涕、脉浮紧等症状推出来的。

与此类似，如果患者不畏寒而发热，而是流黄浊涕，咽喉红肿疼痛，口渴想饮水、舌红等，那就可以推得为风热感冒。"

"这个陈无择，真是'无择'，视野真是宏观，将这些不同性质的病因都掺和在一块说，真真假假，虚虚实实，要不是老师今天提出，我还真没注意。"青禾表示不满。

张老师道："陈氏主观上并无此意，他只是从中医宏观角度认识病因。我刚才是从西医角度说的。"

"是不是可以说，从宏观着眼与从微观着眼，导致了中医病因学与西医病因学的区别？"青禾问。

"如果说文化决定了两者的区别，可能更接近本质、更为深刻——方法是由文化决定的。"

"老师这是愈追愈深了。"

"追得深入，才能理解得深刻。如清末有识之士在探求当时中国为何老是挨打的原因时，有这么一个反思的过程——先是归因于洋人船坚炮利，自己的武器原始。那么为何炮不如人、船不及人呢？直接的原因在于工业不发达，而工业不发达的根源又在于科技落后，而科技落后又可归因于封建帝制的腐朽——于是要推翻帝制，建立民国。"

"老师，我想如果用中医治病来比喻，洋务运动虽然功不可没，但主要在武器工业的层面上效法西方，属于急则治其标之法，辛亥革命才是治本之举。"

"也可以这么比。"张老师同意，"西方从古希腊到培根，是重分析、求还原的文化，其病因主要是以分析还原方法而求得。如不论是先前的衣原体或是现在的冠状病毒，西医都是从非典型肺炎患者呼吸道采集标本，运用微生物技术进行分离而确定。是按科赫'特异病因论'理论，依照科赫原则进行的。而科赫原则可看作是分析还原方法，在西医病因研究中的应用与具体化。"

"我记得科赫原则是——

1.病因必须能从每一个病例中分离出纯培养物而该病因在不是这种病的病例中分离不到。

2.该种病因能引起同样疾病。

3.在实验引起的动物等对象中能再分离到该病因。

不过，老师，我觉得如果严格遵循科赫原则，现在就确认冠状病毒即是'非典'的病因还为时过早——因报告中只是言其分离出了病毒，原则2、原则3还没得到满足，也就是说还未能进行验证。"

"当然现在冠状病毒之因能否引发'非典'之果尚未确定。"张老师同意，"但如果能够通过实验而确定这点，那么就可以确认冠状病毒就是'非典'的病因。与西医这种方法相对，中医确定病因的方法与西医大相径庭，视野着重在宏观整体，而不必深入微观局部。"

"那么中医这种从宏观整体探求病因的方法，是由什么文化所决定的？"

"传统的象文化。"张老师答。

"象文化？象是藏象的象？"青禾本能地想到藏象。

"是的。"张老师道，"中国传统文化可以说是象文化，《周易》是象文化的代表。《易传·系辞上传》说：'圣人有以见天下之赜，而拟诸其形容，象其物宜，是故谓之象。''书不尽言，言不尽意，然则圣人之意其不可见乎？子曰：圣人立象以尽意。'中医作为传统文化派生出的学科，是依观物取象，立象取意方法而形成的人体科学，可称为象医学。如《内经》曾言：'夫候之所始，道之所生，不可不通也。'候者，征候也，征象也。候开始显现了，道，也就是医道，就可以通过观察证候而产生。具体到对于病因的探求，也是通过辨别病人所表现出的征象，而进行辨别审察，发现病因，所以称为辨证求因或审证求因。清代钱天来对此总结得非常精辟：'受本难知，发则可辨，因发知受。'"

青禾正要开口，忽听有"笃笃"的敲门声，青禾起身开门，见门外一老者正在解口罩，露出花白胡须，仔细一看，原来是文学院的孟老。

"真是个戴口罩的春天，连孟老也未能免俗。"张老师起身指指沙发："请孟老这里就座。"

孟老边坐边说："'美其食，任其服，乐其俗，'岂非黄帝、岐伯于《上古天真论》中所教耶？"

"哟，孟老对《内经》这么熟悉呀！"青禾说着递给他一杯茶。

"咳，我这是口上谈经，略知皮毛，"孟老接过茶，"真遇到事还得向你们请教。"

"您老问什么事，来个电话就行了，又何必装备齐全劳师远征呢！"

"我也是顺便到此。"孟老说，"原来古典文学研究会计划在北京开'清代小说研讨会'，这不，为了躲避'非典'，准备改在咱这里开，我是准备去前面商都宾馆联系安排一下。"孟老转脸看看青禾，"你这师生俩，不是都对文学感点兴趣嘛，到时无妨去听听，机会难得嘛。"

"我看是幸遇'非典'的机会也难得，或更难得，千载一逢，"张老师笑笑，"参会人员多是从外地，尤其是从北京而来，或许他们挟病毒而行千里，不自觉地充当了'非典'的义务传播者——您是来问会上如何预防'非典'的吧。"

"真是'闻而知之谓之圣'，来意我还没说，您就明白了。"孟老拉开提包，拿出一份报纸，"这不，报纸上公布的几个药方我也带了，您看看哪个适用，到时请您这院里的药厂加工一下给大家喝喝。"

"我看喝药不是上策，首先这药就不适合您老喝。"张老师点点报纸，"这几个方多以寒凉药为主，您老体质偏于虚寒，喝了可能会腹痛腹泻。"

"咳，"孟老一拍沙发，坐直身子，"早点问你倒好了，这药我已经喝了，腹痛腹泻也已经由可能变成现实了。我想着是国家公布的方子，还会有错？"

"方药的对错主要看如何用。用对了，砒霜救命；用错了，人参杀人。服中药就得辨证，辨别体质是重要的一项，您不辨体质就喝药，无怪乎要腹痛腹泻。"张老师又转对青禾说："说实话，就从传统中医角度看，根据'非典'病人初发病偏于温热表现，拟定几个方子公布出来，让大家服用，而大多数人一不通晓药性，二又不懂辨证，难免有千人一方，万人一方，药不对证的弊病。"

"既然如此，这些药方岂不是没用了。"孟老两手一摊。

"那也不尽然。我刚才特别强调的是'从传统中医角度看'，而从社会角度看，这些预防药方的实际作用，在于心理，而非药理，大众服了药，心理上得到安抚，不至于由于恐慌而导致社会动荡。"

孟老摆摆手："不管是心理还是药理，黑猫或是白猫，有作用就行。"

"开会的特点是近距离、小空间，这正符合'非典'传染的条件——我看改在本地开与在北京开区别不大。在北京开会，'非典'疑似病人也不会去；改到这里，已在潜伏期的人也不会不来。"张老师分析道。

"您先说喝药不是上策，这又说改地开会也区别不大，"孟老紧盯着张老师，"那么您看这预防的上策该是什么？"

"这上策《内经》早已给出。"张老师示意青禾作答。

"老师，"青禾想了想，"是不是'虚邪贼风，避之有时'呀？"

"对。对于那些尚缺乏抗击方法的病邪，只能尽量避免其害，待其时过，这样虽然看似消极，实则有效。改变开会地点，是空间上避，但彼空间之人随之而来，欲避之而未能避，故而效果不佳。而'避之有时'，是从时间上避，等到'非典'的流行期过后再来开会，那就没有顾虑了。"

"那么这'非典'的流行期要等到什么时候才会过去，要避到哪一时？"

孟老话音中略带焦急。

"已经为期不远了。"张老师端起茶杯,"青禾,你给孟老讲讲吧。"

青禾让孟老看着电脑上"新发病人数曲线图",将两人前面的对话又向孟老作一复述。孟老听完,向后一靠,舒一口气:"那我们就别再改在这儿挪到那儿,还是按兵不动,各自避邪吧。"

"孟老这'按兵不动'说得好,正合《内经》'避实击虚'之旨。"

"哟,我这无意中还撞着经旨了?"孟老又将身子坐直。

"《内经》主张对于势头正盛的邪气,要避其锐气。对此《内经》曾以兵法作比,要'无迎逢逢之气,无击堂堂之阵'。现在'非典'虽然盛时已过,但衰而未竭,以静制动,等其自竭,正合其宜。"

"多谢张大夫,"孟老站起身,"我就不打搅了,这还得赶回去再发一轮通知,要大家别来,等待下一轮通知。"

送走了孟老,青禾问道:"那钱天来所说的'受本难知,发则可辨,因发知受'的意思是不是说,感受了什么病邪,开始并不容易知道,只有等发病之后,表现出了症状,才可以据此辨别其病因是什么,这个过程、这个方法,就是根据发病证状而推知所感受的病邪。就像老师刚才所举例,根据畏寒、无汗、流清涕、脉浮紧等症状,可以推知感冒的原因为风寒——而此人未必真的被寒风吹过。"

"大意可以这么理解。"张老师说,"王安道《医经溯洄集》中所言也与此类似:'夫风暑湿寒者,天地之四气也,其伤于人,人岂能于未发病之前,预知其客于何经络、何脏腑、何部分而成何病乎?及其既发病,然后可以诊候,始知其客于某经络、某脏腑、某部分,成某病耳!'"

张老师很快地喝几口茶,又说:"与西医特异单一病因说形成鲜明对比的是:同为'非典',中医对病因的推求,完全可以因时因地因人不同而结果多样化,而不论西医所言其病原为何。例如同是'非典',前些时广东的老邓说是湿,近来北京的小林说是毒。粤地多湿,可能表现为湿;而京地偏燥,就可能表现为毒。再深入一层,即使同是北京的患者,也可能根据个体体质不同而区别为不同原因。张三壮实,其病因可能辨为风热之邪。李四虚弱,则未必见此。正如《医门棒喝·六气阴阳论》所说,'邪之阴阳，随人身之阴阳而变也。'"

"这样看来，"青禾说，"中医对病因的辨别真是入细，要达到一人一因。而这病因可能还要随着人体阴阳的消长而不断变化。而西医则是普天下人共同一个病因，自始至终是一个病因。两者的差别实在是太大了。"

"一方面，虽然针对同一病原所引发之病证，中医对病因区别得这么仔细，可在另一方面，却又非常笼统，对春瘟范围内的疾病，如对感冒、大叶性肺炎、流行性脑膜炎的病因并不加以区别，可以同辨为风热——从西医学观点看，这几种病的致病病原体彼此差别甚大。"

"中医的这些病因理论，外行总是难以理解。"青禾感叹。

张老师说："对，虽然从西医，甚至从公众的角度可能难以理解，难以接受，但中医之所以如此，自然有其自身的道理与方法。而且，这正是中医的精华，正是可以与西医抗衡的法宝。"

"中医与西医的抗衡，我看近于宏观与微观的抗衡。"

"正是这样。"张老师道，"虽然感染性疾病病原自古至今源源不断，古有肺炎，今有'非典'，但人体对病原的反应却相对有限，宏观观察可见。古代医家通过对人体征象的观察，结合类比自然界之物象，把人体的反应大致归纳为温、寒、风、火、燥、湿、毒等，以此推导疾病的病因，针对病因治疗。如北京的'非典'患者发热突出，就可以推知感受了温热之邪，病因为热，运用清热泻肺的方法就可以取效。而广东的'非典'病人，虽然发热而热度不高，出现口中黏腻、舌苔腻、食欲减退等属于湿的征象，根据这些反应，可将其病因归为湿，属于春瘟伏湿。以祛湿清热的方法也可以获得疗效。"

"而西医对付此类疾病的套路大概是，"张老师又接着说，"寻找致病病原，确定病原后，一是针对病原寻找药物而消除之，如确定肺结核的病原是结核杆菌后，就研制异烟肼、利福平、吡嗪氨酰之类的抗结核药，以杀灭结核杆菌。二是针对病原培制疫苗，如卡介苗，以预防再发生此病。如果这个套路能走下去，常常会优于中医。疾病谱的改变，传染病的退位，就是这种套路的巨大成就。而如果暂时这套路还走而不通，则中医的优势就可能显现。"

"西医的这个套路，还真是'套'路，需要整套的配合，老师这个词用得确切。"

"是呀，"张老师道，"只是寻找确定病原，就得有细菌染色、细菌分离、细菌培养等微生物技术、动物实验技术等配合，还得需要制镜工业提供能进行微观观察的显微镜，才能满足科赫三原则。研制杀灭病原的药品，又得有化学、生物学等的配合。在 14 世纪以前，由于各方面条件不配套，西医这个套路没法走通，于是传染病肆疟欧洲，医生们束手无策。而自从中医的温病学说成熟之后，中国历史上就没有发生欧洲那样的大规模的瘟疫，一个重要原因，就是中医温病学没走西医的套路，巧妙地绕过了微观观察等难题，另辟蹊径，通过宏观观察人体对病原的反应，发展了别具一格的病因理论，在一定程度上掌握了疾病的规律，遏制了疾病的蔓延。中国清代时人口迅速增长，可能与此有关。"

"中医的这个'辨知'、'推知'病因的方法，与西医推求病因的方法相比较可是'简便'得多，一不要仪器，二不需分离培养病原，三不需动物实验，四不必理会科赫，将其三原则全部省略。"青禾笑道。

"虽然从所需物质上，从所需各路人马配合上，从推求过程上看，似乎'简便'，但这需要辨者熟练掌握中医病因理论，运用中医病因理论研究人体对病原的反应征象，进行细致的分析归纳，方能辨而无误，治而有效。这如果没有若干年的临床实践，深厚的中医素养，怕是开口动手便错——所以亦不能以简单视之。"张老师强调说。

"老师，我觉得中医寻找'非典'病因之所以'简便'，是不是可以这样理解：中医当今走的还是温病学家吴鞠通的老路，'进与病谋，退与心谋'，外界的许多东西都用不上，所以不得不'简便'，不得不孤军奋战。而西医寻找'非典'病因，能用上、也必须有各方面的资助，因而复杂。"

"这一方面说是西医虽然可以利用多方面的资助，但从另一方面说，它是需要依赖各方面的配套，才能展开它的套路。现在就对付'非典'来说，西医的这套路才开始，一是病原尚不能确定，于是杀灭病原无从着手，疫苗更无从谈起。而'非典'病人就摆在眼前，急需处理，既然无从对因治疗，就不得不退而求其次，采取对症治疗的方法。于是见热降热，见咳止咳，为了减轻炎症反应，对抗肺纤维化，不得已而大量使用激素。而这样大量使用激素，说饮鸩止渴似乎过分点，但我总觉得虽然得利于一时，将来或许发生问题。"张老师眼中掠过一丝忧虑。

"那在此情此景之下，可以孤军深入的中医当有优势。"青禾说。

"对，针对'非典'这一疾病，中医可以利用温病学的学术积累，辨明病因属性而孤军深入进行施治，而显示出自己的优势，并不必依赖外界资助。"

"这优势在死亡率等方面已经体现出来。"青禾点着电脑上的资料，"广州中医药大学一附院共收治'非典'患者36例，无一例死亡，医护人员也无一人受到感染。绝大多数患者痊愈出院，没有留下任何后遗症。患者平均退热时间2.97天，并且胸片炎症阴影较快吸收，平均6.20天。全部治愈或明显好转，没有一例病情恶化。平均住院天数8.86天。"

这时电话铃响了，医政科通知张老师去省'非典'定点医院会诊。

张老师刚放下电话，青禾的手机也响了，医政科又通知实习生去高速公路出入口，配合防疫站工作，拒'非典'病人于市门之外。

张老师挥挥手："看来咱们的坐而论道要暂停了，要对'非典'实际接触了。"

现在已是8月，戴口罩的春天匆匆过去了，不戴口罩的夏天也快要过去了。

随着各个检查站的撤销，青禾也返回了研究院。

张老师问青禾："查了这些天，你们将几个'非典'病人拒之于市门之外？"

"发热的倒有几个，开始时如临大敌，连忙全副防护地押去进一步检查，结果都是虚惊一场——我看在'非典'已是强弓之末时大搞检查，有点贼过兴兵的意味。过分防护造成的损失，或许大大超过'非典'本身造成的损失。"青禾答道。

"那些被罢免的官员可能对此更有同感。"张老师说："咱省'非典'

病人倒还没有放倒几个，因防护不力，官员们倒是撂倒了一片。"

"说到官员，我们在公路检查站时倒有个关于官员的小花絮。"

"你说说。"张老师蛮感兴趣。

"按规定车内的乘员都要下车接受体温测量，可这天来个黑别克轿车，坐在后排的一个人就是不下车。当时我负责测体温，就去看是怎么回事。一个人忙过来阻拦，说市长开会过于劳累，能不能免了。一听此言，全站一片哗然。站长说：常言说到北京才知道官小，看来也不必麻烦您到北京领教了，就在这儿就让你知道知道什么叫官小。你的市虽大，但这儿不是你的市；这儿的站虽小，却是我的站。这儿不认什么市长，只认检查站长。你不接受检查，那就得按规定处理。大家七嘴八舌，跟着站长损这市长，把这一段积下的烦恼一齐向他发泄。结果市长大人冒着大家的语言风暴，钻出汽车，接受检查。"

"类似的花絮隔三岔五地点缀点缀，倒可以活跃活跃气氛，舒舒肝气。"

"老师，我在检查站时也常回想您那天的话。现在又过了这些天，'非典'方面又有不少新的进展，咱们是不是恢复暂停的坐而论道呀？"

"我看也有这个必要。"张老师赞同，"现在'非典'的病因，从中医方面说，'非典'属瘟疫病范畴，是因疫疠毒邪犯肺引起的传染性疾病的观点，已经得到中医专家的广泛认可，大家并不认为在病因学上'非典'与以前的温疫有何不同。而从西医方面可以说已是尘埃落定，确定为SARS病毒。"

"既然西医确定了SARS为病原，按它的套路，该忙着疫苗的研制了。"

"正是这样。"张老师略一停，接着说："不过对于这个疫苗的研制，我倒有个直觉——未必必要。"

青禾问："老师是讲究理性的人，怎么也谈起了直觉？而且这直觉有点惊世骇俗。"

"直觉是省却了步骤的推理，在某种意义上可以说是推理的短路，是思维的跳跃——但这也是有一定铺垫，有一定基础的，并非凭白而来。这有点类似胡适的大胆假设。"

"我愿听老师对此是如何小心求证。"

第
十
四
回

风
寒
暑
湿
燥
火
因
发
知
受

喜
怒
忧
思
悲
恐
辨
证
求
因

张老师说："SARS 是某种病毒变异的产物，原来毒力较小，虽然或许传染，但不发病。变异后毒力增大，部分人群感之即发。如果在过去的社会，只可能造成小范围的流行。历史上此类情况可能发生过无数次，但过去也就过去了，无声无息无臭无影无踪无痕无记载无轰动，未能造成像如今 SARS 这样的全球流行。这次 SARS 的流行主要原因，与其说是病毒变异，不如说是社会发展。类似艾滋病流行的主要原因，与其说是病毒毒力增强，毋宁说是生活方式的改变。总之都是社会环境因素的改变而使疾病易于传播。"

"那这社会发展与生活方式的改变如何造成疾病的流行呢？"青禾问。

"传染病的流行是由病原、宿主、环境三方面因素互相作用而形成。"张老师呷口茶，"先说艾滋病，HIV 可能已在某些人中存在了好几代。而AIDS 是变异后的高毒力 HIV 引起的。在传统社会，宿主接触的性伴侣有限，若是病毒毒力较大，被感染者可能在短时间内死亡，来不及将病毒传播给更多的人，危害范围小。现代社会开放的性行为，提供了传播的环境，宿主可以在短时间内接触多个性伴侣，宿主的存活时间对病毒的传播变得无关紧要。即使是毒力最大的病毒株，也有充分的机会在原宿主死亡之前传播给新的宿主。"

"再说 SARS 的流行环境，"张老师接着说，"古代社会交通落后，地广人稀，如同天然的隔离。宿主被感染后可能就地死亡，而来不及将病毒传染给更多的人，病毒也随着宿主的死亡而消亡。所以在这种环境中造不成大面积的传染，可能只是殃及一个家庭、一个部落、一个村镇的易感人群。当今社会人员，借助于现代化交通工具，使得流动规模空前巨大。而交通工具速度的提升，空间的封闭，乘员的壅塞，为 SARS 这类由呼吸道传播的病毒提供了良好的环境，可使宿主在死亡之前携带病毒北上南下，东奔西走，日行千里，接触百人，于是如烈火燎原，传播迅速。另外，现在社会城市化程度增高，人口密集，也是原因之一。经过全球性的隔离与治疗，必然像天花一样，除了实验室中的 SARS 病毒，其余自然状态下的SARS 病毒可能已趋于灭绝，SASR 或许要像行刺秦王的荆柯似的，'一去兮不复返'。若再发生'非典'，则极可能是极个别的实验室感染。毒

小说中医——一部表述中医药文化的小说

196

之不存，苗有何用？"

"那这疫苗研制出来也没有什么用场，也属于贼去兴兵。"青禾说。

"再说治疗药物，也是针对病因，筛选、开发能杀灭该病毒的药品；待开发出新药，病毒可能早就又发生了变异，需要重新确定病毒，再行开发新药。"

"老师，我忽然有个感觉，对付这类疾病，西医像球拍，中医如球网。"

"噢，这比喻倒是还新颖。"

青禾道："西医的特点是针对性强，来一个病原对付一个病原，犹如球拍击球，球员盯着球飞来的方向，来回奔跑以改变球拍的方位，以拍变应球变，有点疲于奔命，穷于应付的感觉。而中医如同球网拦球，以不变应万变，你有千条计，我有老主意，哪个方位来的我都能对付。"

"你这个比喻虽然新颖，但不够贴切。"张老师评判道，"有贬西褒中之意。其实中、西医各有所长，西医的长处在这方面或许更明显。如果以特异性免疫与非特异性免疫作比，可能更接近于实际情况。"

"那么西医好比特异性免疫,而中医好像非特异性免疫了？"青禾问道。

"对。先说西医与特异性免疫，其一，西医西药的特点是点对点，一对一，量体裁衣，量身定做，这与特异性免疫针对性强的特点接近；其二，特异性免疫是因病原刺激而产生，分抗原识别、增殖分化、效应阶段，有一定的滞后性，也类似于西医的针对病原寻药选药制药用药，需要一定的过程；其三，特异性免疫虽然是被动产生，有一定的滞后性，但一旦形成，在作用的强度上就远远超过了没有针对性的非特异性免疫，体现出'专业'的优势，这也与西药的特效药类似。"

"老师，能不能把中医与非特异性免疫比较的机会让给我呀？"青禾见张老师点头，于是说——

"非特异性免疫与中医也有三点类似，一是中医以群药对群病，不以某药针对某一种传染病，治疗对象泛化，类似于非特异性免疫不针对特定的病原体，反映广泛的特点。二是中医按辨证结果，可以马上组方用药，无须等待特效药，不必等待病因明确，与非特异性免疫作用迅速相像。以上两点在治疗'非典'的过程中已经显现出来。第三，中医中药虽然作用广泛，以不变应万变，但似乎不够'专业'，对于一些特异性感染，疗效上不及特效、'专业'的西医西药。"

"这是从治疗方面说，如果从预防方面说，如果能按西医的套路走下去，更是优势明显。"张老师补充。

"老师，您去参加会诊，在病因学上有什么体会？"

"虽然在后来'非典'的病原已基本确定为SARS，但中医在临床上并不能利用这一科学成果，仍需运用中医的传统病因理论，辨证求因，看其属风属寒是湿是毒，而且只有这样，疗效才比较理想。可见两种病因理论体系差别之大。"

"老师，我想如果讨论中医病因学，固然少不得陈无择，还有一个人我看也不能绕过。"

"这个不能绕过的人应该是吴又可。"

"是呀。"青禾说，"他的'疫气说'并不亚于'三因说'。"

"所谓'不亚于'应该是近代，以至现代才发生的事。他的病因学与王清任的解剖学类似，是西医成为我国主导医学以后，被西医捧起来的。"

"按老师之意，吴氏的病因学在传统中医中并无那么高的地位？"

"吴又可病因学的历史地位应该到西医那儿争取——如今西医已经给了他较高的历史地位，并且影响到中医。"

"确实如此，"青禾说，"吴又可在当时的历史条件下，突破了中医传统的风寒暑湿燥火六淫说，天才地推测出另有某些不同于六淫的致病物质。虽然没有显微镜，不能从微观方面揭示致病病原，但他从宏观层次较为准确地描述了微生物致病的特点。早于西医发现致病微生物数百年，实在难能可贵。"

张老师说："他既然突破了传统中医的病因说，必然与中医主流学术难以合拍，而和西医病因学一拍即合。从中医眼光看，虽然'难能'，未必'可贵'。"

"既然'难能'而不'可贵'，对于中医来说，他是费力没讨好，白干白说。"青禾言道。

"也不绝对如此。"张老师矫正，"疫气说虽然终未能动摇中医病因体系的构架而导致突破，但毕竟令人耳目一新，在某种程度上揭示了微生物致病的规律，尤其是在提示微生物致病的传染性方面，比六淫说有进步。"

"咱暂时撇开传统中医的立场，站在比较中立的角度看，疫气说不乏真理性、先进性，又有客观事实支持，为何不能溶入中医病因学，而导致病因学的突破呢？"青禾问。

"这原因嘛，"张老师缓缓地说，"主要是思维方式差别太大，传统中医探求病因的基本方法，是运用中医理论审证求因，即通过证候推求病因。实际作用并不是揭示致病原的物质实体及其本身特征，而是探求人体对病因的反应。而吴氏却'独出心裁，并未引古经一语'，跳过中医病因理论直接观察病因，进行比较、推理，意在探求六淫之外的病原。这两者实在是难以兼容。"

"我想还有一个原因，"青禾补充，"以西医思维方式探求病因，是要各方面条件配套的，以当时中国明朝的条件，如何给他配备显微镜、培养皿、试管架、小白鼠等这些成套的东西，来验证疫气致病。结果疫气说显得玄虚，总不如风寒热燥火暑湿来得具体，所以难以取代六淫说——谁让他的疫气说太超前。唉，这超前也有悲哀，虽悲亦壮，虽壮亦悲。"

"所以传统中医并不能利用疫气说的真理性、先进性。正像如今不能利用SARS致病的成果一样。"张老师说，"从温病学创始人叶天士、薛生白、吴鞠通等人的医案、著作来看，温病学的创立仍然是沿用着传统中医思维方法，仍认为病因是风寒暑湿等六淫之邪。"

青禾问："那温病学的创新在哪方面呢？"

"在辨证体系上。"张老师说，"叶天士归纳总结温邪入侵人体后的传变规律，概括为卫、气、营、血四个病理层次，是为卫气营血辨证；吴鞠通通过'进与病谋，退与心谋'，将湿温之邪在人体的传变归纳为上焦、中焦、下焦三个病理层次，成为三焦辨证。这两种辨证体系基本反映了温病传变规律，数百年来中医对传染病多是运用这两个体系治疗。因就当时实际情况来说，中医的审证求因、辨证施治之法更为适合，也更能取得疗效，可以说是彼时彼地最好的选择。吴又可之说虽不乏道理，但实行其说的条件并不具备。"

"现在中医对 SARS 的治疗，也是依靠运用温病学的思维方式，而取得较好的疗效。"青禾补充，"虽然 SARS 病毒这个'疫气'已经被现形在电子显微镜下。当代中医仍旧不能利用这个研究结果而对因治疗。"

"与叶天士等温病大家相反，吴又可的西医思维也是一整套的，"张老师说，"在治疗上吴又可设想针对疫气，'以物制气，一病只有一药到病已，不烦君臣佐使加减之劳矣'——这种对因治疗的设想，属典型的现代医学治疗思想。"

"那吴又可具体的治疗方药是如何体现他的学术主张的？"青禾问。

"正如你所说的，吴又可当时虽然明知疠气不同于六淫之邪，但无配套条件来发现这疫气究竟是什么，更无从开发针对病原的特效药，如雷米封之类，终而因'惟其不知何物以制之，故勉用汗吐下三法以决之'。"

"哈，那他是又绕回来了。"青禾笑道。

"虽然他不得不仍用传统的治疗方法，但是属于'勉用'，于心不甘。西医思维总是梗于其心胸。结果西不成，中不就。对于中医来说，疫气说不论是求因，还是治疗，实际意义并不大，有新奇之炫，而乏实际之用，远不如那些仍以传统中医思维研究温病的学者对中医的贡献大，如叶天士、薛生白、吴鞠通等医家。而对西医来说，他生不逢时，生不逢地，所以他天才的猜测，并未对发生于西方现代微生物学起到促进作用。"

"未必如此吧，老师，"青禾说，"西医已遵吴又可为先驱，中医的病因学中也有其一席之地。"

"西医对吴又可倒是挺厚道，虽然没有实际影响，也给个名分。"张老师口气一转，"但中医对此亦津津乐道，岂非是咄咄怪事。"

"我看也是怪事。"青禾问："这种怪事毕竟发生了，如何解释呢？"

"是由于某些人身为中医而中医学术素质欠佳，一是对中医病因学说、对吴又可的疫气说缺乏深刻理解，不了解二者的差异；二是对中医缺乏自信，总想以疫气说证明中医有先见之明，并以此佐证中医并非不科学。而殊不知中医之科学精华正不在此，而在于审证求因，辨证施治，而此正为西医所短。吴又可虽是古代中国的医家，而从思维方式上看，未必属于中医。三是由前两者而导致评价标准的偏差，正由于缺乏自信，底气不足，评价医家时，总是自觉不自觉地偏离中医标准，而趋同于西医评价标准。"

"在西医已成为我国主导医学的大环境下，这似乎也难免。"

"所以在目前中医相对弱势的情况下，尤其注意不能以西医之标准对中医之学术作褒贬，定取舍。"张老师加重口气，"而作为中医，更应该不趋于势，不趋于时，坚持自己的学术信念，对医家、事件、学术观点的评价，应多考虑中医的评价体系，多考虑其对中医学术的实际贡献，而不可唯西医马首是瞻，如矮子观戏，随人起哄。故中医论文亦不必以进入SCI为荣耀，中医药产品也不必为通过某西方国家某标准而欣喜。"

第十五回

药方上多地名道地分明
灭病魔用强兵克敌制胜

　　用药如用兵，兵精则易胜，药佳则效高，而中药里的精兵强将即是道地药材。本回中师生讨论了道地药材的重要性，与中医目前的困境。欲知药方上为何有药名并有地名，这地名与疗效的关系，请看本回分解——

　　前些天，张老师应邀去日本讲学，于是与药剂科的科长协商，安排青禾到中草药房实习2周。

　　临走时他叮嘱青禾："做一个临床中医，应该多识药多认药，至少常用的几百种饮片要能辨认。识药时，要注意药物的颜色、形状、炮制、质地、气味等。"

　　青禾点头记下。

　　"我不止一次说，中医是象医学，如果能了解这些药的形象，可能会有助于更深刻、更形像地理解和掌握药物的功能。不然就可能闹笑话，出差错。"

　　"不至于会像刘宝瑞相声《假行家》中所说的，要'白及'给'白鸡'，取'附子'送'父子'吧？"青禾想着就想笑。

"未必会像相声那样夸张荒诞，但类似的望文生义也可能难以避免。如有人曾将'胡芦巴'当做胡芦的蒂巴，认为破故纸是破旧的窗户纸，让患者回去自找。"

"两种药不都是植物种子吗？胡芦巴是胡芦巴的种子，破故纸是补骨脂的种子。"

"看来这两种药你不会出那种差错了。可是对别的药还要注意，尤其要明贵贱，知轻重。"

"明贵贱，知轻重？"青禾一时还不明白。

"有的刚上临床的中医不明白这两点，按想当然开方，结果汤剂中蛤蚧一开一对，羚羊角与犀角一开一支。这种大手笔直让划价的、抓药的咂舌称奇，哭笑不得。"

"这是明贵贱，那么知轻重呢？"

"有人觉得乌贼骨是骨头，海浮石是石头，体质一定都很重，一下笔就是几十克，结果搞得一付药体积庞大，包都包不住，为难药房的同事。"

昨天张老师已经从日本回来，青禾也结束了在药房的实习，刚才去药房请药剂科长写了实习鉴定，穿上白大褂，就直奔张老师的研究室。

不料她出药房没走几步，就被一个人拦住了："哎，姑娘，你帮忙看一下。"青禾定睛一看，是一个老先生，左手拿张处方，右手拿本病历。

"老先生，要我帮您看什么呀？"青禾微笑着问。

"你看看这味药是不是抄错了？"老先生满脸的焦急，递过来一张药方。

青禾接过来问："哪一味药？"

老先生竹节般枯瘦的食指点着最后一味，"就这个，原来的药方写的是'川锦纹'，怎么给抄成'大黄'了。"

"哦"，青禾释然，耐心地解释："没有抄错。大黄是这药的正名，'川锦纹'是别名。川是四川，指四川产的大黄，锦纹是四川锦纹大黄的简称，锦纹大黄是质量比较好的一种大黄，因为它的切面上有花纹，所以叫锦纹大黄。"

"噢、噢，知道了、知道了。谢谢你！"老先生连连点头，接回药方朝药房走去。

青禾到了研究室，进门就说："张老师，我在药房不但认识了不少的药，还有其他的新发现！"

"是吗，真是年青人，说说看，又发现了什么。"张老师满有兴致地看着青禾。

"我发现咱们名医堂的老中医对药名常有自己的习惯写法，比如大黄这味药，王老爱写成'川军'，吴老多书为'川锦纹'，而赵老呢，常写成'锦纹大黄'。不像年青大夫们，总是写中药课本上的药名。"

"除了大黄，其他药的写法也不少吧？"

"是呀，老中医写的药比较形象，看了如见其形，如尝其味，体现出中医是象医学的特点。比如桔梗写成'玉桔梗'或'苦桔梗'，肉桂写成'紫油桂'，知母写作'肥知母'，枸杞子写为'甘枸杞'，白芷写为'香白芷'，葛根写成'粉葛根'——对了，丹皮也常写成'粉丹皮'"，青禾停了停，忽然又想起了什么，"还有，老中医总爱在药名前加地名，如川大黄的川，怀牛膝、怀山药的怀，浙贝母的浙，辽沙参、辽细辛的辽，化橘红的化，禹白附的禹，广陈皮的广，福泽泻的福，杭菊花、杭白芍的杭。"

"老中医之所以在药名前加地名，是指定要用道地药材。唐代依据自然形势，把全国分为关内、河内、河东、河北、山南、淮南、江南、陇右、剑南、岭南十道。而道地药材，即是指某道之地所出产的药材。"张老师解释。

"我见有的书上说'地道'药材，两个字颠来倒去的，说的是不是一回事呀？"

"'地道'的意思是纯正、真正、无杂物，可以迭用，构成'地地道道'一词，表达'彻头彻尾'之意，而未必强调产地，应用面比较广，可以指人、指事、指物，不限于药材。而'道地'主要是强调产地，不迭用，专用于药材。而纯正、真正的药材，往往就是道地药材，在这点上，两者可以通用。"

"两词一对比，我就更明白了，道地之意主要是强调产地。"青禾点头。

"这产地非常重要，是形成道地药材的三大因素之一。"

"那这产地一定是得天独厚的了。"

"当然。"张老师说，"独是独特，只此一地，而别处没有；厚呢，可理解为对药材厚道吧，总之是适合药材的生长、形成。例如土质，四大怀药中的怀牛膝，出产于河南古怀庆府地区，适合怀牛膝生长的土质为白捏土或沙捏土。古怀庆府中武陟、沁阳、温县虽然也分布这种土质，但以武陟县西陶乡、大封乡的土质最佳。"

"那为何同一土质还要再分优劣呢？"

"因为这其中还有厚薄之分。由于黄河、沁河多次在西陶乡、大封乡这两个地方泛滥和改道，所以此处土层深厚，自然肥力特强。"

"如此说来，这里的地质可真当得上'天设地造'四字。"青禾赞叹道。

"所以这两乡出产的牛膝就得其地而独厚，牛膝根可长到1.5米，粗壮、明亮，而且侧根须根极少，匀称油润，色泽鲜艳，成色极佳，故有'怀参'或'十八拳长'之称。《本草纲目》说它'滋补之功，如牛之力。'而别处的'牛膝'则常短小、细瘦而多分歧，柴性强，干枯而不柔润，缺弹性，味道苦麻，不得不改称'土牛膝'。"

"哟，想不到道地药材与非道地药材相差这么悬殊。"

"当然，"张老师又说："你可以到药店看看，比较一下移山参与野山参的差价是多少。虽然野山参和移山参同是一个品种，但野山参是在山里自然状态下长成，而移山参是从山里移出，改在人为环境里生成。道地与非道地药材的环境区别，在两种人参的价格上反映得最为充分。"

青禾回想，存仁堂的野山参价格是人民币300元1克，而移山参1克只是100元出头，说："我想，这一移出，可能土壤微量元素、土壤酶等环境因素就变化了，除此之外，可能还有目前尚不清楚的诸多因素，如微生物环境，也会随之变化，这就可能影响有效成分，最终影响到疗效。所以移山参价格不及野山参的一半。"青禾推测。

"你刚才所说的包含土壤微量元素、土壤酶等诸多因素的环境，是难以，或者无法复制的，所以古医药学家说药物'离其本土，则质同而效异'。"

"'质同而效异'，"青禾重复着，"这才是道地药材与非道地药材区别的关键。"

"通过这两类人参价格的比较，你可以从经济上体会到环境的重要；通过这两种牛膝，你可以从形象上体会到古代医药学家所言'地胜则药灵'、'凡诸本草、昆虫各有相宜地产'、'诸药所生，皆有境界'的正确性。当然，古代医药学家只是从产地而言，其实这一'地'字包含了诸多的环境因素。"

"古代医药学家总是惜墨如金，说得比较概括。"

"不过也可能限于条件，无法深入细分。"张老师说："现在看来，主要有地质环境、土壤环境、大气环境、水文环境、群落环境等。如古怀庆府所处地理位置，北方和西方有太行山耸起作为屏障，阻挡冬季北方寒流，使其不能长驱直入；沁河、丹河、卫河横贯其中，南枕黄河诸河则有助缓解夏季之热。由于原来就不是多雨的地区，又有多条河流的灌溉，而形成了一个冬季无严寒，夏天无酷热，既不过于潮湿，又不过于干旱的环境。而地黄、牛膝、山药都是以根入药的药材，要求土壤肥厚，菊花也是要求土壤肥沃的多年生植物。四种药材都不喜欢积水与气候的过热过冷。所以古怀庆府地区比较合乎四大怀药对生长环境的要求。"

"看来不仅一方水土养一方人，而且也养一方药材。"青禾道。

"还可能成就一番不朽事业，促成一批千年名方。"张老师说。

"老师是说您的南阳同姓同乡同行张仲景和他的经方吧？"

"对。南阳地区北靠伏牛山，东扶桐柏山，西依秦岭，南临汉江，形成三面环山，南面开口的盆地，是一个独立的地理单元。所以称宛——宛者，低凹也。属亚热带向暖温带过渡的季风大陆半湿润气候。地形的立体性和气候的过渡性，使这盆地犹如聚宝盆，凝天地之精华，成为南北动植物兼有的天然药库，中药资源丰富，占全国的五分之一强，所产中药称为宛药，许多堪称道地药材。如宛药山茱萸，个大、色红、肉厚、药味浓，有效成分含量高，在同种药物中出类拔萃。是地黄丸中不可或缺的主药。"

"以医圣的高妙的智慧再运用道地的药材，治起病来岂不相得益彰，如虎添翼。"

"仲景结合《内经》理论，运用宛药，总结经验，精心制方，巧妙施用，不仅在当时减轻了人民的病痛，更重要的为后人留下了理中丸、八味地黄丸等一批高效经方。在此意义上可以说没有道地宛药就没有仲景经方，宛药成就了仲景，仲景光大了宛药。千年不朽的经方，即是医圣智慧与道地宛药的完美结合。"

"照老师这么说，服用仲景经方，当选道地宛药，才是原汁原味，才能保障疗效。"

"总结得好。"张老师说，"市场最能说明这个问题，宛西制药公司的地黄丸系列之所以畅销，很大原因就在于此。"

"这环境是形成道地药材的第一大因素。老师，我想形成道地药材的第二大因素应该是品种吧？"

"而且是优良品种。"张老师强调，"如沁阳县城关乡西大道寺地黄，还有'白状元'、'金状元'地黄等都是优良品种。大道寺地黄的横断面有'菊花心'，成为药商鉴别道地地黄的重要依据之一。所以明清两代时期，怀药商门前常常挂着'大道寺地黄'招牌，以示道地。白状元、金状元地黄产量高，每亩可产三四千公斤，而且适应性强，可抗旱、抗涝、抗病虫害，尤其是有效成分含量高。"

"这是第二，那么第三呢？"

"第三是炮制技术。"张老师道："道地中药的炮制技术常常是历经多年的摸索改进，积累了数代人的智慧，已臻成熟，系统完整，操作规范，代代相传。如怀药中的怀地黄的选择炮制规格很高，熟地黄加工要九蒸九晒，直至内外漆黑、发亮，味微酸甜才为成品。"

"我听说那里的铁棍山药炮制工艺更是独到。"

"那年我随道地中药考察队去当地看过，整个工艺多达六十多道，成品通体粉白，光洁坚致，一尘不染，叩之作金属之声。全队的人都交口称赞。"

"到底是道地药材，只是观其表象就足以使人感到出类拔萃，与众不同。"青禾也跟着赞叹。

"中看只是一方面，更重要的是中用。"张老师道，"据现代药理研究，怀地黄 10 克的药力，相当于其他地方所产地黄的 30 到 100 克的药力。怀山药中有效成分多糖的含量，也远高于其他地区的山药。"

"看来这道地药材确实不是普通药材可以轻易替代的。"青禾接着掉文道："正是：非此地不可，非此种不行，非此工不中，非此药不能治病也，固非彼药所能替代也。"

张老师问："那你是不是照老中医所开的方子取药？给病人拿肥知母、粉葛根、辽细辛、福泽泻这些道地药材？"

"我想照方取药，也想见识见识肥知母、粉葛根、辽细辛、福泽泻等是个什么象。可是药房每药一斗，只有一样药，大家都是按教材上的取药应对拿药。例如大黄，不管大夫写什么药名，'川军'、'川锦纹'、'锦纹大黄'，都是到标着大黄斗里取药，我注意看了斗里的大黄饮片，有的似乎有锦纹，有的就没有。"

听到这，张老师面色严峻，叹了口气。

"老师，您……"青禾欲言又止，在青禾印象中，张老师脸上总是带着点不经意的微笑，轻易还没这么严肃过。

"我是在考虑中药的道地性淡化的问题，听你刚才说药房的情况，这个问题还是没有解决，如果这个问题不能解决，要严重影响中医的发展。"

"中药的道地性淡化？这问题真有这么严重？"

"不仅如此，我宁愿用另一句话表达这问题的严重性——可能还要危及中医的生存。"

此言一出，青禾不禁一惊，睁大眼看着张老师。

"我说这并非耸人听闻，而是现实问题。因为非道地药材与道地药材的疗效的差异，所以古代中医非常重视这批道地药材，将其视为极其宝贵的财富。为了保证临床疗效，千百年来，'非道地药材不处方、不经营'，既是中医药界同仁认同的法则，也是中医药界共同信守的行业道德标准。"

"我前些天看的一个古代题材电视剧，剧中药店的门上，就挂着'选药均须道地品，好生宜体上天心'的对联。"青禾道。

"过去人口稀少，道地药材相对充足，那法则标准还能守得住，可后来人口增多，道地药材渐渐稀缺，加之大量出口，这法则就难以坚守。"

"老师，对于中药材的出口，我有个人的看法：我觉得中药的供应应该以保障中国人的健康为前提，出口虽然有经济效益，但与健康的损失相比，无疑只能是得不偿失，因疾病所造成的经济损失，远大于那出口的效益。健康无病，才是最大的效益。"

"你这观点我同意，我早有此意。"张老师说，"人们应该认识到，道地药材应该是比石油、煤炭、重金属等更为可贵的资源，岂可轻易外流。何况现在出口的多是原药材，附加值低，效益并不高。除此之外，更有人为的推波助澜，使这标准近于崩溃。"

"人为的推波助澜？"青禾不解。

"从1958年起，国内大力推行中药材异地引种和人工养殖，就地生产，就地供应。到26年后的1984年，人工种植、养殖的中药材已经达到总产量的50%。1984年以后，由于中药材生产经营'全部放开、自由经营'，再加上推广'科学、栽培、引种'，据1998年'全球华人中药现代化学术研讨会'上有关部门提供的报告显示，人工种植、养殖的中药材已经超过总产量的70%。"

"这岂不是与那原则背道而驰，岂不成了严重的非道地化了？"青禾也感到了这个问题的严重。

"'用药如用兵'是清代医家徐灵胎的经验之谈。确实，用兵与用药极为相似。指战员只是有了巧妙的计谋、正确的方案，还只能算是纸上谈兵，若要最终克敌制胜，还必须有具体的兵将分别去实现这些计谋方案，有的诱敌，有的伏击，有的阻击，有的突击，越是精兵强将，计谋的实现就越容易。《三国演义》上诸葛亮的计谋为什么能屡屡成功，很大程度上是实现计谋的关羽、张飞、赵云等皆万人敌，可以说都是'道地药材'。"

"是呀，"青禾接着说："北伐中原二出祁山时，诸葛亮忽略了先主刘备对马谡这味'药'的鉴定，误用这个'言过其实，终无大用'的马谡为守街亭的主将，结果要不是被逼得铤而走险，唱了一出空城计，诸葛孔明自己恐怕都要被司马父子活拿了。"

听到这，张老师的脸色稍有缓和：“医家看病用药与兵家排阵用兵类似，尽管医生辨证准确，选药精当，而如果药不道地，滥竽充数，缺乏有效成分，那处方岂不成了一纸空文。”

“遇到急症重病时那还不直接影响病人的生存？！”青禾补充。

“还要影响中医的生存，”张老师又严肃起来，“你想想，中医讲究理、法、方、药，方药是由理论、治法一步一步推导出来的，之所以要用这方这药，无非是根据中医药理论，认为其可能有治疗效果。如辨病人为脾虚证，应当虚则补之，可选怀山药等药补脾。而如果用而无效，逆而推求其源，必然要反思那指导用药的理论是否正确。在逻辑学的充分条件假言推理中，有否定后件，就要否定前件的规则。这里中医理论类似用以推理的前件，疗效则类似所推出的后件。如果疗效这个后件不能出现，那么对中医理论这个前件是不是要加以怀疑，甚至否定呢？所以我说药材的问题要引发对中医理论的信念危机，甚至导致学术体系的瓦解、崩溃，并非耸人听闻。”

“如果这样，那中医学就要真的唱空城计了——学术体系之城都崩溃了，谁还在这废墟里呆呀。”

“可能只有医史专家还有兴趣来这废墟中考察研究，好写‘中医药学灭亡的原因’之类的论文。”

“嗨，我看他不必费那事了，把您刚才的话抄抄就行了。”

“但愿我是杞人忧天，我的话不会成他论文的内容——不过中医学作为一个学派，终究是要亡的，但不是灭亡不是死亡而是消亡。”

闻此言，青禾的惊讶比刚才有过之而无不及，眼也又睁大了一轮。不知张老师这种铁杆中医，何以会忽出此言。

张老师看着青禾吃惊的样子，笑了笑说：“你愿闻其详否？”

“当然，弟子谨受师教。”青禾真有点不解，刚才张老师说药材影响疗效那么严肃，而说到中医要亡，却若无其事，还笑得出来。

“许多人说中医是一个学科，而我宁愿将它当一学派，是医学这一学科中一个学术流派，类似的还有蒙医、藏医等。”

“那现代医学也不过是一学派了？”

“当然也只是一学派，不过人家现在可是主流学派。”张老师说：“从科学史看，学派是在对学科的内容有所认识，但又认识得不全面、不深入的情况下产生的。如地质学史中有关于岩石形成的水成派、火成派，就是由于各自对岩石形成的片面了解而产生的。当时为了维护各自的学术信仰，两派吵得不可开交。而随着对岩石成因认识的深入与全面，两派自然消亡，各自的观点统一于地质学中。"

"按老师这么说，随着医学研究的发展，将来有某一天，中医与西医及蒙医、藏医等也要消亡，融入未来的医学之中。"

"对。不过我强调是消亡，而非死亡。"张老师一字一句地说，"消亡是一自然过程，是顺死，而非横死，是寿终正寝，而不是意外暴亡，是瓜熟蒂落，水到渠成，自然而然。而不是国民政府那样用行政命令消灭中医，更不是前苏联政权那样从肉体上消灭孟德尔学派。"

"更不是因药材不道地而导致夭亡。"青禾将话又拉回药材上。

"各个医学流派，包括中医的自然消亡，应该是在未来医学经过充分发展，吸纳了各学派的合理成分，而摒弃了各学派的一偏之见后的自然而然的结局。那时中医学虽作为一个派别不存在了，但其特色、其合理成分，如辨证论治、经络学说、舌诊、脉诊等被吸纳、保存并运用于未来的医学之中，可以继续为人类健康服务。"

"所以老师虽有近虑，而无远忧。"青禾至此明白了老师表情变化的原因。

"从现在来看，中医学虽然已不是青春年少，但至少命不当绝，运不当衰，气数未尽。因为现代医学尚未发展到可以解释包容各个学派的程度。中医的思维方法、认识角度、治疗技巧等，足以补充现代医学之种种不足，足以与现代医学抗衡，而成一派之说，为人类健康作出自己的贡献。如果由于药材等现实问题妨碍中医学的生存，实在令人可惜可叹。现在中医疗效降低的一个重要原因，就是药材质量的下降。所以中医目前在一定程度上是代药受过。"

"这咱中医岂不是比窦娥还冤，钱让药商赚了，自己反落不是。"青禾愤愤不平。

"所以就此来说，我看中医就不适合医药分家。中医自古医药不分家，是有其道理的。医院出于保证疗效的动机，进药时可能比药商更关心药材的质量。"张老师眼光中透出忧虑，"如果分家之后，药商的药品质量上不去，连累得疗效也上不去，最终可能是医院与药商两败俱伤。"

"听老师刚才所说，这种道地药材观念加速淡化，道地药材日趋稀少的情况，已经持续相当长的时间了，各位老中医对这种情况不会不了解。虽然患者未必能够按照你们所开的处方取到怀牛膝、怀山药、浙贝母、辽沙参、辽细辛、化橘红、禹白附、广陈皮、福泽泻、杭菊花这些道地药材。可我看您，还有别的老中医，还是一如既往，不屈不挠，'明知故写'。"

"咱院的姚老，明知人家请他当什么委员的目的，是拿他当招牌、作幌子，开会时请他就座发言无非是以壮人气。可他总是欣然赴会，积极发言，奋力为中医中药鼓与呼。有次与他谈到此事，他说他虽明知'说了是白说'，但是'白说也得说'，因为'不说白不说'，最后还要'争取不白说'。我这也是仿效姚老，'写了是白写，白写也得写，不写白不写，争取不白写。'"张老师说着，连连苦笑摇头。

"我想，老中医们的良苦用心绝不会白费，不会写了是白写。"青禾眼中闪光，热情地说："凭着他们的名气，他们签字的处方，就是道地药材的最好的广告，最好的宣传。总有维持，以至加强道地药材观念的作用，总有促使患者去寻找道地药材，促使药铺去购进道地药材，促使药农生产道地药材的作用，终而使整个社会重视道地药材。"

"但愿如此，但愿如此。"张老师目光中的忧虑已被青禾话中的乐观冲淡。

第十六回

议八纲谈脉象评脉论证
言太医话雪芹议红说曹

脉诊虽然列为四诊之末，或为可舍之诊，而却时常傲居四诊之首，甚至取代其他三诊。给人的印象是神奇神秘，虚玄难学。本回中张老师将破秘解奥，还脉诊本身面目，欲知详情，请看本回分解——

"张大夫，我的血压是多少？"孟老等张老师诊完脉，撤回左腕，扣表带边问。

"青禾，给孟老量量血压。"张老师说。

"好。"青禾目光离开《孟说红楼》的封面，伸手去取血压计。

"咦，你们中医不是可以从脉上摸出血压多高吗？"孟老扣表带的动作停下了，"我前几天去中医学院附院，一个老中医就摸出我的血压低压95毫米汞柱，高压是155毫米汞柱。开始我还将信将疑，可他让跟他的实习学生当场一量，一点不差。"

"你说的是林老先生吧。"青禾笑道，"我也听说他有此绝技，当时倾慕得不得了，连带的对脉诊也又增加一份崇拜，后来一打听，才明白真相。"

"明白真相？我可是亲眼所见，当场测量的呀，不会是假象吧？"

"我的一个同学叫杜若，曾跟他实习抄方，开始遇到这种事，新鲜兴奋，后来就厌倦无奈。因为老师摸出的血压数值，与实际所量的血压数值常对不上，但他和以前在这儿实习的同学一样，也不敢当着患者的脸面驳老师的面子，只得按老师所摸的数值，而不按血压计量出的数值向病人报血压数值。每报一个，他的内疚就增加一分，觉得愧对病人。他这个老师摸血压的权威，就靠着这尊师的优良传统维护着。而这位老师因此而愈加自信，真以为自己能摸出准确的血压数值，就像安徒生童话中的皇帝，以为自己真的穿了新衣，而学生就像那些大臣。"

"原来如此，"孟老"卡"的一声扣上表带扣，"那这些学生不是尊师，而是误师、骗师、害师，连带也害了病人。"

"不过这也不能全怪学生。"张老师说："'上有所好，下必甚焉。'老师要不是那样充满自信，口气那样的不容置疑、不容驳辩，神情不是那样凛然不可冒犯，学生也不至于如此。"

"是呀，比如老师要是说，'他的血压可能有些不正常，你们量量看'，那学生就没有什么顾忌，会报实际数值了。"青禾也说。

"唉！"孟老叹口气，"脉诊这精华，怕要被这些人给毁了。"

"毁脉诊的人多了，只是各有各的毁法。"张老师说，"不过脉诊好像也不像你想象中的那么精华。"

孟老惊诧的目光直看着张老师，一时没说上来话。

"今天不去门诊也不开会、会诊，我就细细批讲批讲这脉诊——哎，孟老你没旁的事吧？"

"我今天就是来给你和这小青姑娘送我的《孟说红楼》的，忽然想到血压，让你诊诊脉。没别的事，您说吧，我洗耳恭听，可能对我研究古典小说有帮助。"

"要说毁脉诊的人，你那古典小说《红楼梦》的作者曹雪芹就是其中之一，出力最大，收效最著。"张老师道。

"这从何说起？"孟老一脸的惊奇，恐怕心中的偶像要被人打碎。

"似乎某个思想家说过：要毁一个精华，或是打杀，或是捧杀。打杀者少，捧杀者多。"

"那你的意思我明白了，"孟老下颌点了点，胡须也跟着颤动，说："您是嫌《红楼梦》第十回'金寡妇贪利权受辱，张太医论病细穷源'中，曹雪芹对脉诊的描写有些夸张吧？文学作品嘛，总是源于生活，高于生活。如果照搬生活，不进行艺术夸张，那就是病案而不是小说了，岂可引发阅读的欣快感。"

青禾这时翻开孟老送的《孟说红楼》，看到目录第一页有'说红楼作者'、'说红楼版本'、'说红楼点评'……掀到第二页，有'说红楼饮馔'、'说红楼服饰'，扫到下面，见'说红楼医家'一节，就翻到这节，见到孟老也引了这段原文——

"先生道：'看得尊夫人这脉息：左寸沉数，左关沉伏，右寸细而无力，右关濡而无神。其左寸沉数者，乃心气虚而生火，左关沉伏者，乃肝家气滞血亏，右寸细而无力者，乃肺经气分太虚，右关濡而无神者，乃脾土被肝木克制。心气虚而生火者，应现经期不调，夜间不寐。肝家血亏气滞者，必然肋下疼胀，月信过期，心中发热。肺经气分太虚者，头目不时眩晕，寅卯间必然自汗，如坐舟中。脾土被肝木克制者，必然不思饮食，精神倦怠，四肢酸软。据我看这脉息，应当有这些证候才对，或以这个脉为喜脉，则小弟不敢从其教也。'旁边一个贴身服侍的婆子道：'何尝不是这样呢，真正先生说的如神，倒不用我们告诉了……'"

下面是孟老的点评，青禾跳着看有关医学的字句：……论病从容不迫，侃侃而谈，表现出雍容风度，儒雅神韵……符合医理，述症准确，<u>丝丝入扣</u>……辨证恰切，用方遣药，措置裕如，颇有章法，与证呼应，体现了张太医精湛的医术，说明曹雪芹亦有较高的中医学修养……

正看着，听张老师说："如果说是源于生活的夸张，倒还可以欣赏，至少可以容忍，纵然引不起快感，至少引不起反感。但他这段描写属于脱离生活实际的无源之水，无本之木。可谓是'满纸荒唐言'。作《濒湖脉诀》的李时珍当年对此类现象痛心疾首，厌恶之极，曾说：'余每见时医于两手六部之脉搏按之又按，曰某脏腑如此，某脏腑如彼，犹若脏腑于两手之间，可扪而得，种种欺人之丑态，实则自欺之甚也。'"

"嗬，李时珍说得够尖刻了，就像是针对这段话说的。"孟老遗憾，感觉心中的偶像不可避免地要破碎了。

"但这李大医家的这段话，可远远没有曹大作家的那段描写普及。"张老师说。

"所以嘛，我想曹雪芹准没看过这段话，不然不会向这段话上撞。"青禾看出孟老心事，要为曹雪芹减轻责任。

"由于曹雪芹塑造了个生动的艺术形象，给大家树立了个脱离实际的脉诊标杆，以他大作家、大作品、大普及的影响，结果是空前地架高了抬高了拔高了病人对脉诊的期望值，搞得医生骑虎难下，逼得医生自欺欺人，按之又按，单以脉诊去收集去解说脉诊收集不到的信息，只以脉诊作出四诊合参都可能作不出的诊断。"

"老师，您不至于说他毁了四诊吧。"青禾还是维护着曹雪芹。

"说他毁了四诊过分了，四诊现在不还存在吗。"张老师说，"但他至少对中医脉诊有不良影响，或许要对诚实的中医造成一定的压力。你曹某人作为一个作家，就意味着可以轻易打开别人的心扉，随便放入你想放入的东西，所以必须慎之又慎，不可道听途说，误导读者。小说《林海雪原》中以雪团摩擦治冻伤的错误，谬种流传，曾经误导了一两代人。"

"张大夫，"孟老拈着胡须，说："中国古代小说我看过一点，传统社会我也了解一些，看重诊脉是自古以来的社会现象，是当时世俗社会对医生的期望，曹雪芹在这方面只是未能免俗，绝非始作俑者。"

"这点我明白，我刚才是故作惊人之语。"张老师笑笑，"不过曹作家至少是个推波助澜者，这点他难辞其咎。"

"或许曹雪芹虽明知其事不可为，但为了塑造大众心中的好医生形象，也不得不入乡随俗，不得不迎合大众——他毕竟是写小说，不是写科普。"青禾从另一方面替孟老维护曹雪芹的形象。

"也不能否认有你这一说。"张老师点头。"确实，这种重视脉诊的风气并非从曹雪芹开始，至于什么朝代开始，也难以考察。由于世俗格外重视脉诊，于是病人动手不动口，只是伸着手腕考试考察医生的能耐。患有所好，医必甚焉。医生为了适应市场需求，也以脉诊来炫耀医技。'病

家不必开口，便知病症如何。说得对，吃我的药；说得不对，分文不取！'
这类语言便成为戏台小说中医的套话。发展的趋势是医患双方形成竞赛，
医生为了取得病人信任，使病人付钱吃药以便自己收钱吃饭，就得针对病
人的这种心理来展示医技，你病人对脉诊的期望值是一，那我就给你展示
二。而病人的期望值也随着展示的一、二、三、四而水涨船高。结果由诊
遍全身的三部九候，缩减到只摸手腕的独取寸口；从望闻问切的四诊合参，
到隔以幔帐，只取脉诊，余诊皆废；从直接诊脉，到腕上衬巾衬布衬绢衬
绸衬帕，隔物摸脉，终而发展到悬线诊脉。"

　　"那这竞赛、发展的趋势岂不是获得病人的信息越来越少，而对医生
的要求越来越高了吗？"青禾说。

　　"我看是越来越虚玄了，将医术搞成巫术了。"孟老也说。

　　张老师道："所获信息越少，所知病情越详，二者反比越大，越显得
医者高明、神明，病人就越佩服。至于虚玄、巫术，在当时社会有点这色
彩更显得能耐大，似乎技能通神。"

　　"那从信息论观点看，似乎有些讲不通，获得信息的渠道越少，得到
的信息量也应相应减少，对事物的判断应该越无把握。"青禾说。

　　"所以医生的本领就在于以少知多，甚至无中生有，移花接木，反客
为主。"

　　"老师，您后面说的我听不太懂。能不能说详细点？"

　　孟老也说："是呀，我也不太明白。"

　　张老师徐徐地说："以少知多是凭借少数的脉诊信息，来推知较多的
病情。无中生有，移花接木是将无法从脉诊得到，而从望诊或从其他方面
得来的信息，说成是由脉息上得出的。反客为主呢，是这么一个意思，本
来脉诊是主，症状为客，应该由脉象推出症状，但由于从其他方面知道了
症状，于是由症状推脉象，再由脉象来反说症状——反正脉象一人摸一个
样，就像《红楼梦》的主题那样难以琢磨，没法反驳。"

　　孟老心想，自己也曾对着《王叔和脉诀》之类的脉书摸自己的脉，结
果除了迟数结代以外，皆无所得，没体会出"如盘走珠，来往流利"的滑
脉是如何的滑，与之对应的涩脉又是怎样的涩，体会不到"轻刀刮竹，来

往艰涩"是个什么感觉，更不知紧脉怎样"如绳转索，左右弹指"。真是比《红楼梦》的主题还难琢磨。

"那他这以病推脉，以病说脉还不等于知道了谜底来说谜面，那还不一说一个准。"青禾说着轻抿红唇，表示不以为然。

"是呀，谜面是小概念，谜底是大概念，以大套小，当然容易。"孟老也说。

"我这里就有一个悬线诊脉的'成功'医案，你可以学学他的成功诀窍。"张老师喝口茶，放下杯子："有个王爷的宝贝格格病了，让和济堂的坐堂医顾应莲去王府出诊。顾大夫满口答应，说能给格格看病，这是自己的造化。可是自己正在伤风，怕自己的贱疾传染了王府的贵人，恳请延缓一两天，自己服药好一点再去王府。王府的人看他说得恳切，连打喷嚏，也就答应了。隔天他到王府，被领到格格房中，有婆子从床幔缝中引出一根红线，长约丈许，让顾大夫诊脉。他三指轻搭在红线上，侧头合目作深思状，一会，他说好了，于是去客厅开方。方刚开好，王爷来了，问格格是什么病，开什么方。这正好给顾大夫一个表现的机会，顾大夫充分利用，说从脉息上看，滑而实，是有宿食在内，本来这宿食若是不重，消导即可治愈，或几日后自消，可其间或有医者以补剂进补，以致中焦壅塞，应脉见滑见实。故非用消导兼攻下之法不可，拟以保和丸加重山楂用量，再加紫苏、二丑治之。王爷听着，频频点头。结果格格服药二付，霍然而愈。王爷高兴头上，又是赏银，又是悬匾，顾应莲因此名声大震，病人幅凑，收入颇丰。可没想到此人却激流勇退，找个借口，收拾收拾回原籍了。"

张老师停下来喝茶，两人都看着张老师，等待下文。

"回到了老家，他才对别人道出真情。原来他一听让他去王府看病，就先装病拖延时间，其间用银子买通侍候格格的婆子、跑腿抓药的听差等人，了解到格格的病是因贪食蟹肉过多而积住了食。府里的医生虽然知道病情，但看格格身体纤弱，不敢纯用消导攻下，开了攻补兼施之剂，结果攻少补多，服之无效。知道了这情况，他才胸有成竹，敢进王府瞧病。虽然治好了格格的病，但他自己明白此类事断不可以再三再四，多则出错，前功尽弃，于是见好就收，溜之大吉。"

小说中医——一部表述中医药文化的小说

"此人世故，精于医术，功夫在脉外。"孟老说："我倒想起另一本小说中的悬线诊脉的失败例子。这个医生虽精于医术，但不通于世故，不屑于和婆子小厮们周旋。于是婆子小厮们串通一气捉弄他。结果在他诊过小姐的脉开方时，却发现一只脖子上拴着红线的白猫从小姐房中叫着出来，直跳到案子上。于是这大夫的脸先是惊得比白猫还白，后来羞得比红线还红，投笔掩面抱惭而逃。"

"老师，我想大众看重脉诊的心理，至少在扁鹊时代就很浓重了。在太史公笔下，他是个半神半人的医生，服了神人长桑君送的药后，能隔着墙壁看见人，透过肚皮见人心，既能'尽见五脏症结'，原是不须摸脉的，可他还是摸，不过是'特以诊脉为名尔'。为什么如此？还不是迫于大众对脉诊期待的压力。所以我还有个大胆的想法，不知妥当不妥当。"

"既然大胆，就有新意，说说。"

"因为他不必诊脉，诊脉只是虚应患者，满足大众需求，所以何必再摸遍三部九候，耽误他这个忙人的宝贵时间，干脆加以简化，独取寸口，只摸这方便诊脉的部位。至于独取寸口的理论，我觉得也勉强牵强，不能服人。五脏中各个脏都联系着全身，一损俱损，一荣俱荣。你肺朝百脉，毕竟是辅，心主一身血脉，才是五脏六腑之大主，辅岂能代主？此外那肝还主一身气机疏泄，肾还为先天之本，脾还为后天之本呢。就是六腑中的胃，我看也蛮有资格，因'有胃气则生，无胃气则死'嘛。脉诊强调有胃气，可是肺朝百脉，胃脉才其一，胃气杂在肺朝的百脉之中怕是难摸难辨，岂如直接摸胃经的趺阳脉？按现在中医界经常引用的生命全息理论，每个部位都可反映整体的信息，单摸这些脏腑经络循行部位的脉的其中之一，也不是不可以——但终不如手腕方便，所以其他部位竞争不过寸口，不是理论不行，而是部位不便。"

张老师越听越感兴趣，频频点头："年轻人才接触中医，容易产生新想法，我在其中久了，见怪不怪，感觉都迟钝了。"

"张大夫，在我们外行看来，脉诊总有几分神秘，高深莫测，如郭玉隔幛诊脉辨男女，某人摸脉定生死。"孟老道。

张老师说："不仅是你们外行，行里也类似，常见回忆某老中医文章中，言及脉诊的得意之作，如有人追忆一老中医诊脉，半晌一言不发，病人正待发火，老中医却指着他右胁下说，你这里痛多久了？病人转怒为喜。"

"老师，我也有得意之作呢！"青禾神秘一笑，"一次我摸一个病人的脉，我说你这病害得时间不短了，吃了好多药也总不见轻。他很惊奇，问我何以知道，我说摸着你这脉上胃里有药气，当时他钦佩得不得了。"

"这胃里的药气也能摸出来？"孟也惊奇："这连书上也没写呀。"

"其实我在上班时路过挂号室，听见他对旁人说自己如何得病如何服药。没想到他一会来了——当然后来我给他解释清楚了。"

"其实大家没有反过来想想，既然这些事离奇罕见，就表示不是常规，就表示不是常人所能企及的。正如越是提倡学雷锋，越反证出现实中雷锋越少。既然如此，这种离奇的脉诊是否还能作为常规的诊断方法？值得反思。"

"老师既然这么说，又使我产生了个更大胆的想法，这次更不知妥当不妥当了。"

"那你这个更大胆的想法我更有兴趣听了。"

"我看脉诊近于可有可无，无怪乎扁鹊'特以诊脉为名尔'，并不把脉诊作为诊病的参考。"

"我更感兴趣的是你凭什么理由得出这大胆的想法。"

青禾刚才没有深思熟虑，只是灵机一动，来了个大胆假设，经老师一问，只得脑子一阵紧转，临时拉几个理由，于是她边想边说——

"其一，小儿也是人，人虽小而五脏俱全，为什么有些诊断教材上说小儿病可以简化脉诊，只察浮沉、迟数、强弱、缓紧，甚至不作脉诊？何况小儿是哑科，更需要全面地收集疾病的信息呀？我看过一些儿科医案，就不言脉象如何，可病也治好了。

其二，悬线诊脉并不能得到病人的真实脉象，摸等于不摸，诊等于不诊，而医生通过分析脉诊以外其他渠道所得的病人信息，同样可作出正确诊断，一样可以治愈疾病，这岂不是说明脉诊并非诊断之必需？

其三，再说中成药，自古以来，不论是处方用药或非处方用药，说明书上只说症状，不言脉象，大家不参合脉象，只对照症状服用，也常收效。"

青禾说完，觉得这三条理由还算可以，轻舒一口气。

"你这三条虽不乏道理，但似乎是以偏言全，说的是支流而非主流，是局部而非全体。虽然对于某些病，可以像仲景说的那样，'但见一症便是，不必悉俱，'但毕竟四诊合参把握大些。总之你是矫枉过正了。"

孟老说："那张大夫，你就再矫正过来，平和公正客观地说说脉诊应用范围和价值——我还得参照你的观点改我的'孟说'。"

"哟，孟老您出的这可是大题目，我怎能作得出、作得好。可既然您问到这，我就以我所知，勉强说说吧。"

张老师端起杯子，用盖掠了掠漂浮的茶叶，喝了几口，缓缓地说：

"脉诊为四诊之末，与其他三诊比较，似乎应该局限性更大点。有人说脉诊具有无创、简便、快捷的优点，我不赞同，这些优点是中医四诊共有的，岂能由脉诊独享。"

"诊脉还要诊数分钟，若干动，哪有一目了然的望诊、一闻而知的闻诊那样快捷。"青禾说。

"至于说到脉诊的应用范围，就得追溯脉诊的历史，脉诊是在中国传统社会中发生发展的。是由掌握了中医理论的医生运用，限于这个知识范围内，为中医诊断辨证提供参考的。所以要求脉诊作出超出那个知识范围的诊断，怕是勉为其难。"

"这血压肯定已经超出了那个知识范围。"孟老说。

"血压的概念近代发源于西方，后才传入我国，至少超出传统脉诊的范围，历代研究脉诊的这'脉诀'那'脉经'，虽有四百多本书，可没有一卷一册一本一章一节一页一字一句是谈如何摸血压的。虽然有一部分患者在高血压初期，可能常表现为肝阳上亢之证，脉见弦象，可弦象并不是高血压的专属脉象，常见于寒邪、热邪、水饮、痰饮、疼痛、情志不舒等多种疾病。"

青禾也说："李时珍《濒湖脉学》中说弦脉主病是：'弦应东方肝胆经，饮痰寒热疟缠身，寸弦头痛膈多痰，寒热癥瘕查左关，关右胃寒心腹痛，尺中阴疝脚拘挛。'可不只是肝阳上亢。"

张老师接着说："更何况高血压患者的脉象未必都表现为弦，也可能表现为沉缓。所以单凭脉诊并不能确定血压高不高，更何谈能够摸出血压的数值是若干毫米汞柱——可见其欺人之甚也。"

"由此推而广之，那属于现代医学的检验指标、测量数值，如胆固醇、脂蛋白、血糖、血沉、尿酸、红细胞、白细胞、血小板、尿蛋白、尿素氮、转氨酶、脑电图等，我看都不能'换算'或'转化'成脉诊的脉象。"青禾说。

"怕是除了心电图的心率之外都不能——即使是心率，也应以心电图为准——因心电图上除了节律之外，还能显示心率是房性、室性，还是室上性。何况心电图还有客观、准确、可视化、可保存的优点——这些都是脉诊难以企及的。"

"你这么一划范围，我就明白了，"孟老说，"有了防备脉诊骗子的'免疫力'，再遇到类似以诊脉定血压的事，我就不信了。"

"不过这好像也不能一概而论，也不能排除有哪位高人与时俱进，通过临床实践，发现某指标——如血糖吧——与某种脉象有确定的关系，进而由脉上摸出血糖是 7.0mmol/L，还是 11.1mmol/L，从而免除病人针刺之苦，失血之耗，破财之痛，感染之危。真正体现脉诊无创、简便、快捷而且省钱的优点。"青禾故意要唱唱反调，看老师如何反驳。

"我看这是遥遥无期的事。"张老师说，"怕要等到脉象仪成熟，描画出标准的、客观的、为大家所公认的脉象图后，以脉象图与血糖指标对比，进行大样本的统计，证明两者有高度相关性后才可以成立——而现在脉象仪的研制，各自为战，投入不足，进展缓慢，甚至有点停滞不前，似乎要等待技术材料的进展、投入的追加才可能有所突破。"

"撇开这遥遥无期的事，你还是先说说脉诊可以不可以诊病。"孟老说。

"从生命全息律，从中医整体论来说，身体的状况应该能反映到脉象上，应该可以诊病，这是脉诊的理论基础。据现代研究，由于脉搏的形成与心输出量和血管的舒缩变化密切相关，而心输出量和血管的舒缩变化，又是神经 - 内分泌 - 免疫系统整合调节适应内外环境变化的主要方式，因此，通过诊查动脉的张力、速度、节律、幅度、性质及动脉壁的一般状态，就可以间接推测机体神经－内分泌－免疫系统整合形式的变化。脉搏可能是机体神经－内分泌－免疫系统异常整合形式的最佳信息输出窗口——但这只是从理论上说在整体上有联系。至于某一局部的，某一系统的病变，如胆囊里的几枚结石，子宫里的几个肌瘤，脚板上的几处鸡眼，血压或血脂增高，能不能由局部而影响到整体？如果影响到了，能不能由反映整体的脉象上摸出？尚需要明确两点：一是这些病变在脉象上有无特异性的反映？二是如果有，这反映能否察知？"

"那用我老家老百姓通俗的话说，就是这病上不上脉吧。"孟老说。

如果某个病上脉，在脉象有所反映，如血压可能表现为弦脉，似乎可以凭脉知病。但是这弦脉却不是特异性的，前面说了，可见于多种疾病——而这些疾病的患者血压未必高——这就不好确定弦脉是不是反映血压。另外，高血压可能不仅表现为弦脉，还可能表现出濡脉、沉脉等好几种脉象，涉及二十八脉的几分之几。总之，血压与某脉象并没有一对一的专属性，既然没有专属性，那么就不单凭脉象来确定病变。脉诊的不幸常在于此。"张老师慨叹。

"这实在令人遗憾。"孟老叹息。这时，一线阳光射入，正照在孟老的花白胡须上，使他的胡须打眼的白亮，如同镀银镀铬。

"刚才说疾病上脉不上脉的问题，接着是上到何种程度，上指不上指的问题。咱们就假设胆结石与脉象的某种变化有必然的、特异的联系，二者之间有专属性，但这些反映到脉上是个什么状况？单凭三个指头能否察知？按现在的研究水平看，三指所能测能察能知者，是脉形、脉率、脉管紧张度、脉的力度、流利度等这些物理量，如果超出这些物理量，或物理量相差极微，微到三指所不能知、不能测、不能辨，正如听力所不及的次声与超声，眼睛看不到的红外线、紫外线，属于人类感觉器官所无能为力的信息，虽上脉而不上指，那恐怕也不能以脉定病。只有既有专属性，而又能为指尖感受，同时满足这两个条件，才能以脉定病。根据历史与目前情况看，能达到既上脉又上指又特异的，大概只是关于心搏节律失常的病证。"

"老师，别说用三个指尖在脉管之外揣摸形势位数，类似隔靴搔痒地测物理量有局限，就是用针管深入脉管抽血，化验血液的生化成分，也不是没有局限。按整体论、全息论推测，身体之病变，应该在血液的成分上有反映，目前的验血，确实也能掌握许多疾病的确切信息。但限于技术手段与认识水平，肯定还有相当多的异常成分验不出来，如血压升高、胆囊结石、脚板鸡眼之类的疾病，就难以从血液生化成分上查出来，就好像那些摸不到的脉象。而科学技术的提高空间几乎是无限的，那些查不到的成分或许不久即可能查出；而人的手指灵敏度的提高几乎已到极限，所摸到的大概只能限于二十八脉了。"

"摸不到脉的不说了，就是摸到的二十八脉，诊起病来也饱受无专属性的困扰。"张老师接着青禾的话说，"正如清代名医徐大椿所说：'盖病有与脉合者，有与脉不合者，兼有与病相反者，同一脉也，见于此证为宜，见于彼证则不宜，同一证也，见于某脉为宜，见于某脉为不宜，一病可见数十脉，一脉可见数百症，变动不拘，若泥定一说，则从脉则证不合，从证则脉又不合，反令人旁徨无所适也。所以古今医家，彼此互异，是非各别，人持一论，得失相半。''病之名有万，而脉之象不过数十种，且一病而数十种之脉无不可见，何能诊脉即知其何病，此皆推测偶中，以此欺人也。'"

"老师，要说这缺乏专属性，也不独是脉诊的缺陷，"青禾刚才由验血产生的一点想法，这会儿说出来："现代医学的检验也有类似情况，如白细胞增多，未必就是有病，有的是生理性的，如饭后、酒后、运动后、冷浴后、感情冲动等。即使病理性的白细胞增高，也并非仅见于一种疾病，某些病毒性疾病、急性细菌感染、螺旋体病、癌症、组织破坏、中毒等，都可见白细胞增高。肝炎、心肌炎、胰腺炎等病的转氨酶也都可以增高。还有，血沉增快，既可以见于结核，也可以见于风湿病、结肠炎，还可见于肿瘤、贫血、克山病、心肌梗死等，这些同样缺乏专属性。"

"这点我承认。"张老师点头，"但是西医的此类报告单要比曹雪芹笔下的'张太医'之类谦逊得多，收敛得多，本分得多，只是报告数值，提供参考，有多少布料作多大的衣裳，并没有凭此'论病细穷源'，大言'应当有这些证候才对'，拿只可做手绢的布料硬做大褂，作出诊断结论嘛。至于这些数值是生理性的或病理性的，可参考它诊断出什么病，要送给医师结合患者的其他情况才能确定，类似中医的四诊合参。人家只是对那些有特异性的检查，才下诊断，如胆结石、肾结石等。"

"确实，还没见人家凭着一个血沉加快，大于每小时若干毫米的报告单，来'论病细穷源'，若有其事地推测某患者溃疡性结肠炎严重到什么程度，肠壁上如何充血水肿，一天要拉几次大便，大便如何挟脓带血，多用多少吨水，多掏多少水费。"

孟老说："张大夫，既然你说脉诊还有用，还可以作为诊断手段，但是正如你们的徐名医所言，'病之名有万，而脉之象不过数十种，且一病而数十种之脉无不可见'，缺乏专属性，那么有限的脉象如何来诊断这近于无限的疾病呢？如何'以有涯随无涯'而不怠呢？这无限与有限，多与少的矛盾如何解决呢？"

"当然有办法解决了。"张老师笑笑，"不过在回答这个问题之前，我得先问你几个问题——

你说说清代北京的九个城门，一天出去多少个人？进来多少个人？北京城里，一天又死亡多少个人？出生多少个人？'文革'之前，中国人民银行总共有多少钱？"

孟老说："你问的这几个问题，两朝宰相已经作了经典的回答。关于人数，清代的刘罗锅的答案是：每天出去两个人，进来两个人男人，一个女人。京城里按生肖属相，每天死十二个人，生一个人。关于银行的钱数，周恩来总理计算是一十八元八角八分。"

"这几个回答，大家都赞叹答得巧妙，那究竟妙在何处呢？"张老师又问。

"妙在外柔内刚，似答非答，回避了又似乎没回避。"青禾说。

"那么这种妙答是如何形成的？其中有什么规律？如果掌握了其规律，能不能批量制造呢？能不能借鉴到中医的脉诊中呢？"张老师接着问。

"我想老师必定对这些问题胸有成竹。"

"这些问题可以借助问句逻辑的研究成果解决。问句逻辑理论认为，凡问句必有预设。"

"预设是什么？"青禾不解。

"就是预先隐含在问句里的判断，对所问情况的预先设定，问者必因预设而发问，并期望回答者针对预设回答。如问出去多少人的预设是必有出去人数的具体数目，期望回答具体数字。这几问的预设都是具体数字。当然也有其他的非数字的预设，如历史老师问学生苏德互不侵犯条约是在哪里签字的，其预设就是必有此条约且必在某城市签字，期望学生回答具体的城市名称。"

"那这预设可以理解为问句的前提，没有这个前提，问句不能成立。"青禾说。

"而对问句的回答呢，回答者根据自己对预设的理解，根据自己的意愿，可以有四种选择，一是回答，二是回避，三是回驳，四是回问。"

"噢，"青禾听说回答还有这么四类，来了兴趣。

"回答当然是针对预设而发，将多少替换为具体数字，将疑问代词替换为具体事物。"

"那就是将'多少'换为'若干万元'，将'哪里'换为'柏林'。"青禾说。

"回驳是反驳预设，否定预设，针对如签字，可以反驳说根本没有这个条约。针对钱数，可以反驳说这银行还没有成立，哪来的钱数。"

"那回问就是针对预设提问了，可以问：'有这个银行吗？''有这个条约吗？'对不对，老师？"青禾问。

张老师点头，接着说："回避是不针对预设回答问题，绕开避开预设而言它。接过预设而从旁的角度加以曲解改造，而针对曲解过后的预设回答，偏不按问者的期望回答。如周恩来总理将钱的总数曲解为各类面值钞票的总币值，而回答一十八元八角八。从而回避了具体数字的预设，和回答不出或不回答的难堪场面。"

"那这回避倒是挺有意思的。"青禾笑道。

"当然有意思了，回避还是幽默的制造者。"张老师说，"一些幽默答语，就是利用回避来作巧妙的似答非答。如对于条约在哪里签字的问题，可以答：'在条约末尾'，'在签字桌上'，避开问者所预设的城市。"

"你说的这与聋人打岔有些类似，你问东，他答西，表面好像针对你所问回答，实际上回答的是他按近似音改造过的问题。"孟老说。

"对，聋人是打语音的岔，而回避是打预设的岔。儿童理解能力有限，常不能正确理解问话中的预设，时常成为不自觉的幽默大师。你问他什么时候可以摘苹果，他可能不回答'苹果长熟之后'，而回答'在没人看苹果时候。'你问他小狗生跳蚤不生，他可能回答'只生小狗'。"

"这类幽默似乎可以用康德和杜威的理论来解释。"孟老联想到美学上的幽默理论，"康德认为'笑是一种从紧张的期待突然转化为虚无的感情。'杜威认为笑是'张力的松弛'。这种回避，在表层上似乎对问题作了回答，从语句上引起期待和张力，待到觉出预设的落空，期待化为虚无，张力突然松弛，幽默也就产生了。"

青禾说："听到这，我似乎有点开窍了。"

"那你就说说吧，我喝口茶歇歇。"张老师伸手拿茶杯。

青禾忙给张老师倒茶，也给孟老添了茶，说："我虽然开了点窍，但还不到说说的程度，只是朦胧感到你可能要讲什么，有接受的思想准备，理解时可能更快点。我这会儿开的还只是听讲的窍，远不是开讲的窍。"

张老师喝过茶，说："从个到类，以简驭繁，就是宰相们这些妙答的规律。"

青禾感觉自己的朦胧想法正在明朗。

"面对脉少病多的问题，我们也可以借鉴这种思路，将众多的疾病从另一角度，从容易把握的角度加以归类，达到执简驭繁的境界。"张老师道。

"那么从什么角度可能达到这种境界呢？"青禾问。

"从证的角度就可以。"张老师说："古今疾病虽多，而人的机体对疾病的病理反应是几乎不变的，表现为一定的病理反应状态，这些反应状态相当于中医所说的证。从证的角度就可以达到以简驭繁，从个到类。古代医家用阴阳、表里、寒热、虚实八纲等辨证体系对证进行概括，在一定程度上把握了这些状态的规律，所以明代医家张介宾称此为'万病之本'。而脉是从属于证的，是为辨证服务的，这才是脉诊作用的正解。正如《内经》对脉诊的作用的规定：'脉之盛衰，所以候血气之虚实，有余不足。'

脉诊结合上了证，就可以超越时空，跨越病种，不仅可以诊张机时代之伤寒，吴瑭时代之温病，同样可诊现代之 SARS，将来之某病，因这些病可能表现出来某证，而脉诊是辨证的重要参考。"

青禾插言："是呀，中医治疗 SARS，也是像吴鞠通治温病一样，证合参，将 SARS 辨为邪热壅肺、热伤气阴、痰浊阻肺等证进行施治，得良效——尽管西医认为 SARS 是新发的传染性疾病。"

"即使是近代才明确的高血压，虽然摸不出血压数值，但可以摸出某高血压病人属于什么证，是虚是实，当补还是当泻，按证施治，虽然不刻意降压，只是平肝或益气，而血压自降。"张老师道。

"我明白了，"孟老扬扬手，"中医治高血压摸脉，不是摸血压高低，而是要体会证的虚实之类，以便指导治疗。"

张老师接着说："所以医家罗国纲说：'治病之法，无逾补泻；用攻用补，无逾虚实；欲察虚实，惟凭脉息。'虽然他这'唯凭'说得有些过分，但脉象往往能综合反映一个人的整体的生理病理状态，足以供用药参考。现代的中医，凭着内窥镜、B 超等现代诊断工具，虽然可以看到胃壁上长肿瘤，胆囊上生息肉，已经超过扁鹊靠服药才开光的神眼。可就中医治疗肿瘤来说，并不能单凭现代技术提供的信息，搞'留者攻之'，一味地攻邪，药方上堆满攻邪药、抗癌药。总还要诊诊脉息，辨辨八纲，估量病人整体虚实状况，耐攻不耐攻，耐到何种程度。以此决定是补是泻，还是攻补兼施；是补多泻少，还是补少泻多。所以脉诊自有其独特的、不可取代的作用，是四诊合参的重要一项，并不能像扁鹊说的那样，'特以诊脉为名耳'，可有可无——那是神人，咱是凡人，效法不来。"

"这我大致明白了，"孟老理理胡须，"中医诊脉是必要的，但这主要是用来辨证的，而不是诊病的，更不是确定化验指标或测量数值的。"

张老师引《大学》上的话道："《大学》上有言：'知止而后有定，定而后能静，静而后能安，安而后能虑，虑而后能得。'知道了脉诊的'止'，即局限和适用范围，就可以去除那些总是妄图以脉知病知血压之类的不切实际的妄想，不至于不知其不可而为之，枉下工夫，浪费时间。才能静心安心学习研究脉诊辨证的长处，本分地用脉诊的长处，这样才能有所得，才能避免出错。"

"老师您能不能就此举个例子？"

"就说前面所说的悬线诊脉治积食的病例吧，"张老师说，"如果那格格开明，愈病心切，突破'男女之大防'，舍得让顾应莲大夫直接摸摸自己的寸口，而不隔绢隔布地制造障碍，那么顾大夫可能摸得滑脉。那么这滑脉所主的痰饮、食滞、实热、孕脉、常脉等，顾大夫选择哪一个？格格这滑脉是实邪内盛，气实血涌，鼓动脉气呢？还是热邪内聚，鼓动血脉呢？或是孕妇聚血气以养胎元呢？或是健康之人荣卫气血充实之佳兆呢？如何单凭这一滑脉细穷病源，使王爷之类信服而服其方药呢？恐怕还得细细思量。说错了别的罪还轻点，可能会被逐出王府，不准业医。可要错说是孕脉，冒犯了未婚的格格，那就不得了了。"

孟老手一扬又落下，作个刀劈的手势："那这格格不论再开明，也得拿顾大夫的脑袋开刀。"

"所以说，独脉不可恃。"张老师道："怕是不能像张太医那样以脉'率尔自逞俊快'，'论病细穷源'，还是学学坐堂医顾大夫，主要功夫下在脉外，多打听打听有关情况——因有些情况是累死名医也摸不出来的，只有结合伤食等情况，才可判断格格的滑脉是因食滞于内，加之误补，气实血涌，鼓动脉气而见滑象。据此脉证合参，才可辨为宿食停积，误补壅塞之实证，由此而采用消导攻下之法，避免误补。而滑脉只能推测出有积食，但并不能再深入细致地摸出究竟积的是什么食物——按整体观或许脉息上应该有蟹肉的信息，无奈人的手指头没有进化得如同狗鼻头那样灵敏，不能分辨——所以治疗可能还避免不了有盲目性，不能入细。得知这个信息还得靠间接的问诊，刺探的情报，收买的病情，据此而选解鱼蟹毒的紫苏，加重消肉积山楂的用量，更有针对性地用药，这样才取得了较好的疗效。"

"老师，我又有个大胆的推测，"青禾说，"可能那张太医也像顾大夫一样，事先打听明白了，才敢进贾府行医。要不然，只凭着脉诊'论病细穷源'，心中无数，必然捉襟见肘，紧张窘迫，搞不好也会误诊为喜脉——这已有前医之鉴——如何会像孟老所评的那样，'从容不迫，侃侃而谈，表现出雍容风度，儒雅神韵'。再说他这段'论病细穷源'也不是那么‘符合医理，丝丝入扣’。如左关沉伏，未必可推出‘肝家气滞血亏’。沉伏脉只是以部位指示病在于里，至于何病在里，并不能单从沉脉判断。按新版《中医诊断学》教材所言，肝郁气滞脉为弦，是因肝失疏泄，经脉拘急所致。而肝血虚则脉道不能充盈，脉象应细。合而言之，‘肝家气滞血亏’的脉象应是细弦而未必沉伏，才比较合于医理。再有，‘右寸细而无力’，‘肺经气分太虚’的主要症状应该是咳喘无力，气短声低，精神疲惫，未必会导致‘头目不时眩晕’，这‘头目不时眩晕’似乎应是血虚不养头目所致，如果算到肺气虚的账上，怕是属于张冠李戴。再说肺虚卫表不固，是常常会导致自汗，但这自汗不早不晚偏偏出在‘寅卯间’，而且是‘必然’，就令人费解。肺气虚弱导致肌表不能固摄汗液的出汗的特点，是活动时汗出加重，怕风，而未必按时按点。专门等着在3点到7点这个时段出的汗，应是盗汗而非自汗，原因应该是阴虚火旺，逼津外泄，而非肺气虚弱，不能固表摄津，以致汗液自泄。如果再仔细推敲，可能还有毛病，或许真是‘满纸荒唐言’了——算了，我不忍心当着孟老再诋毁曹大作家了——反正我推测张太医不能单单据脉息就可以看出‘应当有这些证候’，功夫也可能下在脉外。”青禾一气说完，问道：“老师，您看我这推测有没有道理？”

张老师左手向孟老一伸：“你这个推测成立不成立，应当请教《红楼梦》的资深研究者孟老。”

孟老笑道：“那我只能再请教《红楼梦》的原始著作者老曹——不过不必请教雪芹，而要请教你们的是，我这段‘孟说’该如何重说，才能不至于成为‘懵说’，才能尽可能地，在较大程度上弥补曹作家的失误。”

第十七回

或合理或合实经典学习
或原意或释意经典研究

对于中医人员来说，经典著作的学习是非常重要的。但若不清楚其中"合理"与"合实"、"原意"和"释意"的概念及关系，则难以学好经典著作。欲知以上概念与关系，欲知应当如何对待经典著作，理解经典著作，请看本回分解——

青禾放下电话，不禁回想起当时这个病人看病时的情况——他低热起伏半年多，多方治疗，效不明显。张老师根据他小便不利，苔白舌滑，微恶风寒，脉弦，辨为水邪内阻，阳郁不达。认为治疗此证，当利小便以除其水阻，水邪去则阳自宣达。径取《伤寒论》桂枝去桂加茯苓白术汤原方，给病人开了6付汤药，嘱他有什么情况可来电话。

青禾又想到，自己前天还结合这个病例，又复习了《伤寒论》的这段条文，还参看了几个注家的注解，发现清太医院的吴谦，提出桂枝去桂加茯苓白术汤不应当去除桂枝，而应该去掉芍药，推测传抄有误；但也有其他注家——如柯琴等——认为原文无误，应当去掉桂枝。当时自己考虑，过两天看看，如果那个病人的热退了，那么就说明原方原文正确；反之，则可能有误。刚才这病人来电话说热已经退了，小便也通畅了，那就表明……

正想到这儿，张老师回来了，青禾忙将电话内容告诉张老师，末了又兴奋地说："老师，通过这个病例，《伤寒论》的那个悬案可以落地了！"

"你说的是《伤寒论》28 条的去桂去芍之争吧？"张老师不以为然，"事情可远没有这么简单。"

"实践是检验真理的唯一标准呀，疗效凿凿还不能说明问题？"青禾颇有不服。

张老师反问："那这凿凿的疗效说明了什么问题？"

"说明条文、方剂没有错呀，说明仲景所言正确呀。"

"是嘛？"张老师笑道，"看来类似错误在你这又重复了。"

"类似的错误？谁的错误和我类似？"

"和你类似的人可是研究《伤寒论》方面的权威——刘渡舟刘老先生。"

"与权威同错，那错也权威——我现在可算是狐假虎威。"青禾说，"老师您要反驳，还得真拿出点真东西呢！"

"当然有点真东西，"张老师说，"虽然树立权威要聚集人气，反驳权威要鼓足勇气。但只有勇气断不足以使人服气，总得有道理与证据作为前提，作为后盾或后续，才能散了权威的人气——不过我补充一点，这是泛指一般权威而言，非专指刘老——对于刘老，也只是对他和你类似的错误而言。"

"那刘老在哪方面与我的错误类似呢？"

张老师从书架上取下《名老中医之路》第一集，递给青禾，说："你看看，刘老在书中谈到桂枝去桂加茯苓白术汤，举了两例以此汤取效的病例，就说'通过这两个治例，完全可以证实六经和经络脏腑有关，桂枝去桂加茯苓白术汤也是没有错误可言。'"

"老师的意思是刘老的结论下得匆忙草率，不够谨慎？"青禾翻着书说，"他是依靠两例病案下结论，而我只凭着一个病例，那更是加倍的草率，翻倍的匆忙。"

"草率不草率，与病例的多少无关。"张老师摆手，"夸张一点说，即使数百病例全部如此，即使经过严格的科学设计，统计学处理，证明此汤疗效绝非虚妄，也未必就能下此种结论——病例数在这里只能是不能依靠的破椅子。"

"如果夸张到这种程度还不能下结论，'椅子'结实到这种程度还不能依靠，我就更不理解了。"青禾合上书。

张老师道："你之所以不理解，是因为你没有明确意识到这问题隐含的前提，和这问题的性质。"

"那刘老应该也和我一样。"

"这点你倒反应挺快，贴着虎威不离开。"张老师笑道，"你和刘老，包括各位注家，都有浓厚的崇圣尊经意识，认为仲景是医圣，伤寒为经典，仲景所言必合医理，必然正确，疑误则归为错简，归咎叔和。有这种前提主导于脑中，自然而然就认为实践证明去桂枝有效，则条文无误，于是就下结论。"

"这个前提我承认确实存在，但是这结论我还不认为有何错误——毕竟有实践与疗效嘛。"

"那你是没有搞清楚这其中包含两个不同性质的问题。"张老师点点青禾。

青禾有点抱歉地笑笑："老师，我今天是不是有点迟钝呀，老是启而不发。"

"不但你这会儿没明白，有些注家皓首穷经也没搞通这个道理。"张老师说着，将书放回书架，点点旁边几本书的书脊——青禾注意到是几册古代医家注解《伤寒论》的书，"你现在和他们一样，崇圣尊经意识浓厚得像伦敦的浓雾，使你看不清这问题。"

"那老师你就来拨开迷雾见日光吧。如同热药治寒，离照当空，阴霾自散。"

"去桂不去桂牵涉到这样的两个不同性质的问题，"张老师一字一顿地说："一是合理，二是合实。"

"噢，"青禾似乎有点明白。

张老师进一步解释："合理的问题是指条文所言所指符合不符合医理，经起经不起临床实践的验证；而合实的问题则是指现存的条文字句符合不符合原来的文献事实，仲景原文是不是如此。这是两个不同性质的问题，应该用不同的方法来解决。"

"我似乎明白一半了，如果要解决去桂符合不符合医理的问题，可以用实践验证的方法；而如果解决此条文是不是错简，是不是传抄之误，则未必适合用这方法。"青禾边想边说。

张老师道："因有尊经崇圣意识的影响，往往会认为如医理正确，则条文无误，以医理的对错来验证条文的正误，而将这两个问题混而为一。"

"我刚才就是这样想的，可能刘老也是如此。"青禾说。

"而如果破除了崇圣尊经意识，不认为仲景所言条条句句皆合医理，也有条文虽然合实，医理确实有误的情况，承认仲景也会搞错，那么不难看出这分明是两个问题。一个是医理问题，追究的是去桂合不合医理，有没有疗效；另一个是文献问题，目的是探求去桂合不合文献事实，是不是与原文相符。对于文献事实的问题，应该以校对的方法来解决，用临床验证并不十分适合。"

"那么以临床验证可算是理校，是用医理来校对文字吧？"青禾问。

"这是希图以理校来解决问题。"张老师答，"与之相对，吴谦是以理校提出问题。吴谦是用理校的长处，而刘老则是用理校的短处。"

青禾又问："那理校之长短怎么讲呢？"

"对于理校，前人早有定论：最高明者是理校，而最危险者亦是理校。说是只有高明者才可以用好理校，能从事理上看出问题，提出质疑，这是理校的长处。而补字改字删字换字调字则是理校的短处，若以理校校改文字，则是最危险、最不可靠的方法，所以理校并不能最终下定论。我举个文学上的例子——

宋代时诗人苏东坡、黄庭坚、秦少游和高僧佛印四人出游，见一影壁上抄有杜甫的诗：'林花着雨燕脂□，水荇牵风翠带长。'燕脂后的那个字已然蚀脱，四人于是根据诗意补字。苏东坡补'润'，黄庭坚补'老'，秦少游补'嫩'，佛印补'落'。后来经查证杜诗，方知原是一'湿'字。前三位都是当时的大诗人，佛印的文学修养亦高，可算都是高明者，却都不能据诗意补出原字。后人对此事评论说，'湿字出于自然，而四人遂分以生老病死之说，诗言志，信矣。'可见一人的思维，难以为他人重复。

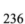

小说中医——一部表述中医药文化的小说

因为他人总是在自己的知识范围内，在自己心情——即志——的影响下，根据自己对原文的理解，选自以为合适的字补诗，即进行理校。而校者的知识范围、心情、思维方式必然难以与作者重合。"

"要是可以重合，那么校者就可以著书而不必校书了。"青禾说。

"对。"张老师点头，"如此一来，理校必然是多样的开放式答案，而文献事实却一定是唯一的封闭性答案。"

青禾道："我还是觉得刘老是通过病例验证下结论，受心情影响很小，不像补诗那样漫无边际，总比一般的理校更可靠，或许更接近文献事实。或许就是那唯一的答案。"

"病例也未必就靠得住。"张老师摇头，"成都中医学院主编的《伤寒论》教材，对此条下按语说：'验之临床，此类病证，常用桂枝汤加苓、术取效'——这可是相反的例证，而且是'常用'。"张老师有意把"常用"二字的音拖长，加以强调。

"那咱们的一例，再加上刘老的两例，和人家一比可都成了'偶用'。"青禾不禁有点泄气。

"偶用难比常用，此理岂敌彼理。"张老师问："你依何理而校呢？"

"我无所适从了。"青禾想想说，"看来只得保存疑问，只能维持原状。"

"这才是可取的态度。"张老师说："如果可以凭着临床疗效校改原文，那么桂枝汤一条就可以改为："过敏性鼻炎、冬季皮炎、消化不良可与桂枝汤主之，炙甘草汤一条也可以改为……""那这岂不乱套了。"青禾马上说："宁可还让那悬案悬着，也不能如此改动。"

张老师道："我总结一下，如果破除崇圣尊经意识，将此类问题一分为二，那就可能有下列组合，可将条文分为四类——

一是医理正确，条文无误；二是医理正确，条文有误；三是医理错误，条文无误；四是医理错误，条文有误。例如，假设桂枝去桂条文有误，成都伤寒教材所言正确，那么 28 条可归为第二类；而'发于阳七日愈，发于阴八日愈'之类，或可归于第三类。"

青禾欣喜地说："那就可以按此四种情况，将全部条文分分类，只学习前两类条文，岂不是取其精华的快捷之法。"

"你这更是理想之法，条文错不错，如何确定？就是医理的正误也难以确定。单看历代注家对28条的争论，就充分表明了这确定工作的难度——当然，我看大多条文还是属于第一类情况的，要不也不会成为经典著作。"张老师说。

"老师，我又联想到一个问题，"青禾言道，"任应秋先生曾将明代以后伤寒学派分为维护旧论、错简重订、辨证施治三派。后两派都是把《伤寒论》的条文次序打散后重新加以编排，这《伤寒论》的条文编排次是不是也存在合理与合实的问题？"

"这问题提得好，说明你有反三之敏。"张老师道："就将《伤寒论》研究派别进行分类来说，我不能不指出，任老先生的分类是有逻辑缺陷的。比较合理的分类应是先以重编不重编为标准，划为'重为编次派'与'维护旧次派'。至于是依据'辨证论治'重编，还是依据'三纲鼎立'或其他标准重编，应在重为编次派中再进行划分。任老先生的错误在于没按同一标准进行，以至于将属于下一层的错简重订、辨证论治两派，与上一层次的维护旧论并列而成三派。"

"没按同一标准，并列成三派，"青禾由此想到《金匮要略》的三因分类，说："那仲景的病因三分法，也有类似的逻辑缺陷吧？也没按同一标准，前两者是按邪气中人深浅划分，三者却又按是不是邪风客气伤人划分，将不同层次的三者并列也不妥当。"

张老师赞同："正由于此，宋代陈言的三因说后来顺理成章地取代了仲景的三因说，成为中医病因说的主流——尽管仲景是医圣，尽管古人未必明确看出逻辑缺陷在哪，但凭直觉也可分辨其优劣高下。择其善而从之。"

"那么《金匮要略》这条也可归为逻辑有误而条文无误的一类，不合理而合实。"青禾说。

"按合理合实的观点来看，重为编次派所重编的《伤寒论》条文次序较为合理。"张老师接着补充："我说的这个'合理'，未必是合于仲景原意，未必是像方有执所言的那样，合于仲景原来的编次。而是说重编后的本子体例统一，分类合理，条理清晰，自成体系。虽未必是仲景原来的次序，但毕竟在聚讼纷呶中芟除藤蔓，提供了相对于宋本《伤寒论》而更加自足完整、自洽协调的医理体系——之所以要重编，原因在于宋本《伤寒论》在条文次序上是有缺陷的。"

"我也觉得宋本《伤寒论》的条文次序不尽如人意，但具体毛病在哪里，我还不十分明白。"

张老师言道："我们如果编写一本学术著作，根据人们一般的认识过程与表达习惯，往往遵从下面一些准则安排内容：先总说后分述，先抽象后具体，先常后变，先独后兼，先本后它，同类相从，前后一致，体例统一，逻辑性强等。而使全书成为一个协调的学术体系。这样既便于明确地表达自己的意思，也便于他人准确地理解。而若用以上标准考察宋本《伤寒论》，则显然远未达标。首先内容的安排的准则就大成问题。就六经之病来说，粗看似有一些准则，大体是将六经病各条文分置于各经篇中，然若再深入细察，则见乱无章法，对此，钱潢曾较为具体地指出：'少阴诸证，杂入太阴篇中；合病并病，散于三阳之后；结胸痞证，曾不分阴阳；脏结三条，分隶四卷首尾；中风伤寒纷出，麻黄桂枝杂陈。'"

"那这不成了一本糊涂账了吗？"青禾道。

"所以说重编派要进行重编嘛。"张老师说："在原次未见的情况下，与宋本相比，好的重编本可能更有利于仲景学术的学习。此类编法虽然未必达到与原次相近之'形似'，但可能在某些方面得其精神，而达到'神似'。如尤在泾以法编排的《伤寒贯珠集》、徐大椿以方编排的《伤寒论类方》等，不但当时风行一时，至今也是重要的参考书。"

青禾问："那么哪一派的编排较为合实呢？"

"在原本未见的情况下，哪一派也解决不了合实的问题。"张老师说，"在这种情况下可能解决的只能是合理问题。所以应当专心解决合理问题——尤其要注意的是，在解决合理问题时不要以合理来论证合实，像方有执那样，敢出'条还之'之大言，作无谓之争；如柯韵伯那样，妄改经文，遭后人批评。合实问题最好置而不论，耐心等待考古新发现——不过考古新发现也未必就能带来惊喜，或许使人泄气。"

"那这使人泄气的发现，大概是与人们原来的设想有较大的落差吧？

或合理或合实经典学习
或原意或释意经典研究

第十七回

239

照老师刚才所言，由于崇经思想的影响，大家总是习惯于从惊喜方面来理解经典著作。"

"大概如你所言，"张老师同意，又举例道："'七损八益'这个问题的解决就比较典型。七损八益曾经是《内经》研究中久悬不决的问题，因其关系到调节阴阳，防止早衰的大问题，历代注家众说纷纭。唐代的杨上善认为阳胜八证属实，为八益；阴胜七证属虚，为七损。同代的王冰将七理解为女，将八理解为男，七损为月事以时下，八益为交会而泄精。到明代，张介宾认为：'七为少阳之数，八为少阴之数，七损者言阳消之渐，八益者言阴长之由也。'李中梓则认为：'七损者阳消也，八益者阴长也，能知七损八益，察其消长之机，用其扶抑之术，则阳常盛而阴不乘，二者可以调和。'至清代，吴昆与张志聪认为：女子阴血常亏，故曰七损；男子阳长有余，故曰八益。又有日本学者丹波元简，据《上古天真论》有关经文，认为女子从七岁至四七，为盛长阶段，有四段；男子从八岁至四八为盛长阶段，为四段，合为八益。女子从五七至七七，为衰退阶段，有三段；男子从五八到八八，为衰退阶段，有四段，合为七损。近代的恽铁樵，谓阴阳互为损益，七能损八，八能益七；现代李克绍先生理解'七、八'为数量形容词，表示损益项目数多复杂，类似俗语所言'七大姑子八大姨'、'七高八低'。"

"前几位历史上的注家还是从中医理论上推论解释，各有一定道理。"青禾问："而如今李先生解释的怕是勉强点，秦汉时好像还没有类似的俗语吧？"

张老师道："据考证，在七、八后嵌用名词或动词，表示多或多而杂乱，是宋元以后才出现的用法。以宋语释汉语，属于时代的错位。"

"那这岂不类似'关公战秦琼'了吗？"青禾大笑，接着诌诗道："正是：此语出宋彼在汉，以宋释汉为哪般？想来窗下少功夫，岂能在朝作林翰。"

"直到1978年，长沙马王堆汉墓出土了汉代简书《天下至道谈》，其中详述了'七孙八益'。"张老师说着从书架上取下《马王堆汉墓汉简研究》，翻到《天下至道谈》，你看看这段。"

小说中医——一部表述中医药文化的小说

青禾看这段是："气有八益，有有七孙。不能用八益，去七孙，则行年四十而阴气自半也，五十起居衰，六十而耳目不葱明，七十下枯上脱，阴气不用，深泣留出。令之复壮有道，去七孙，以振其病，用八益，以贰其气，是故老者复壮，壮者不衰。

八益：一曰治气，二曰致沫，三曰智时，四曰畜气，五曰和沫，六曰窃气，七曰寺赢，八曰定志。

七孙：一日闭，二日泄，三日渴，四曰勿，五曰烦，六曰绝，七曰费。"

"那这段中的'七孙八益'，应该就是《内经》中的所谓'七损八益'，因'孙'通于'损'。"青禾看完抬头说。

张老师说："由此可知'七、八'均为实数，并非表示多而杂的约数，也不表示阴阳之性、男女之别，而是房中术术语，句顺字明，铁证如山，不容置疑。至此，持续千年的争论戛然而止，尘埃落定，风止浪息——可见对七损八益理解的偏差在于语境的消失。"

"语境消失？"青禾有点理解，但又不十分明白。

"语境即语言环境，"张老师进一步解释，"狭义的语境是上下文，广义的语境是社会文化环境。在当时的医学圈内，可能大家对房中术多有了解，谈到七损八益大家都知道是指什么，并不必解释。就像在我们中医圈子里所言的'四诊八纲'、'六经'、'三焦'，现代社会上常说的'一个中心'、'两个务必'、'三个代表'、'四项原则'一样。这种简缩语的交流是靠着语境支撑的，而如果时过境迁，自汉至唐，这语境一旦消失，交流势必出现困难。"

"交流的困难可能导致理解的偏差，"青禾说，"那历代研究者所言虽然不乏道理，这不都成了隔靴搔痒，不着边际之论了？老师说的未必就能带来惊喜，或许使人泄气，大概就是说这种情况吧？"

"是呀，久悬不决的学术疑问得以解决，是应当庆幸。"张老师口气一转："但从另一角度说，这似乎又带来了成功后的空虚，有点煞风景的意味。很可能在某些对七八之数研究有素者——如李中梓——看来，这出土还不如不出土——因为如此则必然将七八坐实为实数，将其说死说透说白说明朗说明确了，则不免有索然无味之感，那就不能再借用它的模糊性阐发理论，生发微言大义，还不如让它仍然高深莫测。而且，李中梓等医家就此所做的阐释发挥，比单纯的房中术要更有广泛的指导意义，似乎更容易达到'老者复壮，壮者益治'的目的。或许还有像你这样的后起之秀，将做出更有意义的释义。可这一出土，不但将那些以前的阐释置于可笑的境地，而且还将有效地截断后来的释义。由此又引出了另一个问题，既然对经典著作的理解可以分为原意与释意，那么释意与原意孰优孰劣？应当如何取舍？读经典著作的目的是追求原意还是生发释意？"

"本着实事求是的原则，应该追求原意？"青禾不肯定地说。

"如果一味地追求原意，也非善策。"张老师言道，"如'沉舟侧畔千帆过，病树前头万木春'是大家经常引用的名句，多用来表达一种新陈代谢的规律：没落的事物，尽管没落，新生的事物依然要按自己的规律发展。而诗的作者刘禹锡原意却是感叹自己的不幸，'病树'、'沉舟'均为自喻，徒见'千帆过'，'万木春'。而就此句对后世的影响来说，断章取义式的释意盖过原意，其价值也远高于原意。此类的句子还不少。"

小说中医——一部表述中医药文化的小说

青禾说："这类名句还有：'春色满园关不住，一枝红杏出墙来'，'小荷才露尖尖角，早有蜻蜓立上头'等，都是释意价值高于原意。"

"回到中医学中，"张老师说，"'正气存内，邪不可干'是大家相当熟悉的，当今多在流行的意义上理解运用此语。如规划教材《中医内科学》认为：'机体内部的抗病机能，包括对病邪的抵御，对损害的修复，对阴阳的调节等，概称为正气'。然若追究原意，却是将正气神秘化，近于巫术之类。"

"是吗？"青禾怀疑地问。

"当然。"张老师拿出《内经》，"你翻到《素问遗篇》，看看这段原文，体会体会语境。"

青禾看这段经文是——

"黄帝曰：余闻五疫之至，皆相染易，无问大小，病状相似，不施救疗。如何可得不相移者？岐伯曰：不相染者，正气存内，邪不可干，避其毒气，天牝从来，复得其往，气出于脑，即不邪干，气出于脑，即室先想心如日，欲将入于疫室，先想青气自肝出，左行于东，化作林木，次想白气自肺出，右行于东，化作戈甲。次想赤气自心而出，南行于上，化作焰明。次想黑气自肾气出，北行于下，化作水。次想黄气自脾而出，存于中央，化作土。五气护身之毕，以想头上如北斗之煌煌，然后可入于疫室。"

青禾看过连连摇头说："对于'皆相染易'的烈性传染病，不避其邪，而靠这种以想象而培植的'正气'，产生'邪不可干'的效果，'入于疫室'，而'可得不相移'，怕是妄想。可是我们在中医基础课里学这段经文时，却是舍去前文，裁去后句。'去其糟粕'，拣清理净，只挑出那八个字，提出一个标点，滤过了这语境的，所以教材上的解释，我们觉得顺理成章——既然释意强于原意，那就追求释意？"

"我看应该两者结合。"张老师做了个合而为一的手势。

"如何结合？"

张老师一字一板地说："对于经典著作所言，既不能数典忘祖，又不可数典唯祖。"

"老师的意思我明白了，"青禾说道，"就是既不能数典忘祖，仅仅知道释意而不知何为原意；亦不宜数典唯祖，唯原意是取，排斥一切释意。既要尊重原意，又要创新发展，二者缺一不可。"

"虽然二者缺一不可，但是不排除可以有所侧重。"张老师强调，"从文献研究角度而言，原意只存在是什么、不是什么的问题，无所谓孰优孰劣的区分。文献研究的目的是追求事实的真相，而非对事实的评价。所以应当以追求原意为目的，以探究原意为要务。以'正气存内，邪不可干'为例，中医基础教材是从人体自然产生的抗病能力上理解正气，而若观原文，可知此种理解有脱离原文之嫌，与原意似乎有一定距离，若是依照原文将正气理解为凭空想象引发的幻觉，可能更接近于原意。文献研究者应该给大家提供此类原意。"

"那从应用的角度看呢？"青禾问道。

"从应用角度言，则不必恪守固守坚守死守原意。何种解释——包括原意——对发展理论，指导临床更有价值，就用哪种解释，详辨其优劣，择善而从之。历史上张机从伤寒传变角度重释《内经》之六经，发展出《伤寒论》的六经辨证；叶桂从温病传变角度重释《内经》卫气营血，创立卫气营血辨证，即是这方面的典范。鉴于此，对于'七损八益'及'正气'的种种解释，我们也不妨取释意中之善者，如李中梓的注解，中基教材之释意，以期更好地指导临床、发展理论。对于可验之于临床者，也不妨以临床效果为取舍，如桂枝去桂加茯苓白术汤之争，即可以临床实践检验，取其中临床效果较佳者。如对待'正气存内，邪不可干'一句，在防治疾病过程中，若是不在现代主流流行的意义上使用，以药食或锻炼来固护正气，而提倡按原意'先想心如日……'重复巫术，岂不可笑。那'七损八益'在简书未出土前，大家对其理解虽只是释意，而对于指导当时或其后养生来说，释意未必劣于原意。因原意仅为行房事时的具体宜忌事项，指导面狭窄。而释意——以李中梓的释意为例——则是广'察其消长之机，用其扶抑之术'，这扶抑之术并不局限于房中术，广及药物、针灸等术，对于平衡阴阳，维护健康可能更有意义。"

"老师的意思是还要因人员、目的的不同，而分别有所侧用——这下我可以摆正对待经典著作的态度了。"青禾轻舒一口气，觉得可解决了一个久悬不决的问题。

"摆正态度是一方面，另一方面不可忽视的是，还要了解对古代经典著作的理解模式。"张老师言道，"这样才能从更高的层次、更广的视野来理解对经典著作的理解。"

"对经典著作的理解模式？有这么重要？"青禾不解，"上《内经》课，学《伤寒》课时，老师怎么没讲到呀？"

"没讲到，没意识到，并不等于这些模式不存在。考察人们对经典著作的理解，可以推出这么几种模式。"张老师拿过钢笔，铺开张纸，边说边写边画："传统的经典研究者是通过阅读、考证、训诂、句读等研读方式来理解经典，意欲以求得经典的原意。如果将其用模式表达，大致为——

研读→经典著作→原意

——此可称为模式1。"

"这模式倒是简明而切实。"青禾评价说。

"但事实上却是复杂的，"张老师道，"在各经典研究史上，有相当多的问题尚未解决，如对《内经》中同一内容，甲注家理解为此，乙注家

小说中医——一部表述中医药文化的小说

理解为彼，或相似，或相反，而这两家以至多家均认为自己所理解者为原意。回顾经典著作研究史，可以说充满着此类争讼。"

"就像刚才谈到的七损八益之释，去桂去芍之争。"青禾说。

"于是这就不禁要产生一系列疑问。"张老师像是问青禾，又像是在自问："哪个研究者的理解是原意？哪位注家的理解不是原意？或某人只理解到部分原意？又如何确定其理解为原意？如果难以确定，那么原意还可求得吗？如果不可求得，那么这研读还有什么意义？研读经典著作的目的何在？是求原意还是求释义？如果释义优于原意，当如何取舍？"

对于这一连串喷薄而出的问题，青禾应接不暇，而张老师也不需她回答，仍在自顾自言：

"有了上述现象所引发的疑问，前面的模式1似乎应该做如下修改方更为合乎实际。"张老师又拿笔在前一个模式下写着。

青禾目光跟着张老师的笔尖在纸上纵横起落，渐见纸上又出现一个模式——

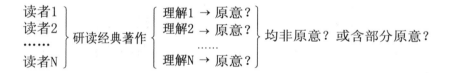

"这模式2倒是比模式1复杂，"青禾看着说，"因为读者不一而足，理解层出不穷，应该有这模式。"

"不过如果将这模式再加以简化，倒是更趋于合理。"张老师说着，很快写出了模式3——

经典的意义 = 作者赋予的意义 + 读者理解并赋予的意义

青禾看后不觉诧异，抬头看着张老师。

张老师似乎对此早有所料，接着解释道："其一，后世所流传的《伤寒论》、《内经》等，只是经后人校改增删整理过的通行本，而已经不是作者原本，已经不再那么单纯，而渗入了后人的种种理解。例如唐代王冰曾对《内经》作过'伤筋动骨'式的整理，补字删字、移文挪段，这些改动与《内经》原文早已融为一体，不能加以分辨，已成为《内经》的一部

或合理或合实经典学习
或原意或释意经典研究

第十七回

245

分。在某程度上说，与其是学《内经》，不如说是学王冰。《伤寒杂病论》也是经叔和撰次，宋人校正，一分为二，近于'脱胎换骨'。在仲景原意大打折扣的同时，整理者的看法思想掺入原著。"

"那维护旧次派所维护的旧次，更可能只是叔和次、宋本次，非仲景原次嘛。"青禾想到前面的话。

"不错。"张老师接着说："其二，经典作者寓含于文字符号、章节字句的内容，要有赖于研读者来理解，其意义有赖于研读者来实现。经过历代许多研究者的努力，所产生的经典著作研究文献，如注文、释文、训诂、考证等，已构成理解经典著作的重要参考内容。后人的理解，总是在此基础上的理解，而若没有这些理解者的成果，经典研究可能要大大倒退，历代的经典研究者不可能绕过它们，只读《内经》或《伤寒》的白文。"

"既然有这其一、其二，那老师的这模式3，应是合理且合实的。"青禾点头道。

张老师用笔点点模式3，说："其实这模式还可以再简化，简化后可能更合理，也更合实。"

"还可以再简化？把谁简化掉？"青禾不免又觉诧异，"如果把'读者理解并赋予的意义'简化掉，谁来实现经典的意义呢？总不至于将'作者赋予的意义'简化掉吧？"

"正是要将'作者赋予的意义'简化掉。"说着，张老师将"作者赋予的意义"一笔划掉，又将前面的"等于"改为"约等于"，于是形成模式4——

经典的意义≈读者理解并赋予的意义

青禾的诧异虽然有增无减，但是根据刚才的事，推测老师必然有其一、其二，甚至其三、其四作为后盾，于是说："老师这再简化也一定像前次简化一样，必然有理由其一、理由其二，弟子愿闻其详。"

张老师讲道："由模式2可以看出，尽管经典作者所赋予经典的原意是固定的，恒定不变的，但这并不能阻挡不同的读者产生不同的理解，未必是模式1那样，由此及彼，由经典及原意。对此现象古人早有所察，总结曰：'经传则经亡。'也就是说，只要经过了解释，就或多或少地脱离了原意，释意必然与原意有差距，理解意必然难与原意重合，原意避免不了要亡失。于是原意虽一，而释意众多，分歧严重，以致分宗分派分支，互为攻击。所以呢，经典实际所实现的理解，与作者原来赋予的意义关系并不那么紧密，而与别的因素形成息息相关的共变关系。"

"与哪些因素形成这种密切的共变关系呢？"青禾问。

"这些因素大致有读者所处的时代、所具有的知识背景、期待水平、心理准备等。这其中某一因素之变化，即可影响到对经典著作的理解。如近现代以来，对经典的阐释有愈阐愈新奇，越释越时髦的倾向，就是由于时代节奏加速，知识背景多变的缘故。"张老师略停一下，接着说："再者，即使是同一个读者，由于时间的推移，相应的知识背景、期待水平、心理准备等发生变化，对经典理解也必然有相应的改变。如常听一些老中医说，年轻时与年长时读经典体会不一样，甚至读一遍有一遍的心得。"

青禾道："那我理解，这时代与读者是无穷无尽的，其理解也相应是无限多的、无穷尽的，那固定的、有限的原意，成书之后就那么多，随着时代发展，理解者的增加，原意与释义的比例将愈加悬殊，原意将越来越小，甚至小到可以忽略不计。所以老师以约等于替换等于，而将作者赋予的意义略去，而最终形成模式4。"

"况且这不多的原意能否理解得到，也要取决于读者。"张老师又说，"即使有读者的理解接近原意，也常常难以证明、难以确定，终被淹没在众多的理解者意中。"

"并且有时明明知道什么更接近于原意，也故意不以原意为准，而别释他意——如'正气存内'之类。"青禾从另一方面补充。

张老师言道："所以在此意义上可以认为，任何释义均为时代意，均为理解者意，而未必为原意。就像历史书一样，任何古代史或近代史，全都应该视为当代史——因为作者总摆脱不掉当时的社会思潮、知识背景，总是以当时的目光、当时的价值观来看待史料，取舍史料，运用史料，与其说是真实地反映历史，不如说是鲜活地反映现实。"

"通过这些模式的转化与简化，"青禾说，"我觉得既然读者的理解有非原意化的趋向，那么读者的理解应该是一种再创造吧？"

"对，这种再创造是以经典著作作为刺激源，融合自身、时代的再创造。历代的经典注本，如张景岳的《类经》、尤在泾的《金匮要略心典》等，在此意义上均应该认为是再创造，是相对于经典的新书，而非是传统意义上的注经，并非只是经典著作的辅助读物。"

　　青禾道："常见古代医家赞扬某注家对经典'发挥颇多'，这'发挥'应是创造的同义词。"

　　"二者确有同义关系。"张老师说，"既然是再创造，就不可能局限于经典著作原意，决不可能原封不动地重复原意，至多只能是近似原意。因为由原文刺激而发，所以大体不离中医之框架；由于是融合自身与时代的再创造，所以又常因人因时彼此不同。是孔子所言'随心所欲，不愈矩'的境界。"

　　青禾打比喻道："那这种创造也正像咳嗽与肺的关系，咳嗽是'不止于肺，不离于肺'，作者的读经创造也是'不止于经，不离于经'"。

　　"通过几个模式的推演，可知经典著作理解中的模式1并不存在，实际存在的应是模式4。"张老师说，"而根据模式4，可知这种研读经典著作过程的能动的再创造，不是应该不应该有，应该不应该提倡，而是事实上已不可避免；这再创造在经典著作的研读过程中不是有或无，而是创造到什么程度；不是该不该创造，而是如何来创造，根据什么理论来再创造。如汉代的张仲景可以结合伤寒病创造性地发挥六经，现代的研究者可以——而且已经——结合老三论、新三论等时髦理论创造。相应的，其创造之优劣高下，并不适宜用符合不符合经典著作原意的标准来评价。不妨以为，其创造若能自圆其说，且合于实用，即使未必合原意，亦可称其为优。传统经典著作的价值也就在于，能够作为良好的刺激源，使人们能够不断从中生发出新的、有价值的解释。"

（特别忠告：本书所涉及之药物、处方，均请在医师指导下使用。）

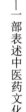